看護師と看護学生の資格・進学キャリアアップガイド

～保健師・助産師・認定看護師・専門看護師／編入・大学院進学～

● 中央ゼミナール編集　宮岡 久子監修

オクムラ書店

はじめに

　中央ゼミナールが看護編入コースを設置し，キャリアアップへ高い意欲を持つ看護師・看護学生の皆さんのサポートを行うようになってから，すでに13年が経過しました。しかし，今ほど受験生に対する情報提供で困難を感じるときはありません。

　現在，看護教育に大きな変化が訪れています。日本看護協会では，看護基礎教育の充実を図るべく，「看護師教育の大学化の推進」と「保健師・助産師教育の大学院化の推進」に向けた活動に取り組んでいます。それに伴い，たとえば，大学における保健師教育が今後も全員必修となるのか選択式になるのか，あるいは大学ではなく大学院で行うのか，各大学にまかされるようになるなど，看護基礎教育は大きな変革期を迎えました。

　しかし，これは一方で，これから保健師を取得したいと考えている看護師，看護学生にとって，情報収集が大変難しくなったことを意味します。それは保健師に限ったことではありません。

　中央ゼミナールでは，正確な情報を少しでも早く，さまざまなかたちでキャリアアップを考える看護師・看護学生の皆さんに届けたい，そういう思いからこの本を出版することを決意しました。

　しかし，まだ，今後の方針を決定していない大学も多々あり，編集は予想以上に困難を極める作業となりました。この本が完成したのは，ひとえに，当校からのアンケートやたびたびの問い合わせに快く回答してくださった各大学のご協力によります。以前回答した内容が変更になったからと，大学からご連絡を頂くこともたびたびでした。その過程で質の高い教育の提供を目指す大学・大学院側の意欲と熱意に感銘を受けるとともに，今回の多大なご協力に心から感謝いたします。

　また，大学・大学院で教員を歴任された宮岡先生に監修をお願いできたことは，非力な当校にとりまして，大変大きな力になりました。

　この本にこめられた，関係者の少しでも看護師・看護学生の方たちにキャリアアップしていただきたい，日本の看護の発展につながる活躍をしていただきたいという思いが，読者に届きますことを，心から願っています。

平成24年6月
学校法人　中央ゼミナール

目　次

第1章　看護職の活躍の場が広がっている　　10

1. どのようなところに活躍の場が広がっているか ……………………………… 10
2. なぜ，活躍の場が広がってきたのか ……………………………………………… 10
   - (1) 社会の変化と看護職 ──────────────────── 10
   - (2) 医療の変化と看護職 ──────────────────── 11
   - (3) 看護職の意識の向上 ──────────────────── 11
3. キャリアアップのさまざまなかたち ……………………………………………… 12
   - (1) 資格の取得 ────────────────────────── 12
   - (2) 大学・大学院への進学 ─────────────────── 12
   - (3) 海外での活動 ──────────────────────── 12
   - (4) 新たな職場にチャレンジする ──────────────── 13
4. 看護師が働いている職場と看護師に求められる役割の変化 ……………… 13
   - (1) 病院・診療所 ──────────────────────── 13
   - (2) 介護施設等 ────────────────────────── 14
   - (3) 訪問看護ステーション ─────────────────── 14
   - (4) その他の職場 ──────────────────────── 14

第2章　保健師・助産師を目指す　　16

1. 保健師 ………………………………………………………………………………………… 16
   - (1) 保健師とは ────────────────────────── 16
   - (2) 保健師になるためには ─────────────────── 16
   - (3) 保健師教育のカリキュラム ───────────────── 17
   - (4) 保健師免許を持っていると取得できる資格 ──────── 18
   - (5) 保健師が働いている職場 ────────────────── 18
2. 助産師 ………………………………………………………………………………………… 20
   - (1) 助産師とは ────────────────────────── 20
   - (2) 助産師になるためには ─────────────────── 20
   - (3) 助産師教育のカリキュラム ───────────────── 22
   - (4) 助産師免許を持っていると取得できる資格 ──────── 22
   - (5) 助産師が働いている職場 ────────────────── 22

第3章　高い専門性を持つ看護師を目指す　　24

1. 認定看護師 …………………………………………………………………………………… 24
   - (1) 認定看護師とは ─────────────────────── 24
   - (2) 認定看護師になるためには ───────────────── 26
2. 認定看護管理者 ……………………………………………………………………………… 29
   - (1) 認定看護管理者とは ──────────────────── 29
   - (2) 認定看護管理者になるためには ────────────── 29
3. 専門看護師 …………………………………………………………………………………… 31
   - (1) 専門看護師とは ─────────────────────── 31
   - (2) 専門看護師になるためには ───────────────── 32
4. 特定看護師（仮称） ………………………………………………………………………… 34
   - (1) 特定看護師（仮称）とは ────────────────── 34
   - (2) 特定看護師（仮称）教育に向けての試行 ─────────── 34

第4章　教育の場を目指す　36

- 1　養護教諭 ……………………………………………………………………… 36
  - (1) 養護教諭とは ───────────────── 36
  - (2) 養護教諭になるためには ───────────── 36
- 2　看護教員 ……………………………………………………………………… 40
  - (1) 専門学校の教員になるためには ─────────── 40
  - (2) 短期大学・4年制大学の教員になるためには ───── 41
  - (3) 高等学校衛生看護科の教員になるためには ────── 42

第5章　看護師資格を生かし他の資格を取得する　44

- 1　ケアマネジャー（介護支援専門員）……………………………………… 44
  - (1) ケアマネジャーとは ──────────────── 44
  - (2) ケアマネジャーになるためには ─────────── 44
- 2　救命救急士（救急救命士）………………………………………………… 45
  - (1) 救命救急士とは ────────────────── 45
  - (2) 救命救急士になるためには ───────────── 45

第6章　看護系大学に編入して可能性を広げる　46

- 1　看護系編入試験の概要 ……………………………………………………… 46
  - (1) 看護師教育の大学化の流れと大学編入 ──────── 46
  - (2) 看護系編入の試験の種類 ───────────── 46
  - (3) 看護3年次編入の受験資格 ──────────── 46
  - (4) 編入試験の募集形態 ──────────────── 47
  - (5) 看護系編入試験の難易度 ───────────── 48
- 2　看護系編入試験の実際 ……………………………………………………… 48
  - (1) 大学側の看護編入実施目的 ───────────── 48
  - (2) 入学年次と単位認定 ──────────────── 50
  - (3) 試験日程 ───────────────────── 51
  - (4) 情報収集 ───────────────────── 52
  - (5) 志望大学の選択方法 ──────────────── 53
  - (6) 編入生の入学後の状況と進路 ──────────── 54
- 3　看護系大学編入試験の傾向と対策 ………………………………………… 55
  - (1) 編入試験の試験科目 ──────────────── 55
  - (2) 専門科目 ───────────────────── 57
- 4　編入試験の小論文 …………………………………………………………… 65
  - (1) 看護編入の小論文の特徴 ───────────── 65
  - (2) 小論文を出題する大学側の狙い ─────────── 66
  - (3) 看護編入試験の小論文の対策 ──────────── 67
- 5　編入試験の英語 ……………………………………………………………… 69
  - (1) 出題傾向 ───────────────────── 69
  - (2) 対策 ─────────────────────── 70
- 6　編入試験の志望理由書・面接試験 ………………………………………… 79
  - (1) 志望理由書 ──────────────────── 79
  - (2) 面接対策 ───────────────────── 82

第7章　看護系大学院でキャリアアップする　　84

1　看護系大学院の概要　84
- (1) 大学院教育の変化　84
- (2) 大学院の構成　84
- (3) 看護系大学院の動向　85
- (4) 大学院進学と大学編入の違い　86
- (5) 看護系大学院のアンケート回答から～看護系大学院が受験生に期待すること　87

2　看護系大学院の実際　88
- (1) 看護系大学院に設置された専門分野　88
- (2) 看護系大学院の受験資格　88
- (3) 看護系大学院の試験日程　90
- (4) 社会人入試の実施　90
- (5) 社会人に配慮した大学院　91
- (6) 実際の合格状況など　91
- (7) 大学院修了後の進路　92

3　看護系大学院の傾向と対策　92
- (1) 看護系大学院の試験内容　92
- (2) 英語試験の傾向と対策　93
- (3) 専門科目の対策　94
- (4) 研究室訪問　96
- (5) 研究計画書について　97
- (6) 面接（口頭試問・口述試験）　99
- (7) 入学試験の合否に当たって大学院が重視すること　99

大学編入・大学院進学をした先輩に聴く　100

進学を目指すナースのための Q&A　104

第8章　海外でキャリアアップする　　106

1　海外でのキャリアアップとは　106
2　アメリカで看護師資格を取得する　106
- (1) アメリカの現状　106
- (2) アメリカでの看護師資格取得方法　107

3　オーストラリアで看護師資格を取得する　110
- (1) オーストラリアの現状　110
- (2) オーストラリアで看護師免許を取得する　110

アメリカ看護師資格試験受験体験記　112

第9章　准看護師から正看護師になる　　114

1　准看護師と正看護師　114
2　准看護師から正看護師になるためには　114

データ編　全国看護系大学完全データ〈編入・大学院・専攻科〉　　117

看護系大学一覧

- この表は平成24年度入試（平成23年4月～平成24年3月実施）をもとに作成しています。平成25年度に募集しない大学もありますのでご注意ください。
- 「助産学専攻科・別科等」欄の○印は学士対象，○＊は大学入学資格を有し看護師免許を有する（見込）者対象を表します。

データ編の詳細

◆都道府県名 大学名	編入	修士（博士前期）	博士後期	助産学専攻科・別科等	掲載ページ
◆北海道					
国 旭川医科	○	○			118
国 北海道	○	○	○		119
公 札幌医科		○	○	○	120
公 札幌市立	○	○		○	121
公 名寄市立	○				120
私 旭川					―
私 天使		○		○※1	122
私 日本赤十字北海道看護		○			123
私 北海道医療		○	○		124
私 北海道文教					
◆青森県					
国 弘前	○	○	○		125
公 青森県立保健	○	○	○		126
私 弘前医療福祉					―
私 弘前学院					
◆岩手県					
公 岩手県立	○	○			127
◆宮城県					
国 東北	○	○	○		128
公 宮城	○	○	○		129
私 東北福祉					―
私 東北文化学園					
◆秋田県					
国 秋田	○	○			130
私 秋田看護福祉					―
私 日本赤十字秋田看護		○			131
◆山形県					
国 山形	○	○			132
公 山形県立保健医療	○				133
◆福島県					
公 福島県立医科		○			131
◆茨城県					
国 筑波	○	○	○		134
公 茨城県立医療	○	○			135
私 茨城キリスト教		○			136

◆都道府県名 大学名	編入	修士（博士前期）	博士後期	助産学専攻科・別科等	掲載ページ
私 つくば国際					―
◆栃木県					
私 国際医療福祉		○	○		136
私 自治医科		○	○		137
私 獨協医科	○	○		○	138
◆群馬県					
国 群馬	○	○			139
公 群馬県立県民健康科学		○			137
私 桐生	○			○＊	140
私 群馬医療福祉					
私 群馬パース		○			140
私 上武					―
私 高崎健康福祉		○			141
◆埼玉県					
公 埼玉県立	○	○			142
私 埼玉医科		○			143
私 西武文理					
私 東都医療					
私 日本医療科学					
私 日本保健医療					
私 人間総合科学					
私 目白		○			144
◆千葉県					
国 千葉	○	○	○		145
公 千葉県立保健医療	○				144
私 亀田医療					
私 三育学院					
私 淑徳					
私 順天堂					146
私 城西国際					
私 帝京平成	○				146
私 了徳寺					―
◆東京都					
国 国立看護大学校		○			147
国 東京		○	○		147
国 東京医科歯科		○	○		148

※1：専門職大学院。学士以外は審査あり。

都道府県名／大学名	編入	修士（博士前期）	博士後期	助産学専攻科・別科等	掲載ページ
㊙首都大学東京		○	○	○	148
㊙杏林	○	○	○		149
㊙上智					150
㊙聖路加看護		○	○		151
㊙帝京		○	○		150
㊙帝京科学					—
㊙東京有明医療					—
㊙東京医療保健		○	○	○	152
㊙東京工科					—
㊙東京慈恵会医科		○	○		153
㊙東京女子医科		○	○		153
㊙東邦		○			154
㊙日本赤十字看護	○	○	○		155
㊙武蔵野		○	※2		154
◆神奈川県					
㊙神奈川県立保健福祉	○	○			156
㊙横浜市立		○			157
㊙北里	○	○	○		158
㊙慶應義塾		○	○		157
㊙昭和	○	○	○	○	159
㊙東海		○			160
㊙横浜創英					—
◆新潟県					
㊙新潟	○	○	○		161
㊙新潟県立看護	○	○			162
㊙新潟医療福祉	○	○			163
㊙新潟青陵					—
◆富山県					
㊙富山		○	○		164
◆石川県					
㊙金沢	○	○	○		165
㊙石川県立看護	○	○	○		166
㊙金沢医科	○				167
◆福井県					
㊙福井	○	○	○		168
㊙福井県立		○			167
◆山梨県					
㊙山梨	○	○			169
㊙山梨県立	○	○			170
◆長野県					
㊙信州	○	○	○		171
㊙長野県看護	○	○			172
㊙佐久		○		○*	173
◆岐阜県					
㊙岐阜	○	○			174
㊙岐阜県立看護		○	○		173
㊙岐阜医療科学				○	233
㊙中京学院					—
◆静岡県					
㊙浜松医科		○	○	○	175
㊙静岡県立		○			176
㊙聖隷クリストファー	○	○	○	○	177
◆愛知県					
㊙名古屋	○	○	○		178
㊙愛知県立		○	○		179
㊙名古屋市立		○	○		179
㊙愛知医科		○	○		180
㊙椙山女学園					—
㊙中部		○			181
㊙豊橋創造		○			181
㊙日本赤十字豊田看護		○			182
㊙藤田保健衛生		○			182
◆三重県					
㊙三重	○	○			183
㊙三重県立看護		○			184
㊙四日市看護医療		○			184
◆滋賀県					
㊙滋賀医科	○	○			185
㊙滋賀県立	○	○			186
㊙聖泉					—
◆京都府					
㊙京都	○	○	○		187
㊙京都府立医科		○			188
㊙京都光華女子					—
㊙京都橘		○			188
㊙佛教					—
㊙明治国際医療	○				189
◆大阪府					
㊙大阪	○	○	○		190
㊙大阪市立		○	○		191
㊙大阪府立		○	○		191
㊙藍野	○				189
㊙大阪医科					—
㊙関西医療	○				192
㊙摂南					
㊙千里金蘭					
㊙太成学院					
㊙宝塚					
㊙梅花女子					
㊙森ノ宮医療					—
◆兵庫県					
㊙神戸	○	○	○		193

※2：H25年4月開設予定。

◆都道府県名 　大学名	編入	修士 (博士前期)	博士後期	助産学専攻 科・別科等	掲載 ページ
㊗神戸市看護	○	○	○	○	194
㊗兵庫県立	○	○	○		195
㊙関西看護医療					—
㊙関西福祉	○	○			196
㊙近大姫路					—
㊙甲南女子		○			192
㊙神戸常磐	○				197
㊙園田学園女子					—
㊙兵庫					—
㊙兵庫医療		○			197
◆奈良県					
㊗奈良県立医科	○	○			198
㊙畿央		○		○	199
㊙天理医療					—
◆和歌山県					
㊗和歌山県立医科		○			199
◆鳥取県					
㊀鳥取	○	○	○		200
◆島根県					
㊀島根	○	○			201
㊗島根県立					—
◆岡山県					
㊀岡山	○	○	○		202
㊗岡山県立	○	○	○		203
㊗新見公立					—
㊙川崎医療福祉	○	○	○		204
㊙吉備国際	○	○	○		205
㊙山陽学園					—
◆広島県					
㊀広島	○	○	○		206
㊗県立広島	○	○		○	207
㊙日本赤十字広島看護	○※3	○			208
㊙広島国際	○	○			209
㊙広島都市学園					—
㊙広島文化学園	○	○	○		210
㊙福山平成		○		○	211
◆山口県					
㊀山口	○	○	○		212
㊗山口県立	○	○	○	○*	213
㊙宇部フロンティア	○				211
◆徳島県					
㊀徳島	○	○	○		214
㊙四国	○				215
㊙徳島文理				○	233

◆都道府県名 　大学名	編入	修士 (博士前期)	博士後期	助産学専攻 科・別科等	掲載 ページ
◆香川県					
㊀香川	○	○			216
㊗香川県立保健医療		○		○	215
◆愛媛県					
㊀愛媛	○	○			217
㊗愛媛県立医療技術				○	233
◆高知県					
㊀高知	○	○			218
㊗高知県立		○			219
◆福岡県					
㊀九州		○	○		219
㊗福岡県立		○			220
㊙久留米		○			220
㊙産業医科					—
㊙純真学園					—
㊙西南女学院				○*	233
㊙聖マリア学院		○		※4	221
㊙日本赤十字九州国際看護		○			221
㊙福岡		○			222
㊙福岡女学院看護					—
◆佐賀県					
㊀佐賀	○	○			223
◆長崎県					
㊀長崎	○	○			224
㊗長崎県立	○	○			225
㊙活水女子					—
◆熊本県					
㊀熊本	○	○	○		226
㊙九州看護福祉		○			222
㊙熊本保健科学				○*	233
◆大分県					
㊀大分	○	○			227
㊗大分県立看護科学		○	○		228
◆宮崎県					
㊀宮崎	○	○			229
㊗宮崎県立看護		○	○		228
◆鹿児島県					
㊀鹿児島	○	○	○		230
㊙鹿児島純心女子					—
◆沖縄県					
㊀琉球		○	○		231
㊗沖縄県立看護		○	○	○*	231
㊗名桜	○	○			232

※3：助産師教育課程4年次編入　　※4：H25年4月開設予定。

第1章　看護職の活躍の場が広がっている

*1　助産所
助産師が助産（分娩の手助け）を行う場所，または妊婦・褥婦・新生児の保健指導を行う場所として設置された施設。医療法第2条により設置。

*2　施設内助産院
緊急時の対応ができる病院・診療所などの医療機関等において，正常経過の妊産婦のケア及び助産を助産師が自立して行う。病院によって名称はさまざま。

*3　助産師専門外来
病院・診療所などの医療機関等において，外来で，助産師と医師の役割分担・連携のもとに，正常経過の妊産婦の健康診査と保健指導を助産師が自立して行うこと。

*4　地域包括支援センター
介護保険法で定められた，地域住民の保健・福祉・医療の向上，虐待防止，介護予防マネジメント等を総合的に行う機関。2005年の介護保険法改正により制定された。

*5　児童相談所
児童福祉法第12条に基づき，各都道府県に設けられた児童福祉の専門機関。相談の種類は養護相談・保健相談・心身障害相談・非行相談・育成相談の5つに大別される。

*6　JICA
独立行政法人国際協力機構。独立行政法人国際協力機構法に基づき，2003年に設立された外務省所管の独立法政法人。開発途上地域の経済及び社会の発展に寄与し，国際協力の促進に資することを目的とする。前身は1974年に設立された国際協力事業団。

看護職とは，保健師・助産師・看護師を指します。ここでは看護師だけではなく，保健師・助産師を含めて看護職全体について取り上げていきます。

1-1　どのようなところに活躍の場が広がっているか

皆さんの多くは，看護師の仕事の場といえば，病院，診療所（医院）をイメージされると思います。また，助産師は病院の産婦人科や助産所，保健師は保健所や市町村保健センターで働いていると思われるでしょう。

確かに，現在でも看護師の多くは医療機関で働いています。助産師は，開業助産師として助産院や助産所*1で少数が働き，その他の多くは医療機関の産婦人科で勤務しています。また，多数の保健師が市町村保健センターを始め，保健所・区役所など行政機関で働いていることも事実です。しかし，実は看護職の活躍の場は医療現場以外にも拡大しています。

例えば，看護師（准看護師を含む）では訪問看護ステーションや老人保健施設，また，老人介護施設などの福祉施設で働く人も多くなってきました。助産師では，施設内助産院*2や助産師専門外来*3等の開設に伴い，助産師の専門性がより発揮される場が増えています。保健師の場合は地域包括支援センター*4や児童相談所*5などに加え，国内だけではなくJICA*6（Japan International Cooperation Agency：国際協力機構）やNGO（Non Governmental Organization：国際協力に携わる民間組織）などに属し，発展途上国における母子保健活動や感染症対策，保健教育など国際地域看護活動に従事する保健師も多くなり，国際的にも活躍の場は広がっています。

看護職の活躍の場が広がるにつれて看護職への専門教育の場も広がりつつあり，従来の看護専門学校に加え，大学や短期大学，各種看護師養成機関や研究機関における教育者・研究者としての看護職の需要も高まってきました。

1-2　なぜ，活躍の場が広がってきたのか

看護職の活躍の場が拡大している背景には，看護職を取り巻く社会の変化と，専門職業人としての看護職の意識向上があると考えられます。

(1) 社会の変化と看護職

まず，社会の変化です。グローバル化が進展する中で，日本社会においても感染症，災害，貧困など世界レベルの健康問題がクローズアップされています。さらに，情報社会において国民の健康や質の高い医療サービスを求める意識も高まっています。このように多様化する社会の中で，看護職の働く場所は病院や診療所から地域社会へ，国内から国外へと広がっています。そして，最も大きな変化として，少子高齢化の加速が挙げられます。

①高齢化と看護職

　高齢化により，高齢者が増加して老人保健施設や介護施設の必要性が増し，より多くの介護職と看護職が求められています。在宅で療養する人のニーズに対応するために，訪問看護を担う看護師の必要性も増しています。また，介護を必要とする高齢者の増加に対応するために，地域包括支援センターが設置され，そこでは保健師・看護師が必要とされています。

②少子化と看護職

　次に少子化により人口が減少している子ども社会にも看護職を必要とする変化があります。それは乳幼児・児童虐待の増加です。この動きに対応できる人員は不足しており，保健師などの職種が児童相談所で必要とされているのです。

(2) 医療の変化と看護職

①産科医療の変化

　この他に看護職を取り巻く社会の変化には，医療の変化があります。その一つとして，産科医療が挙げられます。婚姻率の低下や一人の女性が一生に産む子どもの数の減少，それに出産に関する医事裁判の増加などにより，産婦人科を志望する医師が減少し，全国で産婦人科を閉鎖する病院が増えました。しかし，受診する産科がないと当然妊産婦は困ります。そこで，妊産婦のニーズに対応するため，施設内助産院や助産師専門外来が増加しているのです。

②医療の高度化・専門分化

　医療の変化として二つ目に挙げられるのは，医療・医学の進歩による高度化，専門分化です。例えば，現代では多数の抗生物質が開発され，化学療法も進歩していますが，一方で抗生物質の多用により耐性菌が出現し，院内感染が多発しています。そのため多くの病院では，感染対策に専門の職員を置くようになりました。看護師においても感染管理について専門的な知識・技術を持ち，感染対策を担う人が求められています。また，がん治療においては，化学療法を受ける患者に化学療法薬を適切に投与し，かつ，副作用の管理を専門に担当する看護師が必要とされています。

　これらの例は，医療機関内における看護師の活躍の場が拡大していることを示しており，すでに多くの看護師が認定看護師や専門看護師[*7]の資格を持って，より専門性の高い仕事を行っているのです。

(3) 看護職の意識の向上

　看護職が活躍の場を広げている背景として，もう一つ大きな要因が考えられます。それは，専門職業人としての看護職の意識向上です。かつての看護職は，高校卒業後，専門学校に進んで看護師の資格を取得する人が大部分でした。しかし，最近では看護系の大学が増加し，女性の高学歴志向も加わって，大学に進む人が多くなってきました。

　医師を始め，大学卒の職種が多い保健医療福祉チームの中で，対等に，時にはチームリーダーとして仕事をしていくためには，他の職種と同じように大学卒であるほうが望ましいという考えもあります。しかしそれ以上に，高度化する専門知識や技術を学ぶためには，専門学校より大学の方がふさわしいと考える人が多くなっ

＊7　認定看護師・専門看護師
いずれも日本看護協会が認定する資格で詳細はP24～参照。平成24年2月現在登録者数は認定看護師が8994名で専門看護師は795名。ここでは登録者数の多い認定看護師を先に表記。

*8 認定看護管理者
日本看護協会が認定する資格で詳細はP29～参照。平成24年2月現在登録者数は認定看護師が1307名。

*9 ケアマネジャー（介護支援専門員）
介護保険法において規定された専門職で、通称ケアマネジャー。都道府県知事から資格が与えられる公的資格。詳細はP44～参照

*10 救急救命士
救急救命士法において規定された国家資格。詳細はP45～参照。

*11 特定看護師
高度な医療行為のできる看護師国家資格で、現在、導入に向けて準備が進められている。詳細はP34～参照。

*12 放送大学
テレビ・ラジオを通した遠隔教育で学ぶ大学で、正規の通信制大学（文部科学省・総務省所管）。卒業すると学士（教養学）を取得できる。また、看護学関連の科目も設置されており、放送大学で学んで学位授与機構を活用すると学士（看護学）を取得できる。具体的には、3年制看護系短期大学卒業者・専門学校修了者は1年以上31単位取得後、学修成果（レポート）等を作成して、大学評価・学位授与機構に申請。レポートと筆記試験（小論文90分）、それに修得単位の審査が行われて合格すると学士（看護学）を得ることができる。

ているのです。

看護師として臨床現場で経験を積む中で、より看護の専門性を探求したいという思いが強まる人もたくさんいます。そのような向上心のある看護師が認定看護師や専門看護師になったり、看護系大学への編入、大学院進学、海外での活動などで看護職としての貢献の幅を広げたり能力向上に努めています。特に注目したいのは、大学卒業者が多くなったことや学校教育法の改正で短期大学卒業者・専門学校修了者にも大学院進学の道が開かれたことから、大学院が身近になりつつあることです。大学院進学は専門看護師の資格取得、国際機関での活動、看護教員や研究職への就職など、さまざま可能性を広げてくれるのです。

以上のような社会や医療の変化、看護職の意識の高さが、看護職の活躍の場を広げてきたと言えるでしょう。

1-3 キャリアアップのさまざまなかたち

看護師が自らの可能性を広げ、将来への選択肢を増やし、キャリアアップをしていくための道のりはさまざまですし、現在の状況によっても異なります。ここでは大きく四つに分けてみましょう。

(1) 資格の取得

一つは資格の取得です。我が国の看護教育制度は、看護師がベースになっていますので、看護師資格を持っている人がさらに専門的な教育を受けたり、資格試験を受けることによって、さまざまな資格を取得することができます。

具体的には保健師、助産師、養護教諭、認定看護師、認定看護管理者*8、専門看護師、看護教員、ケアマネジャー*9、救急救命士*10、それに、現在検討されている特定看護師*11などが挙げられます。これらの資格の概要、資格を得るための教育機関、資格取得により期待される仕事の場などについては、第3章で説明します。他にも資格にはさまざまなものがありますが、ここでは特に看護師としての専門性を活かすことを前提に選びました。

(2) 大学・大学院への進学

もう一つが進学です。最近では看護師がさまざまなかたちで大学に進学するようになりました。看護系以外のさまざまな学部、例えば、教育学、社会福祉学、経済学、政治学、心理学などに進学したり、看護系以外の大学院に行くことも増えました。入学の方法も様々で、一般入試に加え、社会人入試、2、3年次への編入、推薦入試など、今では多くの選択肢があり、社会人が進学しやすいようになっています。

また、放送大学*12や通信制大学*13へ進学する、あるいは学位授与機構*14などで学士号を取得するなど、大学卒業資格を得る方法はいろいろです。

その中でもこの本では看護師としてのキャリアアップにつながる看護系大学への3年次編入、大学院進学を取り上げて、第6・7章で説明したいと思います。大学卒業資格を得るだけでしたら、経済的にも時間的にも負担の少ない学位授与機構の利用がクローズアップされます

が，並行して看護師としての能力や地位の向上を目指すのであれば，看護系大学・大学院への進学が最適であると思われます。採用時の処遇に関しては病院によって異なりますが，職員数の多い病院では，看護系大学卒業・大学院修了の場合，同じ看護師でも専門学校卒業生より給与面で優遇されています。また，大学院へ進学することで，大学・短期大学教員への道も開かれます。

(3) 海外での活動

三つ目が海外での支援活動，それに看護師資格取得と留学です。海外での支援活動としては，JICA（Japan International Cooperation Agency：国際協力機構）の青年海外協力隊*15 が有名です。原則として活動期間は2年間ですが，1年未満の短期ボランティアもあります。また，災害時のグローバルな医療救援活動として政府主導以外のものに，日本赤十字社，特定非営利活動法人「災害人道医療支援会（Humanitarian Medical Assistance, HuMA）」などがあります。その他，小規模のNGOがさまざまな活動に取り組んでいます。具体的な参加方法については，それぞれの団体のホームページでご確認ください。

海外での看護師資格取得については，第8章で説明します。

(4) 新たな職場にチャレンジする

四つ目に職場選びです。看護師の働く場が広がっていることを踏まえて，新しい環境で新たな領域を経験することで，看護師としてのキャリアを積んだり，専門知識をさらに修得していくのも，看護師のキャリアアップの一つです。同じ領域で専門性を深めていくにあたっても，働く場は複数考えられます。

短期大学卒業，専門学校修了後，そのままずっと付属の病院で働くのも看護師としての一つの選択ですが，異なる場所で看護を経験することにより，視野が広がることも事実です。一言で病院や医療機関といっても，それぞれが採用している医療システムは決して同一ではありません。

働くにあたっては資格や経験が必要な場所も当然あります。ここでは看護師が働いている場所について，全体像を把握しておきましょう。その上で，第3章以降では具体的に資格の取得方法や進学の方法，教育機関，それぞれを活かした職場などについて説明します。

1-4 看護師が働いている職場と看護師に求められる役割の変化

看護師がどのような職場で働いているかを，厚生労働省作成の平成22年度統計資料でみると病院が圧倒的に多く，全体の71.6％を占めています。その次に多いのが診療所で15.5％，次いで介護施設等4.7％，訪問看護ステーション2.7％の順になっています。看護師不足は続いていますので，よほど好条件を求めない限り就職に困難をきたすことはありません。その中で，看護師に求められる役割は変化しつつあります。

(1) 病院・診療所

病院・診療所に勤務している看護師は，主として患者の日常生活の援助と診療の補助業務を行っています。その中で，近年，病院の副院長を看護師が担う等，看護師の経営参画

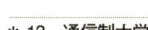

*13 通信制大学

正規の通信制大学（文部科学省・総務省所管）は現在，下記の通り。別に通信制大学院もある。

[北海道] 星槎・北海道情報 [宮城] 東北福祉 [茨城] 日本ウェルネススポーツ [栃木] 帝京 [群馬] 東京福祉 [埼玉] 人間総合科学・早稲田 [千葉] 聖徳 [東京] 慶應義塾・産業能率・淑徳・創価・玉川・中央・帝京平成・東京未来・東洋・日本・日本女子・ビジネス・ブレークスルー・法政・武蔵野・武蔵野美術・明星 [神奈川] 八洲学園 [愛知] 愛知産業・日本福祉 [岐阜] 中部学院 [奈良] 奈良 [京都] 京都造形芸術・京都橘・佛教 [大阪] 大阪学院・大阪芸術・近畿 [兵庫] 大手前・近大姫路・神戸親和女子 [岡山] 環太平洋 [福岡] サイバー [宮崎] 九州保健福祉

以上の通信制大学の中で，武蔵野大学通信教育部は3年制の看護系短大・専門学校卒の看護師を対象に，大学評価・学位授与機構の学位授与制度を利用して学士（看護学）を取得するのに必要な科目をパッケージした，「看護学コース」（科目等履修生）を開設。最短1年間で学位（看護学）申請が可能。また，人間総合科学大学でも大学評価・学位授与機構を利用して学士（看護学）を取得することができる。

*14 独立行政法人 大学評価・学位授与機構

短期大学卒業者・専門学校修了者など，高等教育機関

が徐々に進んでいます。また，平成20年から認定看護師・専門看護師の資格が広告可能となり，病院案内やホームページにどのような専門資格を持った看護師がいるかという情報を一般市民に提供できるようになりました。これにより，認定看護師・専門看護師の役割やそのサービスに対する国民の認識が浸透していくことが期待されています。特に認定看護師については，専門分野に配属されることで病院の診療点数が加算されます。最近では認定看護師の資格を持つ人が増え，特定の看護分野で専門性の高い仕事についていますが，需要は今後ますます増えていくことが想定されます。

専門看護師の場合は，認定看護師のように診療報酬に対する加算はありません。しかし，病院が専門的に高度な知識・技術を持っている看護師を求めている際には就職で有利になると思われます。

(2) 介護施設等

現在介護施設には様々な種類がありますが，主に看護師が働いているのは，介護老人保健施設（老健施設），介護老人福祉施設（特別養護老人ホーム），介護療養型医療施設などです。このような介護施設では，老人の日常生活の援助，リハビリテーション看護や医療・処置を必要とする人に対して医師の指示に基づいた処置を看護師が行っています。

主に病院に付設されている介護療養型医療施設は，平成24年3月をもって国から廃止の方向が出されていましたが，計画通りには進んでおらず，当分は存続することになりました。

(3) 訪問看護ステーション

看護師が働いている職場として訪問看護ステーションがあります。看護師は雇用されるだけではなく，経営し管理者となることもできます。

訪問看護ステーションで働く看護師は，訪問看護を委託された新生児から老人まで，病気や障害を持つあらゆる人を対象に，医師の指示に基づいて日常生活の援助，病状の観察，医療処置，ターミナルケア，家族に対する介護支援・相談など幅広い業務を行っています。また，ケアマネジャーの資格を持っている看護師は，要介護認定に関する業務，在宅療養における要支援，要介護者のケアプランの作成，ケアプランの給付管理などの仕事を行っています。

(4) その他の職場

少数ではありますが，看護師が働いている職場には，上記以外に保育所，乳児院，重症心身障害児施設などの児童福祉施設，学校（専門学校，短期大学，大学等），地域包括支援センターなどがあります。

保育所や乳児院[*16]では乳幼児に対する健康管理，病気の早期発見や看護を行い，保護者に対しては育児指導などの援助を行っています。学校に教員として勤務している看護師は，学生に対して基礎看護学，成人看護学，老年看護学など，それぞれの専門領域における教育・指導を行っています。同じく学校の保健室に常駐する養護教諭もいます。また，地域包括支援センターには保健師だけではなく看護師も勤めることができます。ただし，保健師が配置されていない地域包括支援センターに勤務する看護師の

において一定の学習を修め，その「まとまりのある学修」の成果をもとに，さらに大学の科目等履修生制度などを利用して所定の単位を修得し，かつ機構が行う審査の結果，大学卒業者と同等以上の学力を有すると認められた者に対し学士の学位を授与。

*15 青年海外協力隊
日本政府のODA予算により，独立行政法人国際協力機構（JICA）が実施するJICAボランティア事業の一つ。開発途上国からの要請（ニーズ）に基づき，それに見合った技術・知識・経験を持ち，「開発途上国の人々のために生かしたい」と望む人を募集し，選考を経て派遣。青年海外協力隊は満20歳から満39歳が対象で，派遣期間は2年間で，受入国はアジア，アフリカ，中南米，大洋州，中東の約80カ国。開始から47年という長い歴史を持ち，これまでにのべ3万6000人を超える人が参加。

*16 乳児院
児童福祉法で規定された児童福祉施設。1歳未満の乳児（孤児）を主に入院，養育し，退院した者については相談その他の援助を行う。

場合は，訪問看護ステーションなど，地域で訪問看護の実務経験があることが必要とされています。そこでは保健師に準じた仕事をしています。

その他，医療の知識を活かして製薬会社の治験[*17]コーディネーターや医療翻訳，医療通訳の仕事をする看護師もいます。

*17 治験コーディネーター
医薬品もしくは医療機器の製造販売に関して，薬事法上の承認を得るために行われる臨床試験を治験といい，治験責任医師又は治験分担医師の指導の下，治験業務に協力するのが治験コーディネーター。通常，看護師・薬剤師・臨床検査技師などの医療関係者がなる。

第2章　保健師・助産師を目指す

2-1 保健師

(1) 保健師とは

保健師は，主に保健所や市区町村など行政機関に所属して，地域住民を対象に保健指導や保健教育を行い，健康の増進，疾病の予防など住民の健康レベルを維持・向上させる仕事をしています。

(2) 保健師になるためには

保健師資格を取得するためには，看護師になるための教育を受けた後，さらに1年の教育を受け，保健師国家試験に合格する必要があります。従来は6か月以上の教育でよかったのですが，最近法律が改正され1年となりました（平成21年7月改正，平成22年4月1日施行）。

①看護系大学在学者は

看護系大学に在学している人は，保健師・看護師統合カリキュラムで教育を受けていますので，4年間の教育を受けると保健師と看護師の国家試験受験資格が得られます。ただし，法改正により，平成19年4月からは，保健師資格を取得するには保健師国家試験だけではなく，看護師国家試験にも合格することが必須となりました。つまり，保健師国家試験に合格しても，看護師国家試験に合格しない場合は，翌年もう一度看護師国家試験を受験し合格しないと，保健師免許は得られないということです。

②看護系短大・専門学校在学・卒業者は

看護短期大学や専門学校で看護師教育を受けている人や受けた人が保健師になるには，二つの方法があります。

一つは，4年制の看護系大学に編入して保健師国家試験受験資格に必要な科目の単位を取得するという方法です。この場合も看護師資格を持っていることが必要になります。4年制大学に編入するメリットは保健師資格取得だけではありません。看護の基礎的学力が強化され，学士の称号を得ることができます。大学院に進学したいと思っている人は，大学での研究論文作成などの学習がその後に生きてくるでしょう。

もう一つは，1年制の保健師専門学校，または看護短期大学の保健師専攻科に入学するという方法です。しかし，どちらも全国的に数が減少していますので，このコースを選択できる人は限定されるでしょう。専門学校及び専攻科の試験科目は看護学，小論文，一般教養，面接などで，学校によって異なります。学費は公立の看護専門学校である栃木県立衛生福祉大学校を例に挙げると，入学金1万円，授業料212,400円，教科書・教材費概算240,000円で，合計が462,400円です。一方私立については，ある学校を例に挙げると，教科書教材費を除き，入学金，授業料，施設費，実習費，管理費の合計が年間で1,620,000円です。私立の学費はさまざまですが，学校の選択にあたっては大切な情報になりそうです。なお，競争倍率はどこも高めです。むしろ，大学への編入試験のほうが，入りやすいケースもあります。

③大学における保健師教育の変化に注意

以上の①，②が看護師から保健師になるための一般的な方法ですが，この他に，看護系大学

の学部ではなく、大学院で保健師教育*1を始めたところがあります。現在報告されているのは東京大学、北海道大学です。

大学における保健師教育については、看護系大学が増加したため保健師教育に必要な実習施設の確保が困難になっていることに加え、前述の通り教育期間が1年以上になったことで、平成23年度入学生から教育課程の見直しが各大学で行われています。現状では次のような選択肢があり、大学によって異なります。

①従来通り、学部生全員に行う。
②選抜試験合格者のみ対象とする。
③大学院で行う。
④大学卒業者を対象に専攻科で行う。

このガイドブックでは、平成24年3月現在での情報を掲載していますが、今は移行期にあたり、今後も各大学の動向に注目する必要があります。

> *1 大学院での保健師教育
> その他、東北大学、神戸大学では24年度から学部での保健師教育を廃止し、24年度入学者が卒業して引き続き大学院で教育を受けられるよう、28年度から大学院での保健師教育を実施するとしている。

表1　保健師国家試験受験資格を取得できる短期大学・専門学校（平成24年度現在）

【短期大学】

都道府県名	短期大学名・専攻名	電話番号
岩手県	岩手看護短期大学地域看護専攻	019-687-3864
長野県	飯田女子短期大学専攻科地域看護学専攻	0265-22-9700
大阪府	藍野学院短期大学専攻科地域看護学専攻	072-626-2361
奈良県	白鳳女子短期大学専攻科地域看護学専攻	0745-32-7890
島根県	島根県立大学短期大学部専攻科公衆衛生看護学専攻	0853-20-0215
岡山県	新見公立短期大学地域看護学専攻科	0867-72-0634
高知県	高知学園短期大学地域看護学専攻	088-840-1664

【専門学校】

都道府県名	専門学校名・学科名	電話番号
北海道	北海道立旭川高等看護学院地域看護学科	0166-65-7101
秋田県	秋田県立衛生看護学院保健科	0182-23-5011
栃木県	栃木県立衛生福祉大学校保健看護学部保健学科	028-658-8521
埼玉県	早稲田医療技術専門学校保健学科	048-758-7111
富山県	富山県立総合衛生学院保健学科	076-424-6562
愛知県	名古屋医専保健学科	052-582-3000
佐賀県	佐賀県立総合看護学院保健学科	0952-25-9220

(3) 保健師教育のカリキュラム

保健師教育については、4年制大学、短期大学、専門学校が独自に特色あるカリキュラムを編成し、教育を行っていますが、保健師国家試験の受験資格を得るためには「保健師助産師看護師学校養成所指定規則（以下、指定規則と言います）に定められた次の科目と単位を取得しなければなりません。以下、平成24年度入学者から適用される新カリキュラムです。

・公衆衛生看護学（16単位）
　公衆衛生看護学概論（2単位）
　個人・家族・集団・組織の支援*
　公衆衛生看護活動展開論*
　公衆衛生看護管理論*
　（*3科目を合わせて14単位）
・疫学（2単位）
・保健統計学（2単位）
・保健医療福祉行政論（3単位）
・臨地実習―公衆衛生看護学実習（5単位）

総計28単位の留意点として890時間以上の講義・実習を行うものとされます。

これらの科目は4年制大学や短期大学では、

名称が同じとは限りません。しかし，教育内容が同じようなものであれば，指定規則が定めている科目に読み替えができますので，受験資格は得られます。また，これらの科目と単位数は，保健師教育を単独で行う場合に適用されるもので，4年制大学で行われる保健師看護師統合カリキュラムの場合は，公衆衛生看護学を14単位に，保健医療福祉行政論を2単位に減らすことができます。これは，看護師教育の中に同じ内容が含まれているという考えに基づくためであり，保健師の資格を得るためには，看護師の資格を持っていることが必要とされる理由でもあります。

(4) 保健師免許を持っていると取得できる資格

保健師の資格を持っていると取得できる資格として，身近なものに養護教諭と衛生管理者があります。養護教諭については，後の方で詳しく述べます。

衛生管理者とは，労働安全衛生法に定められている労働条件，労働環境の衛生的改善と疾病の予防処置等を担当し，事業所（企業・工場など）の衛生全般の管理をする人のことを言い，第1種と第2種*2があります。保健師免許を持っている人は，衛生管理者試験を受けなくても都道府県労働局へ申請することにより，第1種衛生管理者の資格を取得することができます。この資格を持っていると，産業保健師として企業で働く時に役立ちます。

(5) 保健師が働いている職場

保健師がどのようなところ働いているかを統計資料（平成22年，厚生労働省作成資料）で見ると，最も多いのが市町村（47.0％）です。次いで保健所（13.1％），診療所（16.1％），病院（8.9％），福祉関連施設・事業所・訪問看護ステーション等（8.6％），学校等（2.0％），その他（4.4％）の順になっています。

①市町村・保健所

保健師が働く職場で最も多いのは，市区町村，保健所などの行政機関です。地方自治体である市町村は，地域保健法・母子保健法・老人保健法，介護保険法などの法律に規定されている住民の保健・医療・福祉に関する様々なサービスを提供しています。具体的には，乳幼児や妊婦，成人，高齢者，障害者などあらゆる人々を対象に，市町村保健センターや役場内にある健康推進課，高齢者福祉課，国保年金課などに所属し，家庭訪問，保健相談・指導，健康教育などの仕事をしています。

保健所には都道府県が設置するものと，横浜市，川崎市など政令指定都市や中核市など，市が設置しているもの及び東京23区が設置しているものがあります。

都道府県が設置している保健所の場合は，母子保健法の未熟児養育医療や未熟児訪問指導など，一部の住民サービスが保健師の仕事としてありますが，市町村に対する指導・監督が中心です。その他には結核やエイズ患者などに対する保健サービス，SARSや新型インフルエンザなどの危機管理などの業務があります。

一方，市や区が設置している保健所の場合は，市町村の場合と同様に地域住民に対する保健・医療・福祉に関する対人サービスを行っています。

市町村や保健所などの行政機関で働くときには，地方公務員としての採用試験*3を受けなければなりません。定年退職者や中途退職者が出て，欠員が生じた時には採用試験が行われますので，広報を見たり，希望する都道府県，市

---

*2 衛生管理者の第1種免許と第2種免許の違い
第1種免許はすべての業種に対応できるが，第2種は危険有害業務との関連が比較的薄い業種を対象としている。

*3 地方公務員としての採用試験
行政機関の保健師採用試験は次のとおり。
①受験資格：保健師免許取得（見込み）者であることに加え年齢制限がある。たとえば東京都特別区（23区）を例にあげると22歳以上40歳未満で，自治体によって異なる　②試験日程：試験は5月・7月・9月に実施することが多く，申込期間は試験日の1ヶ月ほど前，募集案内の公表は申込期間の半月ほど前が一般的。東京都特別区は5月，都道府県・政令指定都市が6月，市町村が9月，小規模自治体が10月以降に比較的多い。③試験内容：1次試験が教養試験（小論文や専門試験），2次試験が面接・身体検査などで自治体によって異なる。例えば東京都特別区では，1次が教養試験（事務職と共通），専門試験，論文で，2次が口述試験。専門の試験範囲は地域看護学，疫学・保健統計，保健福祉行政論。④情報収集の方法：基本的に各自治体のホームページで確認することになる。

区町村の人事課に問い合わせて試験に関する情報を収集することが必要です。

②学校等

保健師が働いているところに「学校等」というのがありますが，この中には，養護教諭として学校で働いている人や，看護専門学校，短期大学，4年制大学などの教育機関で働いている人も含まれています。

養護教諭は，児童・生徒の健康管理と保健教育を担っていますが，最近では保健室登校*4などの言葉があるように，心身の不調を訴える児童・生徒の増加により，メンタル面の相談・指導が重要な仕事になっています。現在，養護教諭は各学校に一人の配置になっていますが，二人配置案も出ていることから，今後さらに必要性が増すものと考えられます。

教員として働いている人は，地域看護学や公衆衛生看護学など保健師教育に必要な専門科目を担当しています。また，大学院においても保健師の資格や実務経験のある人が大学院生の教育と研究指導にあたっています。

近年，看護系の大学が増加しているため，保健師の資格や実務経験，研究の実績がある教員が不足しています。大学教員を目指す人は，多くの大学が公募をしていますので，JREC-IN*5などのWeb検索で情報を得るとよいでしょう。

③病院・診療所

病院・診療所など，いわゆる医療機関で働いている保健師は，職場によって働き方はさまざまです。保健指導部がある病院では，妊産婦，乳幼児，成人及び老人に対して保健指導や健康相談，患者教育を行っています。また，病院・診療所が訪問指導部や訪問看護ステーションを併設しているところでは，家庭訪問をし，在宅療養者と家族に対する医療処置と看護を提供しています。

④その他の職場

ア．事業所（企業）

保健師が就業している場所の統計資料に「その他」（4.4％）というのがあります。これは，上にあげた3つのカテゴリーに含まれないものですが，この中には産業保健師といって，健康保険組合や企業で働く社員やその家族の健康管理を行っている保健師が含まれています。

産業保健師は，高度経済成長期には労働災害，事故予防などに重点を置いた業務を行っていましたが，近年は生活習慣病の予防や，不況や雇用形態の変化（臨時雇用，派遣社員等），長時間労働などによるうつ病や自殺などのメンタルヘルスに関する業務に比重が置かれています。産業保健師の多くは（常時30人以上の従業員のいるところ），企業における衛生管理者として労働安全衛生法に基づく業務のうち，衛生に関わる技術的な事項の管理をしています。

イ．地域包括支援センター

保健師が新たに働いている職場として地域包括支援センターがあります。地域包括支援センターは，2005（平成17）年の介護保険法が改正されたときに制定されました。地域住民の保健・福祉・医療の向上を目指し，相談・支援事業，虐待防止・早期発見，権利擁護，介護予防ケアマネジメント事業などを総合的に行う機関で，市区町村に設置されています。

地域包括支援センターで働く保健師は，社会福祉士*6，主任ケアマネジャーなどとチームを組んで，介護に関する相談や支援，地域住民，特に在宅高齢者の虐待の防止や早期発見，権利擁護などの仕事をしています。

＊4 保健室登校
児童・生徒が学校には行くものの，教室ではなく保健室で過ごすこと。教室への復帰には，養護教諭の果たす役割が大きい。

＊5 JREC-IN
独立行政法人科学技術振興機構による研究者人材データベース。研究職を希望する求職者情報と，産学官の研究に関する求人公募情報を収集・データベース化して，インターネットを通じて無料で提供している。

＊6 社会福祉士
社会福祉士は社会福祉士及び介護福祉士法で規定された国家資格。身体上・精神上の障害，環境上の理由により日常生活を営むのに支障がある人に対して，社会福祉の専門的知識や技術をもって相談に応じ，関係者と連絡を取って問題解決に向けて援助する専門職。

＊7　児童福祉司
児童福祉司は，児童福祉法で規定された任用資格（当該職務に配属されてはじめて有効となる資格）で，児童福祉司の場合，児童相談所に配属されて児童福祉司となる。子供たちやその家族から寄せられた児童福祉に関するさまざまな相談に対応する。

ウ．児童相談所

「その他」に含まれる職場として児童相談所があります。児童相談所に保健師が採用される場合には，児童福祉法に基づき「児童福祉司*7」として任用されます。保健師が児童福祉司として任用されるようになったのは平成17年4月からです。この背景には，児童虐待の増加により，児童相談所の機能を充実させる必要があったからなのですが，採用枠が小さく採用されている保健師の数はまだまだ少ないのが現状です。児童福祉司としての任用は，一定の実務経験が必要とされていますが，これから保健師の活躍が期待される職場です。

2-2 助産師

(1) 助産師とは

助産師は，主に医療機関や助産所に勤務し，助産（分娩介助）と妊産褥婦・新生児の看護と保健指導を行っています。助産所を開業・経営している人もいます。

(2) 助産師になるためには

助産師資格を取得するためには，看護師になるための教育を受けた後，さらに1年間の教育を受け，助産師国家試験に合格することが必要です。保健師と同様に，看護師国家試験に合格するか看護師免許を持っていなければ，助産師免許を取得することはできません。

助産師教育は従来は保健師と同様に6か月以上の教育期間でよかったのですが，法律の改正により1年以上となりました。そのため，看護師・保健師教育と合わせて，選択で助産師教育を行っていた4年制大学では，今までと同じ方法での助産師教育を継続できなくなりました。それらの大学は助産師教育の変更作業を進めていますが，多くの大学が助産師教育を継続する予定です。具体的には次の方法が検討されています。

①学部で行うが，保健師教育と助産師教育のいずれか一つのみ選択
②大学院で行う
③大学卒業者を対象に専攻科で行う

問題は編入学で助産師が取得できるのか，という点です。もともと，編入生は助産課程を履修できないケースが多く，可能な場合であっても選抜試験を受けることが必須でした。今回の制度改定に伴い，編入学での助産師取得はほぼ不可能になったと考えられますが，平成25年度編入学者については，まだ取得可能な大学もありますので，データをご確認下さい。ただし，このガイドブックでは，平成24年3月現在での情報を掲載していますが，今は移行期にあたり，今後も各大学の動向に注目する必要があります。

大学での教育以外に看護師から助産師になる方法として，1年間で助産師教育を行っている専門学校や短期大学の助産専攻科への入学があります。保健師専門学校と同様，少子化の影響で減少傾向にありましたが，産科医の不足から助産師の需要は高まっており，現在も全国で50を超える学校が助産師教育を行っています。

専門学校や専攻科の選抜方法は主として看護学・小論文・面接ですが，看護学の出題領域は学校で異なります。また，英語や国語を課す学校もあります。

表2 助産師国家試験受験資格を取得できる短期大学・専門学校（平成24年度現在）

【短期大学】

都道府県	短期大学名・専攻科名	電話番号
岩手県	岩手看護短期大学　助産学専攻	019-687-3864
群馬県	桐生大学短期大学部専攻科助産学専攻	0277-48-9107
埼玉県	埼玉医科大学短期大学専攻科母子看護学専攻	049-276-1509
千葉県	帝京平成看護短期大学専攻科助産学専攻	0436-74-8881
長野県	飯田女子短期大学専攻科助産学専攻	0265-22-9700
奈良県	白鳳女子短期大学専攻科助産学専攻	0745-32-7890
島根県	島根県立大学短期大学部専攻科助産学専攻	0853-20-0215

【専門学校】

都道府県	専門学校名・学科名	電話番号
北海道	北海道立旭川高等看護学院助産学科	0166-65-7101
宮城県	医療法人社団スズキ病院附属助産学校助産学科	0223-23-3111
宮城県	独立行政法人国立病院機構仙台医療センター附属仙台看護助産学校助産学科	022-293-1315
秋田県	秋田県立衛生看護学院助産科	0182-23-5011
福島県	福島県立総合衛生学院助産学科	024-522-7827
茨城県	茨城県立中央看護専門学校助産学科	0296-70-5521
群馬県	高崎市医師会看護専門学校助産学科	027-360-3300
千葉県	あびこ助産師専門学校	04-7179-0321
千葉県	亀田医療技術専門学校助産学科	04-7099-1205
東京都	中林病院助産師学院	03-3614-5030
東京都	日本赤十字社助産師学校	03-3400-0112
東京都	母子保健研修センター助産師学校（1年コース）	03-5981-3027
東京都	母子保健研修センター助産師学校（2年コース）	03-5981-3029
神奈川県	神奈川県立衛生看護専門学校助産師学科	045-625-6767
静岡県	静岡医療科学専門学校助産学科	053-585-1551
富山県	富山県立総合衛生学院助産学科	076-424-6562
岐阜県	岐阜県立衛生専門学校助産学科	058-245-8511
愛知県	愛知県医師会立名古屋助産師学院	052-659-0341
愛知県	独立行政法人国立病院機構名古屋医療センター附属名古屋看護助産学校助産学科	052-955-8810
愛知県	名古屋医専助産学科	052-582-3000
愛知県	名古屋市立中央看護専門学校助産学科	052-935-1755
三重県	ユマニテク看護助産専門学校助産専攻科	059-353-4311
京都府	京都府医師会看護専門学校助産学科	075-502-9500
京都府	独立行政法人国立病院機構京都医療センター附属京都看護助産学校助産師科	075-641-9161
京都府	洛和会京都厚生学校助産学科	075-593-4116
大阪府	愛仁会看護助産専門学校助産学科	072-681-6031
大阪府	大阪市立助産師学院	06-6681-0882
大阪府	近畿大学附属看護専門学校助産学科	072-366-6389
大阪府	聖バルナバ助産師学院助産師学科	06-6779-1675
大阪府	ベルランド看護助産専門学校助産学科	072-234-2004
兵庫県	兵庫県立総合衛生学院助産学科	078-733-6611
奈良県	天理看護学院助産学科	0743-63-3400
和歌山県	和歌山県立高等看護学院助産学科	0736-75-6280
鳥取県	鳥取県立倉吉総合看護専門学校助産学科	0858-22-1041
岡山県	独立行政法人国立病院機構岡山医療センター附属岡山看護助産学校助産学科	086-294-9292
福岡県	遠賀中間医師会立遠賀中央看護助産学校助産学科	093-203-2333
福岡県	独立行政法人国立病院機構九州医療センター附属福岡看護助産学校助産学科	092-852-0719
福岡県	福岡水巻看護助産学校助産学科	093-201-5233
佐賀県	佐賀県立総合看護学院助産学科	0952-25-9220
長崎県	長崎市医師会看護専門学校助産学科	095-818-5800
熊本県	熊本看護専門学校助産学科	096-355-4401
大分県	藤華医療技術専門学校助産学科	0974-22-3434
宮崎県	都城洋香看護専門学校助産学科	0986-52-6921
鹿児島県	鹿児島医療福祉専門学校助産学科	099-281-9911

(3) 助産師教育のカリキュラム

助産師の国家試験を受験するためには次のような科目と単位を取得する必要があります。以下、平成24年度入学者から適用されるカリキュラムです。

- 基礎助産学（6単位）
- 助産診断・技術学（8単位）
- 地域母子保健（1単位）
- 助産管理（2単位）
- 臨地実習-助産学実習（11単位）

総計28単位の留意点として、930時間以上の講義・実習などを行うものとするとされています。

これらの科目と単位数は保健師教育の場合と同様に、指定規則に定められていますが、内容が同じようなものであれば、科目名が異なっていても読み替えが可能で、単位を取得していれば国家試験の受験資格は得られます。臨地実習については、期間中に一人10回程度の分娩介助を助産師又は医師の監督下で行うように定められています。

(4) 助産師免許を持っていると取得できる資格

助産師の資格を持っていることで最も身近に取得でき、仕事に役立つのが受胎調節実地指導員の資格です。受胎調節実地指導員とは、計画出産を目的として受胎調節を普及させる仕事をする人で、個別指導として避妊器具を使用する受胎調節の実地指導を行います。具体的には、望まない妊娠を避けることを目的に指導をしています。

この資格を取得するためには、各都道府県が認定している機関が実施している受胎調節実地指導員講習会を受講する必要があります。しかし、助産師教育機関ではカリキュラムの中に講習の内容を含めているところが多いので、多くの場合、講習会を受講しなくても取得できます。

なお、受胎調節実地指導員認定講習会は助産師だけではなく、保健師、看護師の資格があれば受講ができます。

(5) 助産師が働いている職場

助産師の資格を持っている人がどのような職場で働いているかを統計資料（平成22年、厚生労働省作成資料）から見ると、最も多いのが病院で全体の61.9％を占めています。その次が診療所で25.1％、次いで助産所（5.5％）、学校等（4.0％）、市町村（2.2％）、保健所（0.8％）、その他（0.3％）、事業所（0.1％）の順になっています。

①病院・診療所

助産師の多くは、病院・診療所で助産介助や妊産褥婦と新生児及び家族に対して保健指導と看護を行っていますが、産婦人科が閉鎖や休止になった病院では、一般病棟で看護業務を行っている人もいます。しかし、最近では助産師専門外来や院内助産院を開設する病院・診療所が多くなっており、そこでは正常の妊産褥婦を対象に助産業務を行っています。病院・診療所の中には、退院後の家庭訪問を行っているところもあり、助産師が産後の観察と指導を担当しています。

産科医の不足によって産婦人科を廃止する病院が多くなっていますが、助産師を採用する病院は多く、今後助産師の活躍の場は拡大していくものと思われます。

②助産所（助産院）

我が国では開業助産師の歴史は古く、特に病

院・診療所の少ない地方には多くの助産所がありましたが，現在では後継者の不足や病院・診療所における分娩の増加により，助産所は減少しています。また，開業場所の確保や産科医の協力が得られにくいため，新たな助産所の開設は困難になっています。しかし，フリースタイル，入浴分娩，ラマーズ法など，分娩に対するニーズが多様化していますので，それらのニーズに対応できる助産所の存在意義は大きいものがあります。

助産所における助産師は，経営者として助産所を運営するほかに，妊婦の定期健診，保健指導，両親学級，入所した産婦の分娩介助，褥婦・新生児の保健指導と看護，退所後の訪問指導など，様々な業務を行っています。

③学校等

助産師が働いている学校とは，看護教育の場，つまり看護専門学校，助産学専攻科，短期大学，4年制大学や高等学校衛生看護科を指しています。看護教育のカリキュラムには，母性看護学や助産学など助産師の資格を持った教員が担当する科目があります。また，保健師と同様に大学院で院生の教育と研究指導にあたっている助産師もおり，今後は大学院の増加や助産専攻科の増設により，教員の需要はますます増加していくものと思われます。

大学の教員を目指す場合は，修士以上の学位を取得し，助産師として実務経験をし，専門分野に関する研究業績を積むことが必要となります。

④市町村・保健所

助産師の中には，割合は少ないのですが，市町村や保健所といった行政機関で働いている人もいます。地域保健に関する仕事の中には妊産婦や新生児の家庭訪問，健康診査，健康相談など，母子保健に関することがあります。それら母子保健に関する仕事を助産師が行っています。

市町村や保健所での助産師の採用は，保健師より少なくなります。また，市町村や保健所で仕事を希望する場合は，地方公務員としての採用試験を受ける必要があります。募集に関しては県や市町村の広報に案内が掲載されますが，希望する都道府県や市区町村の人事担当課に直接問い合わせてみてもよいでしょう。

第3章　高い専門性を持つ看護師を目指す

医療の高度化，専門分化に伴って看護職の役割が拡大する中，専門職団体である日本看護協会[*1]が，医療現場における看護ケアの広がりと看護の質向上を目的に，資格認定制度を発足させました。現在資格認定制度には，認定看護師，認定看護管理者，専門看護師の3つがあります。

> [*1] 日本看護協会
> 1946年に設立された公益社団法人で，保健師・助産師・看護師・准看護師の看護職能団体。平成23年度の会員数は約65万人。質の高い看護サービスを提供するため，看護職の資質の向上と社会的な地位の向上を目指し，研修会等の支援を行っている。認定看護師・認定看護管理者の養成・認定，専門看護師の認定も行う。

3-1 認定看護師

(1) 認定看護師とは

認定看護師は，特定の看護分野において，熟練した看護技術と知識を用いて，レベルの高い看護実践ができる者をいい，看護現場における看護ケアの広がりと質の向上を図ることを目的にしています。

【認定看護師の役割】
①個人，家族及び集団に対して，熟練した看護技術を用いて水準の高い看護を実践する（実践）
②看護実践を通して看護職に対し指導を行う（指導）
③看護職に対しコンサルテーションを行う（相談）

平成24年4月現在，特定の看護分野として認定されているのは21分野です。今後も認定される看護分野は増えていくことが予想されます。

以下に，現在認定されている21分野の知識と技術の主なものを挙げておきます。

1 [がん化学療法看護]
①がん化学療法薬の安全な取り扱いと適切な投与管理，副作用症状のマネジメント
②がん化学療法を受ける患者・家族のアセスメント及び，問題に対するマネジメント能力向上のための支援

2 [がん性疼痛看護]
①がん性疼痛の全人的ペインアセスメントと症状マネジメント
②薬物療法の適切な使用と管理及びその効果の評価

3 [感染管理]
①疫学の知識に基づく院内感染サーベイランスの実践
②ケア改善に向けた感染防止技術の導入（サーベイランスに基づく感染対策）
③各施設の状況にあわせた感染管理プログラムの立案と具体化

4 [緩和ケア]
①徹底した苦痛症状の緩和（疼痛及び疾患に伴うその他の苦痛症状の緩和—リンパドレナージ，呼吸理学療法，口腔ケア等）及び療養の場に応じた患者・家族のQOLの向上
②患者・家族のグリーフケア

5 [救急看護]
①救急病態を理解した患者対応（救命技術・トリアージ・病態に応じたケア技術）
②危機状況にある患者・家族の支援（早期から対象に応じた危機介入，支援）

6 [集中ケア]
①生命の危機状況にある患者の病態変化を予測し，重篤化を回避するための援助
②生活者としての視点からのアセスメント及

び早期回復支援・リハビリテーションの立案・実施（呼吸理学療法，廃用症候群予防等，種々のリハビリテーション）

7 [手術看護]
①麻酔，手術侵襲による心身への影響を最小限にするための安全管理（異常の早期発見・迅速な対応，術式に応じた卓越した器械出し技術，体温・体位管理，手術機材・機器の適正な管理等）

8 [小児救急看護]
①救急時の子どもの病態に応じたアセスメント及び症状マネジメント，救命処置技術
②子どもの非言語的サインの理解及び適切な心理的ケアの実施
③育児不安や虐待への対応と子どもと親の権利擁護

9 [新生児集中ケア]
①急性かつ重篤な状態にある新生児に対し，後障害を予防し母体外での身体的，生理学的安定を図るためのケア
②養育行動障害の防止のための親子関係形成の支援

10 [摂食・嚥下障害看護]
①脳神経・筋骨格系フィジカルアセスメント及び摂食・嚥下機能評価法に基づいた，摂食・嚥下機能の評価
②適切かつ安全な摂食・嚥下訓練の選択・実施

11 [透析看護]
①末期腎不全患者に対し，専門的知識を用いた臨床判断に基づく個別的ケアと教育，及び自己決定の支援
②安全かつ安楽な透析治療の管理

12 [糖尿病看護]
①血糖パターンマネジメント（血糖コントロール管理）
②フットケア
③ケアシステム立案（集団指導や地域ネットワークシステムにおけるチームアプローチの促進）

13 [乳がん看護]
①乳がんの集学的治療及び治療に伴う副作用に対するケアとセルフケア確立に向けた指導
②リンパ浮腫予防，症状緩和についての指導
③ボディイメージの変容に対する心理・社会的問題に対する支援

14 [認知症看護]
①認知症患者の権利擁護として意思表出能力を補完
②認知症の周辺症状を悪化させる要因への働きかけによる，行動障害の予防，緩和
③認知症患者の状態把握を含む，心身状態の総合的なアセスメント及びケアサポートシステムの立案

15 [皮膚・排泄ケア]
①ストーマ造設・褥瘡等の創傷及び失禁に伴い生じる問題のアセスメント及び適切な皮膚ケア
②排泄障害の病態理解及び個人に適した排泄管理，指導（オストミー・失禁ケア）

16 [不妊症看護]
①生殖医療，遺伝学，リプロダクティブヘルスの知識に基づく不妊当事者へのケア計画の立案
②治療に対するカウンセリング，教育及び自己決定への支援

17 [訪問看護]
①主体性を尊重したセルフケア能力の向上の

ためのケースマネジメント
②看護技術・知識の提供及び管理・指導
③在宅ケアチームの形成とマネジメント

18 ［脳卒中リハビリテーション看護］
①脳卒中患者の重篤化回避のためのモニタリングとケア
②急性期から病態に応じた活動性維持・促進のための早期リハビリテーション
③脳卒中患者の急性期・回復期・維持期における生活再構築のための機能回復支援

19 ［がん放射線療法看護］
①がん放射線治療を受ける患者・家族のアセスメント及びセルフケア支援
②がん放射線療法における安全・安楽な治療環境の提供
③がん放射線療法に伴う副作用の予防と症状緩和ケア

20 ［慢性呼吸器疾患看護］
①安定期，増悪期，終末期の各病期に応じた呼吸器機能の評価
②呼吸機能維持・向上のための呼吸リハビリテーションの実施
③急性憎悪予防のためのセルフケア支援

21 ［慢性心不全看護］
①安定期，憎悪期，終末期の各病期に応じた生活調整及びセルフケア支援
②心不全憎悪因子の評価およびモニタリング

（2）認定看護師になるためには

認定看護師の資格を取得するためには，保健師・助産師・看護師の資格取得後，希望する分野での3年以上の経験を含む5年以上の実務経験が必要です。例えば「新生児集中ケア」の認定看護師を希望する場合には，新生児集中ケアにおける実践での看護経験が最低3年は必要ということになります。その後認定看護師教育機関に入学し，6か月以上，615時間以上の教育を受けます（図1参照）。

図1　認定看護師の教育及び認定のシステム

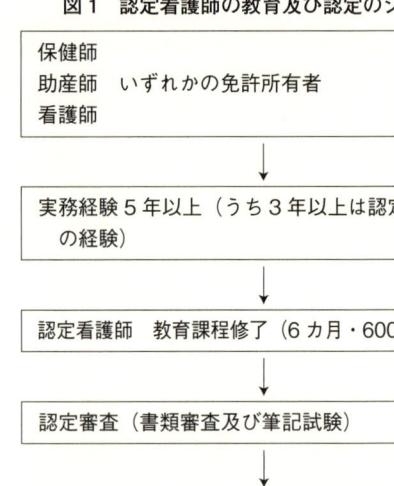

認定看護師教育機関は全国にあり，日本看護協会の都道府県支部が行っているものと看護系大学の付属センターで行っているものがあります（次頁表1参照）。

表1　認定看護師特定分野と教育機関（平成24年4月現在　日本看護協会HPより）

特定分野	都道府県	教育機関	備考
救急看護	青森	青森県立保健大学地域連携・国際センター	
	東京	日本看護協会看護研修学校	
	愛知	愛知医科大学看護実践研究センター認定看護師教育課程	2012〜休講
	大阪	大阪府看護協会認定看護師教育課程	
	香川	香川県看護協会認定看護師教育課程	2012〜休講
	福岡	日本赤十字九州国際看護大学看護継続教育センター	
皮膚・排泄ケア	北海道	北海道医療大学認定看護師研修センター	
	宮城	宮城認定看護師スクール	
	東京	国立看護大学校研修部	2010〜休講
		日本看護協会看護研修学校	
		日本赤十字看護大学看護実践・教育・研究フロンティアセンター	2011〜休講
	長野	長野県看護大学看護実践国際研究センター	新規開講
	新潟	新潟青陵大学認定看護師研修センター	2012〜休講
	静岡	静岡県立静岡がんセンター認定看護師教育課程	
	京都	京都橘大学看護教育研修センター	
	岡山	山陽学園大学看護研修センター	新規開講
	福岡	福岡県看護協会看護専門教育センター	
集中ケア	東京	杏林大学医学部付属病院看護・助産実践教育研究センター	
		日本看護協会看護研修学校	
	神奈川	神奈川県立保健福祉大学実践教育センター	
	福岡	西南女学院大学認定看護師教育課程	
緩和ケア	北海道	北海道医療大学認定看護師研修センター	
	岩手	岩手医科大学附属病院高度看護研修センター	新規開講
	埼玉	埼玉県立大学地域産学連携センター	
	神奈川	神奈川県看護協会認定看護師教育課程	
	山梨	山梨県立大学看護実践開発研究センター	新規開講
	静岡	静岡県立静岡がんセンター認定看護師教育課程	
	兵庫	日本看護協会神戸研修センター	
	広島	広島大学大学院医歯薬保健学研究科附属先駆的看護実践支援センター	2012〜休講
	香川	香川大学医学部認定看護師教育支援室	2012〜休講
	福岡	久留米大学認定看護師教育センター	
がん化学療法看護	北海道	日本赤十字北海道看護大学看護開発センター	2012〜休講
		北海道医療大学認定看護師研修センター	
	青森	青森県立保健大学地域連携・国際センター	
	東京	国立看護大学校研修部	2012〜休講
		首都大学東京認定看護師教育課程	
		聖路加看護大学看護実践開発研究センター	
		日本赤十字看護大学看護実践・教育・研究フロンティアセンター	2011〜休講
	静岡	静岡県立静岡がんセンター認定看護師教育課程	
	愛知	愛知県立大学看護実践センター	
	兵庫	日本看護協会神戸研修センター	
	鳥取	鳥取大学医学部附属病院看護師キャリアアップセンター	新規開講
	福岡	久留米大学認定看護師教育センター	
がん性疼痛看護	埼玉	目白大学メディカルスタッフ研修センター	2012〜休講
	千葉	社会保険看護研修センター認定看護師教育課程	
	神奈川	神奈川県立保健福祉大学実践教育センター	
	愛知	愛知県立大学看護実践センター	
	大阪	大阪府看護協会認定看護師教育課程	

特定分野	都道府県	教育機関	備考
訪問看護	東京	聖路加看護大学看護実践開発研究センター	
	東京	日本訪問看護振興財団認定看護師教育課程	
	兵庫	兵庫県看護協会認定看護師教育課程	
	大分	大分県立看護科学大学看護研究交流センター	
感染管理	東京	国立看護大学校研修部	
	東京	日本看護協会看護研修学校	
	東京	日本赤十字看護大学看護実践・教育・研究フロンティアセンター	
	神奈川	神奈川県立保健福祉大学実践教育センター	
	神奈川	北里大学看護キャリア開発・研究センター認定看護師教育課程	
	長野	長野県看護大学看護実践国際研究センター	新規開講
	愛知	愛知医科大学看護実践研究センター認定看護師教育課程	
	三重	三重県立看護大学地域交流センター	新規開講
	兵庫	日本看護協会神戸研修センター	
	山口	山口県立大学看護研修センター	2012〜休講
糖尿病看護	東京	社会保険看護研修センター認定看護師教育課程	
	東京	日本看護協会看護研修学校	
	東京	日本赤十字看護大学看護実践・教育・研究フロンティアセンター	新規開講
	岡山	岡山県立大学認定看護師教育センター	新規開講
	福岡	福岡県立大学看護実践教育センター	
不妊症看護	東京	聖路加看護大学看護実践開発研究センター	
新生児集中ケア	神奈川	北里大学看護キャリア開発・研究センター認定看護師教育課程	
	広島	広島大学大学院医歯薬保健学研究科附属先駆的看護実践支援センター	2012〜休講
透析看護	東京	東京女子医科大学看護学部認定看護師教育センター	
手術看護	東京	東京女子医科大学看護学部認定看護師教育センター	
乳がん看護	千葉	千葉大学大学院看護学研究科附属看護実践研究指導センター	
摂食・嚥下障害看護	茨城	茨城県立医療大学地域貢献研究センター認定看護師教育課程	
	愛知	愛知県看護協会認定看護師教育課程	
	広島	日本赤十字広島看護大学ヒューマン・ケアリングセンター	
小児救急	東京	日本看護協会看護研修学校	
認知症看護	東京	日本看護協会看護研修学校	
	東京	日本赤十字看護大学看護実践・教育・研究フロンティアセンター	新規開講
	兵庫	兵庫県看護協会認定看護師教育課程	
脳卒中リハビリテーション看護	埼玉	国立障害者リハビリテーションセンター	新規開講
	埼玉	目白大学メディカルスタッフ研修センター	新規開講
	静岡	静岡県看護協会認定看護師教育課程	2011〜休講
	愛知	愛知県看護協会認定看護師教育課程	
	大阪	大阪府看護協会認定看護師教育課程	
	熊本	熊本保健科学大学キャリア教育研修センター	
がん放射線療法看護	京都	京都府看護協会認定看護師教育課程	
	静岡	静岡県立静岡がんセンター認定看護師教育課程	新規開講
	福岡	久留米大学認定看護師教育センター	
慢性呼吸器疾患看護	東京	日本赤十字看護大学看護実践・教育・研究フロンティアセンター	新規開講
	福井	福井大学大学院医学系研究科附属地域医療高度化研究センター	
慢性心不全看護	神奈川	北里大学看護キャリア開発・研究センター認定看護師教育課程	新規開講
	兵庫	兵庫県看護協会認定看護師教育課程	新規開講
	熊本	熊本保健科学大学キャリア教育研修センター	新規開講

なお，表に示した教育機関の中で，国立看護大学校研修部については国立病院に勤務している看護師だけを対象にしており，国立病院以外に勤務している看護師は受験・受講できないので注意してください。

認定看護師教育課程を修了した後，書類審査と筆記試験を受け，認定証の交付と登録が行われます。その後は認定看護師のレベル保持のために，認定後5年ごとに更新審査が行われています。

3-2 認定看護管理者

(1) 認定看護管理者とは

認定看護管理者とは，管理者として優れた資質を持ち，創造的に組織を発展させることができる能力を有すると認められた者をいいます。多様なヘルスケアニーズを持つ個人，家族及び地域住民に対して，質の高い組織的看護サービスを提供することにより，保健医療福祉に貢献することを役割としています。

(2) 認定看護管理者になるためには

認定看護管理者教育課程には，ファーストレベル，セカンドレベル，サードレベルの3つがあります。ファーストレベルの教育時間は150時間（10単位），セカンドレベルとサードレベルはそれぞれ180時間（12単位）となっています。主な教育機関は，日本看護協会の都道府県支部と看護系大学の付属センターです（次頁表2参照）が，これらの教育機関は日本看護協会の認定を受けているものです。認定看護管理者の資格を取得するためには，保健師・助産師・看護師のいずれかの免許を取得したのち，通算5年以上の実務経験を経て，ファースト，セカンド，サードレベルの順に全課程を修了する必要があります。その後，日本看護協会が行う認定審査に合格し，認定証の交付・登録が行われます（図2参照）。

図2　認定看護管理者の教育及び認定のシステム

```
┌─────────────────────────────┐
│ 保健師                       │
│ 助産師　いずれかの免許所有者  │
│ 看護師                       │
└─────────────────────────────┘
              ↓
┌─────────────────────────────┐
│ 実務経験が5年以上あること     │
└─────────────────────────────┘
              ↓
┌─────────────────────────────┐
│ 下記のいずれかの要件を満たすこと│
│ 1：認定看護管理者教育の全課程を修了している者 │
│ 2：看護部長または看護部長に相当の任にある者で，過去に合計4週間（20日間）以上の看護管理研修を受けている者 │
│ 3：副看護部長または副看護部長に相当する職位に1年以上就いている者で，過去に合計4週間（20日間）以上の看護管理研修を受けている者 │
│ 4：看護系大学院において看護管理を専攻し修士号を取得している者で，修士課程修了後の実務経験が3年以上ある者 │
│ 5：師長以上の職位で管理経験が3年以上ある者で，看護系大学院において看護管理を専攻し修士号を取得している者 │
│ 6：師長以上の職位で管理経験が3年以上ある者で，大学院において管理に関連する学問領域の修士号を取得している者 │
└─────────────────────────────┘
              ↓
┌─────────────────────────────┐
│ 認定審査　書類審査及び筆記試験 │
└─────────────────────────────┘
              ↓
┌─────────────────────────────┐
│ 認定看護管理者認定書交付・登録 │
└─────────────────────────────┘
              ↓
┌─────────────────────────────┐
│ 5年ごとに更新（看護管理実践の実績と自己研鑽の実績等） │
└─────────────────────────────┘
```

認定看護管理者の場合も，5年ごとの認定更新が必要とされています。

第3章　高い専門性を持つ看護師を目指す

表2 認定看護管理者教育機関（平成24年4月現在　日本看護協会HPより）

教育機関	教育課程			備考
	ファーストレベル	セカンドレベル	サードレベル	
北海道看護協会	○	○		
札幌市立大学地域連携研究センター			○	
青森県看護協会	○			
青森県立保健大学地域連携・国際センター		○	○	
岩手県看護協会	○	○		
宮城県看護協会	○	○		
秋田県看護協会	○	○		
山形県看護協会	○	○		
福島県看護協会	○	○		
茨城県看護協会	○	○		
栃木県看護協会	○	○		
群馬県看護協会	○	○		
埼玉県看護協会	○	○		
上尾中央医科グループ協議会	○			
千葉県看護協会	○	○		
社会保険看護研修センター			○	
東京都看護協会	○	○	○	
日本看護協会看護研修学校		○	○	
国際医療福祉大学看護生涯学習センター	○			
国立看護大学校研修部		○		
聖路加看護大学看護実践開発研究センター	○	○		
日本赤十字社幹部看護師研修センター	○	○	○	
財団法人東京福祉保健財団	○			
神奈川県看護協会	○	○		
神奈川県立保健福祉大学実践教育センター	○	○	○	サードレベルは2012年新規開講
北里大学看護キャリア開発・研究センター	○			
新潟県看護協会	○	○		
山梨県看護協会	○	○		
長野県看護協会	○	○		
富山県看護協会	○	○		
石川県看護協会	○	○		
福井県看護協会	○			
岐阜県看護協会	○	○		
静岡県看護協会	○	○	○	
愛知県看護協会	○	○	○	
三重県看護協会	○	○		
滋賀県看護協会	○	○		
京都府看護協会	○	○		
大阪府看護協会	○	○		
兵庫県看護協会	○	○	○	
日本看護協会神戸研修センター		○	○	

教育機関	教育課程			備考
	ファーストレベル	セカンドレベル	サードレベル	
奈良県看護協会	○	○		
和歌山県看護協会	○	○		
鳥取県看護協会	○	○		
島根県看護協会	○	○		
岡山県看護協会	○	○		
広島県看護協会	○	○	○	
広島大学病院看護実践教育研修センター	○			
山口県看護協会	○	○	○	
徳島県看護協会	○	○		
香川県看護協会	○	○		
愛媛県看護協会	○	○		
高知県看護協会	○	○		
福岡県看護協会	○	○	○	
西南女学院大学認定看護管理者教育課程	○	○		
佐賀県看護協会	○	○		
長崎県看護協会	○	○		
熊本県看護協会	○	○		
九州看護福祉大学看護キャリア開発支援センター	○			2012年新規開講
大分県看護協会	○	○		
宮崎県看護協会	○	○		
鹿児島県看護協会	○	○		
沖縄県看護協会	○	○		

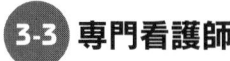 **3-3 専門看護師**

(1) 専門看護師とは

我が国における専門看護師（Certified Nurse Specialist）は，アメリカにおけるCNS（Clinical Nurse Specialist）をモデルに平成7年から始まりました。

専門看護師は，複雑で解決困難な看護問題を持つ個人，家族及び集団に対して水準の高い看護ケアを効率よく提供するため，特定の専門看護分野の知識及び技術を深め，保健医療福祉の発展に貢献し，併せて看護学の向上を図ることを目的にしています。その役割は，認定看護師が実践，指導，相談の3つであるのに対して，6つの役割を果たすことが求められています。

【専門看護師の役割】
①個人，家族及び集団に対して卓越した看護を実践する（実践）
②看護職を含むケア提供者に対しコンサルテーションを行う（相談）
③必要なケアが円滑に行われるために，保健医療福祉に携わる人々の間のコーディネーションを行う（調整）
④個人，家族及び集団の権利を守るために，倫理的な問題や葛藤の解決をはかる（倫理調整）

⑤看護職に対しケアを向上させるため教育的役割を果たす（教育）
⑥専門知識及び技術の向上並びに開発をはかるために，実践の場における研究活動を行う（研究）

　専門看護師は大学院で教育が行われ，認定看護師より高い教育を受けていることから，より高い能力を有していると言えます。

　平成24年4月現在，専門看護分野としてがん看護，精神看護，地域看護，老人看護，小児看護，母性看護，慢性疾患看護，急性・重症患者看護，感染症看護，家族支援の10分野が特定されています。なお，在宅看護が平成19年4月から分離独立し，教育が行われていますが，未特定分野になっています。

(2) 専門看護師になるためには

　専門看護師の資格を取得するためには，日本看護系大学協議会*2が認定した専門看護師教育課程で教育を行っている大学院修士課程に入学し，所定の単位を取得して修了する必要があります。大学院修了後，専門看護分野特定申請書と教育課程報告書，および専門看護師実績報告書を日本看護協会に提出して審査を受け，認定・登録されることになっています。つまり，教育は特定の看護系大学が行い，資格審査は日本看護協会が行うという仕組みです（図3参照）。

　日本看護系大学協議会が認定した専門看護師教育課程を開設している大学は平成24年4月現在76大学ですが（次頁表3参照），今後大学院の新設により増加していくことが予想されます。

　専門看護師の場合も認定看護師と同様に，レ

*2　日本看護系大学協議会
「看護学高等教育機関相互の連携と協力によって，看護学教育の充実・発展及び学術研究の水準の向上を図り，よって人々の健康と福祉へ貢献すること」を目的とした社団法人で看護学の教育課程をもつ大学が会員。平成23年度には200校が参加。

図3　専門看護師の教育及び認定システム

```
┌─────────────────────────────┐
│ 保健師                      │
│ 助産師　いずれかの免許所有者│
│ 看護師                      │
└─────────────────────────────┘
              ↓
┌─────────────────────────────┐
│ 実務経験5年以上（うち3年以上は専門看護分野の経験） │
└─────────────────────────────┘
              ↓
┌─────────────────────────────┐
│ 看護系大学大学院（修士）修了│
│ 日本看護系大学協議会規定の専門分野の専門看護師カリキュラム総計26単位取得 │
└─────────────────────────────┘
              ↓
┌─────────────────────────────┐
│ 専門看護分野の実務経験       │
│ 修士課程修了後1年以上        │
└─────────────────────────────┘
              ↓
┌─────────────────────────────┐
│ 認定審査　一次審査：書類審査 │
│ 　　　　　二次審査（一次審査合格者）：口頭試問 │
└─────────────────────────────┘
              ↓
┌─────────────────────────────┐
│ 専門看護師　認定書交付・登録認定者の公表 │
└─────────────────────────────┘
              ↓
┌─────────────────────────────┐
│ 更新審査　5年毎の更新審査   │
└─────────────────────────────┘
```

ベル維持のために5年ごとの更新審査が行われています。

表3 専門看護師教育機関と認定課程（平成24年4月現在　日本看護協会HPより）

教育機関	認定課程
北海道医療大学大学院	がん看護，精神看護，老人看護，母性看護，慢性疾患看護，感染症看護
札幌医科大学大学院	急性・重症患者看護
旭川医科大学大学院	がん看護
天使大学大学院	がん看護
日本赤十字北海道看護大学大学院	がん看護
青森県立保健大学大学院	母性看護，小児看護，急性・重症患者看護
岩手県立大学大学院	がん看護，小児看護，慢性疾患看護
宮城大学大学院	感染症看護
東北大学大学院	がん看護，小児看護
秋田大学大学院	がん看護
山形大学大学院	老人看護，小児看護
福島県立医科大学大学院	がん看護，精神看護，小児看護
茨城県立医療大学大学院	老人看護，小児看護
筑波大学大学院	がん看護，精神看護
自治医科大学大学院	がん看護，精神看護，小児看護，母性看護，急性・重症患者看護
群馬大学大学院	がん看護，老人看護，慢性疾患看護
埼玉医科大学大学院	がん看護
千葉大学大学院	がん看護，精神看護，老人看護，小児看護，母性看護
順天堂大学大学院	がん看護，慢性疾患看護，感染症看護
聖路加看護大学大学院	がん看護，精神看護，地域看護，老人看護，小児看護，急性・重症患者看護
東京医科歯科大学大学院	がん看護，精神看護，地域看護，小児看護，急性・重症患者看護
東京女子医科大学大学院	がん看護，精神看護，老人看護，小児看護，急性・重症患者看護
日本赤十字看護大学大学院	がん看護，精神看護，小児看護，慢性疾患看護，急性・重症患者看護
首都大学東京大学院	老人看護，小児看護
杏林大学大学院	がん看護
東京大学大学院	がん看護
東邦大学大学院	感染症看護
東京慈恵会医科大学大学院	がん看護，急性・重症患者看護
国際医療福祉大学大学院	精神看護
武蔵野大学大学病院	がん看護
北里大学大学院	がん看護，精神看護，地域看護，母性看護，急性・重症患者看護
東海大学大学院	老人看護，急性・重症患者看護，家族看護
慶應義塾大学大学院	がん看護，精神看護，老人看護
横浜市立大学大学院	がん看護，感染症看護
新潟大学大学院	母性看護，慢性疾患看護
新潟県立看護大学大学院	がん看護，地域看護
新潟医療福祉大学大学院	がん看護
山梨県立大学大学院	がん看護，慢性疾患看護，急性・重症患者看護，感染症看護
山梨大学大学院	老人看護
長野県看護大学大学院	老人看護，小児看護
石川県立看護大学大学院	がん看護，地域看護，小児看護
福井県立大学大学院	慢性疾患看護
岐阜県立看護大学大学院	がん看護，小児看護，慢性疾患看護
聖隷クリストファー大学大学院	がん看護，慢性疾患看護
浜松医科大学大学院	急性・重症患者看護
名古屋大学大学院	がん看護，小児看護
愛知医科大学大学院	急性・重症患者看護，感染症看護
藤田保健衛生大学大学院	小児看護
愛知県立大学大学院	がん看護，精神看護，老人看護，家族支援
名古屋市立大学大学院	急性・重症患者看護
三重大学大学院	がん看護，老人看護
三重県立看護大学大学院	精神看護
滋賀県立大学大学院	慢性疾患看護
京都橘大学大学院	老人看護，母性看護
京都大学大学院	がん看護，感染症看護
大阪府立大学大学院	がん看護，精神看護，地域看護，老人看護，小児看護，母性看護，慢性疾患看護，急性・重症患者看護，感染症看護，家族支援
大阪市立大学大学院	老人看護

第3章　高い専門性を持つ看護師を目指す

教育機関	認定課程
大阪大学大学院	がん看護
兵庫県立大学大学院	がん看護，精神看護，地域看護，老人看護，小児看護，母性看護，慢性疾患看護
神戸市看護大学大学院	がん看護，精神看護，老人看護，小児看護，慢性疾患看護，急性・重症患者看護
神戸大学大学院	家族支援
岡山大学大学院	がん看護
広島大学大学院	がん看護，母性看護，慢性疾患看護
日本赤十字広島看護大学大学院	がん看護，精神看護，小児看護
山口大学大学院	急性・重症患者看護
徳島大学大学院	がん看護
高知県立大学大学院	がん看護，精神看護，地域看護，老人看護，小児看護，慢性疾患看護，家族支援
久留米大学大学院	がん看護，老人看護，感染症看護
福岡県立大学大学院	がん看護
九州大学大学院	がん看護
九州看護福祉大学大学院	がん看護
熊本大学大学院	精神看護
大分大学大学院	がん看護
宮崎大学大学院	がん看護
琉球大学大学院	がん看護，地域看護
沖縄県立看護大学大学院	がん看護，精神看護，老人看護，慢性疾患看護

3-4 特定看護師（仮称）

(1) 特定看護師（仮称）とは

看護師が行える医療行為の範囲をもっと拡大しようという動きがあります。平成22年3月19日に厚生労働省から出された「チーム医療の促進に関する検討会」報告書の中で，認定看護師や専門看護師とは別に，特定看護師（仮称）に関する内容が明記されました。

特定看護師（仮称）とは，アメリカですでにNP（Nurse Practitioner：ナースプラクティショナー）として活躍している看護師をモデルにしたもので，創傷の縫合や気管内挿管などの医療業務の一部を肩代わりする看護師のことです。ただし，アメリカのNPは医師の指示を受けずに医療行為を行いますが，特定看護師は医師の指示（場面によっては「包括的指示」）を受けて行うという違いがあります。厚生労働省は特定看護師（仮称）の創設により，医師の負担を軽減し，医療の質の向上につながる，と説明していますが，医師不足を補う目的もあるようです。

(2) 特定看護師（仮称）教育に向けての試行

日本においてはアメリカにおけるNPをモデルにして，大学院修士課程で特定看護師（仮称）を先取りした教育を始めている大学もありますが，具体的な業務及び教育内容は現在，検討作業が行われているところです。平成22年には厚生労働省の検討会報告書を受けて「特定看護師（仮称）養成調査試行事業」が開始されました。この事業は特定看護師（仮称）の要件等を検討する際に必要となる情報や実証的なデータを収集することを目的にしており，専門的な臨床実践能力を有する看護師の養成に取り組む修士課程，研修課程等に幅広く協力を得て先導的な試行を実施し，当該課程のカリキュラムの内容や実習の実施状況等に関する情報を収集するものであると説明されています。つまり，特定看護師（仮称）の制度を検討するにあたって必要なカリキュラムの内容や実習等についての情報を収集するための調査を行うということです。なお，事業の内容として次の3つがあります。

①修士課程調査試行事業

一定の基準を満たす修士課程を「特定看護師

(仮称）養成調査試行事業実施課程（修士）」に指定し，当該課程からカリキュラムの内容や実習の実施状況等に関する情報の報告を受けるという事業です。この事業には，申請した大学院の中から平成22年度4月に次の11大学院が，7月にさらに4大学院が指定されています。

【平成22年4月指定】
・大阪府立大学大学院看護学研究科
・岡山大学大学院保健学研究科
・慶應義塾大学大学院健康マネジメント研究科
・高知県立大学大学院看護学研究科
・順天堂大学大学院医療看護学研究科
・聖路加看護大学大学院看護学研究科
・千葉大学大学院看護学研究科
・徳島大学大学院保健科学教育部
・新潟大学大学院保健学研究科
・日本赤十字看護大学大学院看護学研究科
・兵庫県立大学大学院看護学研究科

【平成22年7月指定】
・大分県立看護科学大学大学院看護学研究科
・国際医療福祉大学大学院医療福祉学研究科
・東京医療保健大学大学院看護学研究科
・北海道医療大学大学院看護福祉学研究科

これらの大学院修士課程は，今後特定看護師（仮称）の教育が修士課程で行われるようになった場合，認可される可能性が高いと言えます。

②研修課程調査試行事業

この事業は，一定の基準を満たす研修課程等（免許取得後の看護師を対象に学会や研修センター等が実施するもの）を「特定看護師（仮称）養成調査試行事業実施課程（研修）」に指定し，当該課程からカリキュラムの内容や実習の実施状況等に関する情報の報告を受ける，というものです。

この事業には，日本看護協会看護研修学校が指定されています。

③養成課程情報収集事業

この事業は，修士課程調査試行事業と研修課程調査試行事業以外の修士・研修課程を対象として，現在実施しているカリキュラムの実態に関する情報及び特定看護師（仮称）の養成のための新たなカリキュラムや実習の内容に関する提案を受け付ける，というものです。

この事業には，青森県立保健大学大学院健康科学研究科を始め，全国19大学の大学院と北里大学看護キャリア開発・研究センター及び広島大学大学院保健学研究科附属先駆的看護実践支援センターの2つの研修機関が指定を受けています。

以上に述べた事業結果を受けて，厚生労働省は平成23年11月7日に特定看護師（仮称）の導入を決め，具体的な基準を盛り込んだ骨子案を検討会に提示しました。それによると，特定看護師（仮称）が実施可能な医療行為（特定行為）は，褥瘡で壊死した組織の切除や，脱水症状の際の点滴などが想定されていますが，詳細については今後の検討課題となっています。特定看護師（仮称）の教育は，5年以上の実務経験があり，8か月～2年程度の専門研修を受け国家試験に合格し，認証を受けることとなっています。特定看護師（仮称）が特定行為を行うためには，保健師助産師看護師法を改正する必要がありますので，厚生労働省は改正案を来年の通常国会に提出し，早ければ平成25年度の開始を目指したいという意向のようですが，日本医師会が特定看護師（仮称）の導入には反対していますので，制度の成立はさらに時間がかかることが予想されます。

第4章　教育の場を目指す

4-1 養護教諭

(1) 養護教諭とは

養護教諭は学校（小・中・高）に勤務して、児童・生徒の心身の健康管理を行うとともに、学校の保健教育を担当しています。養護教諭には第1種と第2種があり、1種は四大卒程度の卒業資格、2種は短期大学卒業程度の資格が必要です。1種と2種の違いは、所定の修得単位数によります。つまり、1種が取得できる大学の場合は、養護教諭に必要な科目をより多く開講しており、学校における教育実習も充実しています。ちなみに1種の場合は、「養護に関する科目」40単位及び「教職に関する科目」16単位以上を取得する必要がありますが、2種では、「養護に関する科目」30単位及び「教職に関する科目」12単位以上とされています。

さらに、養護教諭の免許状には大学院修了以上の専修免許もありますが、1種、2種、専修免許で職務上の差異はありません。

公立学校の場合、教員採用にあたって1種、2種の区別はないとされ、給与も1種、2種による差はありませんが、最終学歴が短期大学か4年制大学かなど、学歴による違いはあります。私立の場合は上級免許の方が有利ともいわれています。

また、2種免許状で採用された場合は、1種免許状にすることが望ましいとされ、2種で働きながら通信制大学などを活用して1種を取ることが奨励されています。

(2) 養護教諭になるためには

看護師から養護教諭になるためには、大きく3つの方法があります（図1参照）。

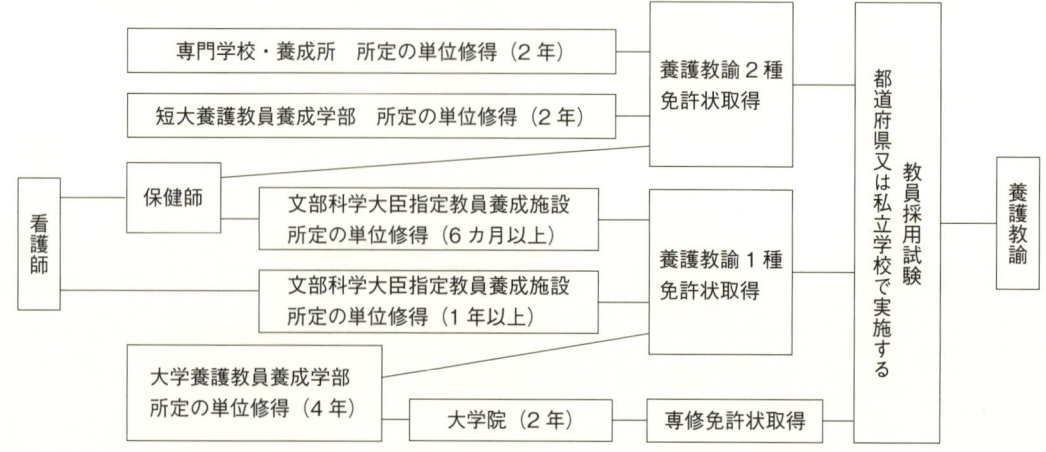

図1　養護教諭の資格取得方法

①保健師の資格を取得する

保健師資格を持っていて，かつ，教育職員免許法施行規則第66条の6に定める4科目8単位を修得している人[*1]は，都道府県の教育委員会へ申請することにより，養護教諭免許（第2種）を取得することができます。保健師資格の取得方法については，保健師の項を参照してください。ただし，富山県立総合衛生学院，高知学園短期大学の保健師養成課程では，1年の教育で1種の免許が取得できます。

②養護教諭養成課程を設置している大学に進学する

養護教諭養成課程は，看護系，教育系，その他系統の学部学科に設置されています。中でも看護系大学については，平成23年1月現在，全国53校で1種免許が取得できます。さらに，平成23年4月からは4大学増える予定です（表1参照）。

ア．看護系大学への編入

望ましいのは看護系大学への3年次編入でしょう。しかし，残念ながらこれらの大学に編入すれば第1種免許が取得できるわけではありません。多くの看護系大学は1年から入学しないと教職課程を履修することができません。3年次からの編入で卒業に必要な単位や保健師国家試験受験資格を取得して，さらに教職課程を履修するのは難しいと考えられているためです。かつ，今までに述べてきたように保健師の教育期間が1年以上となったことで，より困難が増してきました。平成24年度までは，編入による入学者が養護教諭1種免許を取得できた大学でも，今後はできないとするところがありますし，中には教職課程の廃止を考えている大学もあります。各大学の今度の動向に注意する必要があります。なお，平成24年3月現在で，編入学者でも養護教諭1種が取得できるとする大学については，大学別データ一覧で確認してください。

[*1] 保健師資格で養護教諭2種を申請する際に必要な科目
66条の6に定める科目とは，体育，日本国憲法，情報処理，外国語の4つで，保健師を基礎資格として養護教諭2種免許を取得するには，保健師資格を持っているだけではなく，日本国憲法，体育，外国語コミュニケーション，情報機器の操作の各2単位を取得していることが，平成22年から23年にかけて「必須」となった。この4科目は選択科目の学校もあるが，履修していない場合は養護教諭2種免許は授与されない。

表1　養護教諭免許（1種）が取得できる看護系大学

都道府県	大学名	都道府県	大学名
岩手県	岩手県立大学看護学部	山梨県	山梨県立大学看護学部
宮城県	宮城大学看護学部	兵庫県	兵庫大学健康科学部
茨城県	筑波大学医学群看護学類		神戸常盤大学保健科学部
群馬県	高崎健康福祉大学保健医療学部		園田学園女子大学人間健康学部
	桐生大学医療保健学部		甲南女子大学看護リハビリテーション学部
	群馬医療福祉大学看護学部		関西福祉大学看護学部
埼玉県	埼玉県立大学保健医療福祉大学		兵庫県立大学看護学部
	東都医療大学ヒューマンケア学部	奈良県	畿央大学健康学部
千葉県	了徳寺大学健康科学部*	島根県	島根大学医学部看護学科
東京都	武蔵野大学看護学部	岡山県	川崎医療福祉大学医療福祉学部
	杏林大学保健学部		吉備国際大学保健科学部
	上智大学総合人間科学部*		山陽学園大学看護学部
	東京大学医学部健康総合科学部	岐阜県	岐阜県立看護大学看護学部
	聖路加看護大学看護学部	愛知県	椙山女学園大学看護学部
神奈川県	神奈川県立保健福祉大学保健福祉学部		中部大学生命健康科学部
新潟県	新潟青陵大学看護福祉心理学部	滋賀県	滋賀県立大学人間看護学部
	新潟医療福祉大学健康科学部		聖泉大学看護学部*
	新潟大学医学部保健学科	京都府	京都光華大学健康科学部*
福井県	福井県立大学看護福祉学部		京都橘大学看護学部

大阪府	太成学院大学看護学部	愛媛県	愛媛大学医学部看護学科
	大阪大学医学部保健学科	高知県	高知県立大学看護学部
	藍野大学医療保健学部	福岡県	西南女学院大学保健福祉学部
	梅花女子大学看護学部		福岡大学医学部看護学科
広島県	広島文化学園大学看護学部		福岡県立大学看護学部
	広島大学医学部保健学科	長崎県	長崎県立大学看護栄養学部
山口県	山口県立大学看護栄養学部		九州看護福祉大学看護福祉学部
	宇部フロンテア大学人間健康学部	鹿児島県	鹿児島純心女子大学看護栄養学部
徳島県	四国大学看護学部	沖縄県	名桜大学人間健康学部
	徳島文理大学保健福祉部		

＊は平成23年度開設大学

イ．教育系大学への編入

次に教育系大学への編入を取り上げてみましょう。大学を卒業して養護教諭になるためのルートとしては、看護系学部と教育系学部という二つの大きな選択肢がありますが、カリキュラムにも違いがあります。養護教諭になったときにはそれぞれの良さを生かして業務を行うことになりますが、いずれを選んだ場合も、実務の中で知識の不足を感じる可能性があります。看護師資格取得者が教育系に編入することで両方の知識を得ることができますから、考慮に値する選択肢だと言えるでしょう。ただし、編入を実施している教育系大学は少なく、現在、看護系出身者が受験できる教育系の養護教諭養成課程は表2のとおりです。なお、大学によって受験資格が異なりますので、注意してください。教育系大学への編入試験の内容は、小論文・面接（口述試験）ですが、愛知教育大では健康に関する領域の総合問題を課します。

表2　3年次編入試験を受験できる教育系大学養護教諭養成課程

【国立】

都道府県	大学名	備考
茨城県	茨城大学教育学部養護教諭養成課程	
埼玉県	埼玉大学教育学部養護教諭養成課程	※養護教諭2種免許取得（見込）者のみ
東京都	東京学芸大学教育系養護教育教員養成課程	※看護師免許または国家試験受験資格取得（見込）者
愛知県	愛知教育大学教育学部養護教諭養成課程	

【私立】

都道府県	大学名	備考
東京都	国士舘大学教育学部教育学科	
神奈川県	鎌倉女子大学児童学部子ども心理学科	
滋賀県	びわこ学院大学教育福祉学部子ども学科	
大阪府	四天王寺大学教育学部教育学科保健教育コース	
兵庫県	近大姫路大学教育学部子ども未来学科	

ウ．その他系統の学部への編入

その他、平成24年度に編入を実施した、短大卒業・専門士資格で受験できる大学養護教諭養成課程には、次のような大学が挙げられます（次頁表3）。ただし、編入試験は欠員募集での実施が多く、必ずしも毎年行われるわけではありません。また、大学によっては2年次編入のところがありますし、3年次編入でも卒業に3年かかることがあります。詳細は各大学にお問い合わせください。

表3　3年次編入できるその他系統大学養護教諭養成課程

【公立】

都道府県	大　学　名	備　　考
埼玉県	埼玉県立大学保健医療福祉学部健康開発学科	※養護教諭二種免許取得者のみ
沖縄県	名桜大学人間健康学部スポーツ健康学科	

【私立】

都道府県	大　学　名	備　　考
北海道	北翔大学人間福祉学部福祉心理学科	
青森県	八戸大学人間健康学部人間健康学科	
宮城県	仙台大学体育学部健康福祉学科	
	東北福祉大学総合福祉学部福祉心理学科	
埼玉県	十文字学園女子大学人間生活学部人間発達心理学科	
	人間総合科学大学人間科学部人間科学科	※通信制
千葉県	聖徳大学人文学部社会福祉学科	
東京都	杏林大学保健学部健康福祉学科	
	順天堂大学スポーツ健康科学部健康学科	※専門士不可
	東京家政大学人文学部心理カウンセリング学科	※専門士不可
	東京福祉大学教育学部教育学科	
長野県	松本大学人間健康学部スポーツ健康学科	
愛知県	愛知学院大学人間科学部心身健康科学科	
	愛知みずほ大学人間科学部人間科学科	
	東海学園大学人間健康学部人間健康学科	
	名古屋学芸大学ヒューマンケア学部子どもケア学科子どもケア専攻	※要相談
大阪府	関西福祉科学大学健康福祉学部健康科学科	
	帝塚山学院大学人間科学部心理学科	
兵庫県	園田学園女子大学人間健康学部総合健康学科	
	姫路獨協大学医療保健学部子ども保健学科	※専門士不可
岡山県	川崎医療福祉大学医療技術学部健康体育学科	
広島県	福山平成大学福祉健康学部健康体育学科	
徳島県	徳島文理大学人間生活学部人間生活学科／心理学科	
福岡県	西南女学院大学保健福祉学部福祉学科	
長崎県	活水女子大学健康生活学部子ども学科	

③養護教諭特別別科に進学する

　看護師が養護教諭1種免許を取得するもう一つの方法として，保健師資格を取得しないで看護師からダイレクトに養護教諭になるコースがあります。それは，大学に1年制で設置された養護教諭特別別科です。文部科学大臣が指定する教員養成施設，つまり，大学の教育学部で養護教諭特別別科を設置している大学に入学して，1年以上の教育を受け所定の単位を取得することになります。ただし，学士の称号を得ることはできません。

　養護教諭特別別科は国立とはいえ倍率も2倍を切っているところがほとんどです。選抜方法は提出書類と学力試験で，面接はありません。国立大学のため学費*2も比較的低目です。

表4　養護教諭特別別科を設置している国立大学とその試験科目

大　学　名	試　験　科　目
北海道教育大学	公衆衛生学
山形大学地域教育文化学部	小論文

*2　養護教諭別科の学費
　入学金 58,400円　年間授業料 273,900円　その他教材購入費 20,000円など
〈熊本大学HPから〉

新潟大学教育人間科学部	衛生・公衆衛生学　小論文
金沢大学教育学部	専門科目（看護学）　小論文
岡山大学教育学部	公衆衛生学及び看護学
熊本大学教育学部	一般教養（国語・学校教育）　看護専門

　養護教諭免許を取得した後，実際に学校に勤務するためには，公立学校の場合は各都道府県・市町村教育委員会，私立学校の場合はその学校が行う教員採用試験を受け，合格する必要があります。これらの試験はそれぞれの資格を取得見込みで受験することができます。

　ここで公立学校の養護教諭採用試験*3の採用人数と倍率について触れておきます。2001年度は500名採用で13.9％でしたが，年々採用人数は増加傾向にあり，2009年度は1005名採用で9.5倍でした。倍率は決して低くありませんが，需要が高まっていることは明らかです。とりあえず，臨時的任用教員，つまり臨時採用の養護教諭として働きながら採用試験にチャレンジする方法もあります。

4-2 看護教員

　看護教育の仕事をしてみたい，つまり看護教員になりたい人の場合は，どの教育機関で仕事をするかによって資格は異なります。

（1）専門学校の教員になるためには

　看護専門学校の教員を希望する場合は，保健師・助産師・看護師の免許取得後，5年の実務経験を経て，8か月以上の看護教員養成講習会を受講する必要があります。ただし，保健師・助産師・看護師で学士の称号を持ち，4年制大学在学中に教育に関する科目を4単位以上修得した場合には，3年の実務経験だけあれば，講習会を受講しなくても看護専門学校の教員になることができます。しかし，現実には3年の実務経験では浅く，5年の実務経験があることが望ましいでしょう。

　看護教員養成講習会は，厚生労働省看護研修研究センター，日本看護協会看護研修学校，都道府県等により主催されていましたが，厚生労働省看護研修研究センターは平成21年度をもって廃止され，日本看護協会看護研修学校は認定看護師・認定看護管理者教育機関に変更しましたので，現在は主に都道府県が厚生労働省からの委託を受けて行っています。都道府県主催の講習会は，47都道府県がすべて開催しているわけではありません。平成22年度に開催した都道府県は，北海道，千葉県，東京都，神奈川県，愛知県，京都府，大阪府，兵庫県，広島県，福岡県の10都道府県でした。開催期間も最低8か月から1年と幅があります。規定は8か月以上となっていますが，1年間のところは開講科目も充実し，夏休み・冬休みの期間も多少多くなっています。つまり，ゆとりのある教育がされていると言えます。なお，看護教員養成講習会の教育課程は平成23年度から改正されました。看護教員について関心があり教育期間や受験について知りたい人は，各都道府県の看護課または看護係に問い合わせてください。なお，次頁表5に看護教員養成講習会の教育内容及び目標を示していますので参照してください。

*3　公立学校養護教諭採用試験
多くの場合，1次選考で教職教養・一般教養・専門教養，2次選考で集団面接・個人面接，それに論文・適性検査などが課される。4月上旬から6月下旬に出願，7月に1次試験，8月上旬から9月下旬に2次試験。

表5　看護教員養成講習会教育内容及び目標

区分	教育内容	授業内容	目標	単位数	時間数
基礎分野	看護教育の基礎		ものの見方や考え方を広げ，教育の対象である学習者の理解を深める	4	60
教育分野	教育の基盤	教育原理 教育方法 教育心理学 教育評価	教育の本質，教育方法，技術学習過程，教育評価の基本理論を学ぶ	4	90
専門分野	看護論	看護論	人間の健康，看護の考え方を多角的に学び，自己の看護観を明確にする	1	30
		看護論演習		1	30
	看護教育学	看護教育論	看護教育の目的，内容，方法などの基本理論を学び，看護教育のあり方について考える	1	15
		看護教育制度	看護教育制度の変遷と現在の教育制度について理解する	1	15
	看護教育課程	看護教育課程論	看護教育課程編成の基本的な考え方を学び，看護学全体の構造を理解する	2	45
		看護教育課程演習	看護教育課程編成のプロセスを学び，看護教育のあり方を理解する	2	60
	看護教育方法	看護教育方法論	学習指導計画，教材作成について学び，これを活用して講義，演習，実習等における展開方法を学ぶ	3	90
		看護教育方法演習	学習指導計画，指導案を作成し模擬授業を行い（実習指導を含む），その結果を考慮し看護教育方法を身につける	3	90
		看護教育実習	看護教育の理論と技術を実際に適用し，教育方法や教員のあり方を学ぶ	2	90
	看護教育演習	専門領域別看護論	各専門領域別看護における教育内容とその構造を理解する	1	15
		専門領域別看護論演習	各専門領域別看護の教育内容，教育方法について学ぶ（選択制）	2	60
	看護教育評価	看護教育評価論	看護教育内容の評価方法を理解し，その適用について学ぶ	1	30
		看護教育評価演習	看護技術評価を作成し，看護教育評価の理解を深める	1	30
	研究	研究方法	看護教育における研究の意義を理解し，研究結果の教育活動への活用や看護研究の指導方法を学ぶ	2	60
	看護学校経営	看護学校管理	看護学校の組織運営の特性と管理の在り方を学ぶ	1	15
	その他		教育内容全体に幅や深さをもたせるための内容を学ぶ	2	30
合計				34	855

(2) 短期大学・4年制大学の教員になるためには

　看護の短期大学や4年制大学で教員の仕事をしたい人は，助教・講師・准教授・教授などの職位によって資格は異なりますが，最低修士の学位を持っていることが必要です。修士の学位を取得するためには，大学院修士課程に入学して修了しなければなりません。大学院修士課程に入学するには，学士の称号を持っていること，つまり4年制大学を卒業していることが望ましいのですが，保健師・助産師・看護師で実務経験を積んだ方は，学士の称号を持っていなくても，社会人入学で大学院修士課程に入学することが可能です。看護系大学院で社会人入学

のできる大学については，データ編を参考にしてください。

大学で教員として仕事をする場合には，修士の学位の他に専門看護領域の研究論文等が必要になります。大学は教育だけではなく研究も行うところですから，教員の能力には教育面だけではなく，研究能力も求められます。実務経験については，それぞれの大学が決めているので，何年以上という規定はありませんが，3～5年の経験があることが望ましいでしょう。経験が豊富なことが，学生に教育・指導するときの自信になりますし，自分の研究活動にも役立ちます。

(3) 高等学校衛生看護科の教員になるためには

高等学校衛生看護科教員を希望する人は，看護の高等学校教諭1種免許を取得する必要があります。1種の基礎学歴は大学卒業，つまり学士の称号が必要です。現在，看護の高等学校教諭1種免許を取得できる大学は全国で16大学です。これらの大学に入学し，所定の単位を修得し卒業すると免許が取得できます。しかし，大学1年から進学するのでは学費も年数もかかります。お勧めしたいのが大学への編入ですが，すべての大学で実施しているわけではありません。また，編入を実施していても編入生は看護の高等学校教諭1種免許を取得できないとする大学もあります。さらに，取得できるとしていても場合によっては卒業に3年かかるとする大学もあります。ただし，最初から3年覚悟であれば，きわめて困難とする大学でも取得できる可能性があるので，事前の情報収集が大切です。現時点での状況は表6のとおりですが，看護系以外の学部については，個別に問い合わせてください。

表6　高等学校教員免許（看護）取得可能大学及び編入実施の有無

【看護系】

大学・学部・学科名	編入実施の有無	選択で資格取得可能の有無
弘前大学医学部保健学科	○	選択で資格取得可能
藍野大学医療保健学部看護学科	○	不可能ではないがきわめて難しい
吉備国際大学保健科学部看護学科	○	不可能ではないがきわめて難しい
福山平成大学看護学部看護学科	×	
愛媛大学医学部看護学科	○	H22年度入学者から不可
高知大学医学部看護学科	○	3年次編入生は不可
高知県立大学看護栄養学部看護学科	×	
西南女学院大学保健福祉学部看護学科	×	
福岡大学医学部看護学科	×	
熊本大学医学部保健学科	○	現実的に不可能
九州看護福祉大学看護福祉学部看護学科	○	可能だが3年かかることもある
鹿児島純真女子大学看護栄養学部看護学科	○	選択で資格取得可能

【その他学部系統】

大学・学部・学科名	編入実施の有無	選択で資格取得可能の有無
八戸大学人間健康学部人間健康学科	○	
女子栄養大学栄養学部保健栄養学科	×	
東海学園大学人間健康学部人間健康学科	○	

もう一つの方法として，高等学校の1種免許取得に必要な単位を取得して，文部科学省が行う教員資格認定試験を受験するという方法があります。しかし，残念ながら，平成16年度以降，文部科学省では高等学校教員の資格認定試験を休止しています。事実上の廃止という見方もあります。

　なお，休止されている試験のうち，看護を含むいくつかの教科については，都道府県の教育委員会が実施する教育職員検定に合格することで，実習を担当する教諭（実習教諭）*4の普通免許状を，取得することができます。検定を受けることができる所要資格は，実習に係る授業に関する学科を専攻して学士の学位を有し，1年以上その学科に関する実地の経験を有する者とされます。

---

*4　実習教諭
高校には実験や実習等において教諭を補佐し指導を行う実習助手を置くことができる。実習助手は高校卒業資格があればなることができ，教員免許などの資格は一切必要ない。実習助手が実務経験を積み，研修などを受けて認定試験を受けると実習教諭（任用替え）になり，単独で実習の指導ができる

第5章　看護師資格を生かし他の資格を取得する

5-1 ケアマネジャー（介護支援専門員）

(1) ケアマネジャーとは

ケアマネジャー（介護支援専門員）とは，平成12年に導入された「介護保険制度」において，要支援または要介護と認定された人が，適切な介護サービスが受けられるようにするために，介護サービスプラン（ケアプラン）を作成する専門職をいいます。

(2) ケアマネジャーになるためには

看護師の免許を取得している人がケアマネジャーを希望する場合は，まず，都道府県が年1回実施している資格試験を受験する必要があります。看護師等国家資格を持っている人の場合は，その資格で5年以上，日数では100日以上の実務経験があると受験できます。資格試験は通常毎年10月の第4日曜日に全国一斉に行われています。ただし，受験できる都道府県は原則勤務先がある都道府県となっています。もし勤務先がないときには，住所登録をしている都道府県です。

看護師の場合は試験科目のうち，保健医療サービス分野の基礎問題15問が免除されます（表1参照）。注意しなければならないのは，この資格試験に合格しても免許が取得できる訳ではないということです。合格者はその後に介護支援専門員実務研修（以下，実務研修と言います）を受けなければなりません。つまり，資格試験に合格したということは，実務研修を受けるための資格を得たということになります。実務研修は，ケアマネジャー資格試験合格者に対して都道府県が行う研修で，これを受けることによってケアマネジャーの資格が得られるのです。実務研修の内容は，都道府県によって異なりますが，基本は研修44時間と実習となっています。

ケアマネジャーの資格についても，5年毎の更新制が定められています。

表1　ケアマネジャーの試験科目

区　分	内　　容	問題数	試験時間
介護支援分野	・介護保険制度の基礎知識 ・要介護認定等の基礎知識 ・居宅・施設サービス計画の基礎知識等	全体で25問	通常120分 点字受験者180分 弱視等受験者156分
保健医療福祉 サービス分野	・保健医療サービスの知識等（基礎） ・保健医療サービスの知識等（統合） ・福祉サービスの知識等	15問 5問 15問	
合　　計		60問	試験時間は回答免除の条件の有無により異なる

5-2 救命救急士（救急救命士）

(1) 救命救急士とは

救命救急士は，平成4年の救急救命士法施行に伴い導入された国家資格です。救命救急士は，救急現場や病院搬送中の救急車内などにおいて，医師の指示に基づき，血管確保，気道確保，心拍の回復（除細動），薬剤の投与などの救急救命処置を行います。

(2) 救命救急士になるためには

看護師学校・養成所を卒業した人や看護師資格を持っている人は認定書の交付を受けることによって，国家試験を受験することができます。認定書の交付を受けるためには，救急救命士国家試験受験資格認定願を厚生労働省医政局指導課に提出する必要があります。国家試験は，指定試験機関として日本救急医療財団が毎年1回（3月下旬）行っています。試験科目は，基礎医学（社会保障・社会福祉，患者搬送を含む），臨床救急医学総論，臨床救急医学各論（一）（臓器器官別臨床医学），臨床救急医学各論（二）（病態別臨床医学），臨床救急医学各論（三）（特殊病態別臨床医学）の5科目です。

看護師で救命救急士の資格を取得した人が消防署に勤めている例もありますが，医療機関の救急救命センターや救急外来等に勤務している看護師が多くみられます。

第6章　看護系大学に編入して可能性を広げる

6-1 看護系編入試験の概要

(1) 看護師教育の大学化の流れと大学編入

かつては専門学校を中心に行われてきた看護教育ですが，ここ十数年で大学教育化が急速に進み，平成23年度には約200の大学で実施されました。高齢社会，高度医療時代を迎えて，看護職への期待はますます強まっています。

それに伴い，専門学校や短期大学を卒業して臨床現場で働く看護師や，現在，専門学校や短期大学で学ぶ学生の間で，4年制大学で学びたいと志望する方が多くなってきました。

そのような皆さんのために開かれているのが大学編入です。編入とは，出身校での取得単位を認められて大学の2・3年次から入学する制度です。短期大学卒業者に加えて，1998年6月の学校教育の一部改正により，1999年度から専門学校修了者（専門士）*1 にも，編入への道が開かれました。看護専門学校修了（見込）者及び短期大学卒業（見込）者が看護系大学へ編入する場合は3年次編入という形で行われており，平成24年度に編入を実施した四年制大学は99校におよんでいます。

(2) 看護系編入の試験の種類

看護系編入には一般編入と社会人編入があります。一般編入は看護師から看護学生まで対象とする試験で，社会人編入は実務経験年数を受験資格に加えて看護師経験者のみを受け入れる試験です。看護編入は社会人（看護師）の受験が多いにもかかわらず，国立大学では社会人編入の実施校が1校もなく，公立大学，私立大学はそれぞれ3校のみです。ただし，一般編入の試験問題を見ると，事例問題がさまざまな大学で出題されており，臨床経験のあるナースに有利な試験内容であることが少なくありません。

また，看護系編入をAO（アドミッション・オフィス）入試という形式で行うところがあります。これは書類審査や面接を主体とした試験で，事前に課題論文を提出させることもあります。

★社会人編入を実施している看護系大学
公立：宮城大学・岐阜県立看護大学*・神戸市看護大学
私立：北海道医療大学・北里大学*・産業医科大学*
＊の大学は社会人編入のみの実施。

★社会人AO入試を実施している大学
公立：宮城大学

(3) 看護3年次編入の受験資格

看護系大学に関して言えば，看護師養成施設である看護専門学校・看護系短期大学からのみ3年次編入を認めるのが一般的です。加えて，看護師免許取得（見込み）であることを受験資格とすることもあります。

なお，聖路加看護大学や慶應義塾大学で実施している2年次編入は，大学他学部卒業者を対象とした学士編入で，看護専門学校・短期大学卒業者は受験できませんので，注意してください。

また，看護大学2年次修了者および修了見込

---

*1　専門学校修了者（専門士）
修業年数2年以上，修了に必要な総授業時間数が1700時間以上の専修学校専門課程修了者で専門士の資格が与えられる場合に編入試験の受験資格を認められる。出身の看護学校が修了時に各種学校であった場合は受験資格を満たしたことにはならず，受験は難しくなる。受験資格の有無を出身校に問い合わせておく必要がある。

み者の受験を認める大学（平成24年度現在）もありますが，数は多くありません。具体的には次のとおりです。

> ★看護系大学2年次修了者（修了見込み者）の編入を受け入れている大学
> 国公立：旭川医科大学・青森県立保健大学・山梨大学・福井医科大学・岐阜大学・島根医科大学・香川医科大学・高知医科大学・大分医科大学
> 私立：広島国際大学

編入試験の受験資格で気をつけたいのは，正看護師資格を持っていても受験できないケースがあることです。

まず，准看護師の方が進学コースを経て正看護師になった場合で二つのケースがあります。一つは高校卒業資格を持っていない場合です。もう一つは大学が交付している編入試験要項の受験資格欄に「3年制の専門学校修了者」と規定されている場合です。進学コース出身者が受験できるかどうかは，大学から回答のあった場合はデータ編に記載されていますので，確認してください。

その他，正看護師資格を持っているのに大学編入の難しいケースは三つあります。一つは，卒業した専門学校が専門士を取得できる学校ではないケースです。例えば専修学校ではなく各種学校で教育を行っていてその後廃校になった場合などです。二つ目は高校衛生看護学科から専攻科までの5年制一貫教育の場合です。このケースも受験できる大学は限定されます。最後に文部科学省以外が管轄する学校からの編入です。特に後の二つのケースについては，文部科学省のホームページに「高校の専攻科や各省庁設置の大学校から大学への編入学は認められません」とはっきり明記されています。

以上のケースも，受験できる大学が全くないわけではありませんが，ごく限られます。試験要項にはこれらのケースに関しては掲載されていませんから，受験できるかどうかは一大学ずつ問い合わせて確認することになりますが，以前，中央ゼミナールで全国の国立大学に確認した際には，いずれのケースも数校程度しか，受験を認めてくれる大学はありませんでした。

その他，一部の公立大学の場合，地域枠[*2]，優先枠を設置するところがあります。ただし，中央ゼミナールで実施した調査結果では，「その大学の地元出身であることが受験にあたって有利になるか」という質問に対して，回答のあった71校のうち69校が「ない」と答えています。

(4) 編入試験の募集形態

ほとんどの大学が定員を設置して看護3年次編入を実施しています。しかし，国立大学の中には，定員があるにもかかわらず，受験者がいても合格を出さない大学もあります。また，定員どおり合格者を出しても，結果的に他大に編入するなどで定員が埋まらない場合があります。このケースでは，あらかじめ試験要項に明記した上で，補欠合格を出す大学と2次募集を行う大学があります。2次募集については，ホームページで告知する程度のため，注意しないと見落とします。平成24年度編入試験では群馬大学，北海道大学などが2次募集を行いました。

一方，定員を設置していないケースは欠員募集で，若干名の募集人員となります。年に複数回，編入試験を実施する私立大学の2回目以降の募集などでよくみられます。後者の場合，ホームページや大学構内での告知程度のため受験

*2　地域枠
神戸市看護大学には市内優先枠がある。平成24年度試験での対象は次の1か2のいずれかに該当する者。1. 出願時に神戸市内の同一医療機関等に常勤の看護職（看護師・保健師・助産師）として2年以上継続して就業している者。2. 平成23年4月1日以前から引き続き神戸市内に住所を有し，出願時に同一医療機関等に常勤の看護職（看護師・保健師・助産師）として2年以上継続して就業している者。その他，奈良県立医科大学にも地域枠がある。

者も少なく，情報を入手すると有利です。

(5) 看護系編入試験の難易度

　看護系編入では，受験者の人気は圧倒的に国公立大学に集中しています。倍率も私立大学に比べて高くなっています。受験者の多くが，自分で学費を払う社会人であることが，大きな理由でしょう。編入試験の受験者は専門学校や短期大学の出身ですから，高校生の時は国公立大学は高いハードルだった方が多いと思われます。しかし，編入試験の場合，受験する人達のほとんどが専門学校や短期大学出身者です。しかも，センター試験で多くの科目を受験しなければならない一般入試に比べると，編入試験は，試験科目が少ない上に，専門的に学んできた看護学が出題の中心です。一般入試よりもチャンスは大きいと言えるでしょう。言い換えると，一般入試の偏差値は気にしなくてもよいということです。とは言え，十分な準備が前提であってこその合格であることは自覚してください。

　看護系編入試験受験者には「社会人経験を評価されるだろう」「看護学は短大で勉強しているから何とかなる」などの理由から，ほとんど準備なしに試験を受ける人がいます。しかし，特に国公立大学については，専門科目や英語の過去問題に関する情報があれば，それがいかに無謀な考えであるかわかります。

　確かに，働きながら，あるいは通学しながらの受験勉強は大変ですが，条件は皆同じです。そのなかで，どこまで志望大学の情報をキャッチし受験勉強をこなすかで，合否の分かれるのが編入試験です。言い換えれば，本人の目的意識の強さ，意欲，行動力が合格に結びつく試験であると言えるでしょう。

6-2 看護系編入試験の実際

(1) 大学側の看護編入実施目的

　ここで，大学側が何を目的に編入試験を実施しているのか，どのような学生が入学することを期待しているのか，平成23～24年に中央ゼミナールが実施した調査結果をもとに確認しておきたいと思います。大学側の意図を把握することで，これから述べる編入試験の具体的な内容についての理解が深まりますし，受験対策に反映させることもできます。

①3年次編入実施の目的について

　まず，大学が3年次編入で何を目的にしているかについては，次のような結果となりました。

3年次編入実施の目的

（複数回答　有効回答63校）

ア．地域看護学他，専門学校や短大では学べないことを学習させる　38校（60.3％）

イ．看護研究の基礎力養成　37校（58.7％）

ウ．保健師資格を取得させる　36校（57.1％）

エ．一般教養・語学など専門以外の分野の学習で視野を広げる　35校（55.6％）

オ．大学院へ進学するための基礎学力養成　8校（12.7％）

カ．その他　3校（4.8％）

　以上から，大学側が専門学校や短大での看護教育では不足している部分があると考え，大学に編入させて補完教育を行うことを目的としている様子がうかがわれます。

②大学側が編入生に期待すること

　次に大学が編入生に何を期待しているのか，聞いてみました。

編入生に期待すること
（複数回答　有効回答60校）
ア．臨床現場の経験者が一般教養・専門基礎科目を勉強して視野を広げること　39校（63.9％）
イ．臨床現場の経験者が問題解決能力を向上させること　33校（55.0％）
ウ．研究能力の修得　31校（51.7％）
エ．現役の看護学生が一般教養・専門基礎科目を勉強して視野を広げること　30校（50.0％）
オ．保健師の資格取得　30校（50.0％）
カ．臨床現場の経験者が専門科目を学び直すこと　28校（46.7％）
キ．現役の看護学生が問題解決能力を向上させること　28校（46.7％）
ク．コミュニケーション能力の向上　18校（30.0％）
ケ．その他　3校（5.0％）

　以上から読みとれるのは、多くの大学が実際に看護職に就いている方が編入することを期待しているということです。具体的には、視野を広げる、問題解決能力を向上させる、研究能力を修得させるなどが目的です。

　中央ゼミナールが平成15年度に出版したガイドブックでは、大学に、大学教育と専門学校・短期大学での教育の違いについて答えていただいたコメントを掲載しています。すでに9年が経過していますが、基本的な姿勢は変わらないと思われますので、いくつかの大学の回答を掲載しておきます。下記のような大学の姿勢を認識しておくことが、特に志望理由書・面接対策で生きてきます。

◇how toではなく、応用力のある教育、自己問題発見解決型の教育を行う。
（東京医科歯科大学）
◇技術者の養成のみではなく、大学院教育へつなぐ教育を実践。（岐阜大学）
◇基礎的な知識を十分に備えて、新しい看護学発展のために努力する人が大学で学ぶべき。（滋賀医科大学）
◇技術教育のみならず幅広い人間的視野をもつことができる。（神戸大学）
◇看護実務能力ばかりでなく、専門知識に基づいた問題解決能力の育成に取り組み、幅広い教養とその人間性に基づく倫理的判断力の育成をめざしていることに大学で学ぶ意義がある。
（高知医科大学）
◇問題意識をもち、適切な判断と処理ができる能力を養う。（佐賀医科大学）
◇カリキュラムに大きな差があり、特に一般教養を身につけ、人間性・社会性などを備えることができる。
（山形県立保健医療大学）
◇教育の違い。専門学校・短大は職業人をめざす。大学では職業人をめざす教育および研究基礎を学ぶ。教育者や研究者を養成するという点においてキャリア開発。（山口県立大学）

③編入生の年齢層

　中央ゼミナールの調査では、入学した編入生の平均年齢や最高年齢も聞いています。こちらは、統計を取っていないなどの理由から回答をいただいた大学は32校にとどまりましたが、顕著な傾向が出ました。

第6章　看護系大学に編入して可能性を広げる　49

編入生の平均年齢　全体 26.7 歳

もっとも多かった平均年齢　25 歳

内訳

ア．21 歳から 24 歳　11 校（34.4％）
　　⇒このグループの平均 22.6 歳
イ．25 歳から 29 歳　13 校（40.6％）
　　⇒このグループの平均 25.8 歳
ウ．30 歳以上　8 校（25％）
　　⇒このグループの平均 33.5 歳

アは，看護学生が多く入学している大学です。一方，ウは編入生の多くが社会人である大学です。イは看護学生と社会人がかたよりなく入学していると考えられます。それぞれの大学によって，教育したい学生像が異なることをうかがわせる結果となりました。

また，最高年齢も 28 歳から 60 歳と幅広く，平均最高年齢は 40.9 歳でした。なお，先ほどのアンケートでアと答えたグループにも，最高年齢が 50 代，40 代の方であるケースがみられますので，年齢を理由に受験を諦める必要はないものと判断されます。

(2) 入学年次と単位認定

看護系編入試験の入学年次は 3 年次です。大学では 3 年次・4 年次の 2 年間で卒業できるように，専門学校や短期大学で取得した単位を編入生一人ひとりについて認定します。

具体的には，単位認定には一括方式と読み替え方式があります。一括方式は以前の学校での履修内容にかかわらず，一括して一定数の単位を認める方法で，読み替え方式は，以前の学校のシラバス*3 なども提出させて，1 科目ずつ単位を認めるかどうか検討する方法です。

大学の編入生に対する教育方針は，およそ次の 3 つに分かれ，それが単位認定方法の違いになっています。

①専門学校や短期大学では十分勉強できなかった語学や一般教養，地域看護学を中心に勉強させる。
②専門学校や短期大学ですでに学んだ看護の専門科目を，入学者が希望する領域と大学が必要と判断する科目を中心にもう一度学び直しさせる。
③保健師・助産師などの資格科目を中心に履修させる。

①や③の場合，専門学校や短期大学で履修済みの看護師教育カリキュラムにある専門科目は一括認定されることが多くなります。ただし，認定は一人ひとりを対象に行われ，授業時間数が大学よりも少ない科目は再履修が生じることもあります。認定される単位数は 70 単位を超える大学が多く，特に③の場合は専門科目に加えて語学や一般教養も一括認定されるため，90 単位を超えることもあります。一方で，80 単位を認定の上限とするところもあり，さまざまです。

②の場合は，専門科目の単位認定が少なくなり，語学や一般教養を中心に認定されます。当然，認定される単位数は少なく，40 単位に満たないこともあります。

なお，③の大学については，保健師・助産師教育の見直しの中で，編入試験の実施を中止する傾向にあります。

全体的には①が主流で②や③は少数派ですが，これによって入学後のカリキュラムは大きく異なってきます。これは志望大学選択にあたっての重要ポイントです。自分が学びたいことは何か，

---

*3　シラバス
シラバス（Syllabus）とは，日本では大学が事前に作成するその年度に開講する講義・授業の要旨や学習計画。
学生は開講前に見て，受講科目を選択することができる。編入先の大学が単位認定の際に活用することがある。

どのタイプの大学を受験することが自分の希望と一致しているのか，よく考えてみてください。

また，各大学の単位認定方法についてはこの本のデータ編にも掲載していますが，受験を考える大学については，ぜひ，情報収集をしてください。単位認定の方法は大学によって異なっていますから，この点も含めて調べてみることが大切です。

なお，中央ゼミナールの調査では，次のような結果がでています。

編入生の単位認定はどのように行っていますか。該当するすべてをお答えください。

（複数回答　有効回答65）

ア．専門学校・短大と共通する専門科目は一括認定　22校（30.1％）
イ．語学・一般教養は一括認定　15校（20.5％）
ウ．出身校での履修科目内容を1科目ずつ確認して認定　57校（78.1％）
エ．学校を卒業した年によって認定するかどうか異なる　4校（5.5％）
オ．その他　8校（11.0％）

平均の認定単位数はどのくらいですか。

ア．30〜39単位　1校（1.5％）
イ．40〜49単位　0校
ウ．50〜59単位　4校（6.2％）
エ．60〜69単位　9校（13.8％）
オ．70〜79単位　21校（32.3％）
カ．80〜89単位　24校（36.9％）
キ．90単位以上　6校（9.2％）

一般的な編入試験での単位認定数は60単位前後です。他の学部学科に比べると，単位認定には積極的であると考えてよいでしょう。もちろん，認定単位数の少ない大学でも2年で卒業可能です。

（3）試験日程

看護系の編入試験は，他の編入試験と比較すると比較的早い時期に行われます。平成24年度試験でみると，国立大学の編入試験は筑波大学の7月7日を皮切りにスタートし，10月1日の旭川医科大学で終了しています。ただし，手続者が定員に達しない場合は2次募集が行なわれることもあります。一方，私立大学は全体に遅めで11月まで試験が行われますし，大学によっては年2回，年内と年明けに編入試験が実施されます。

出願に関しては，国公立，私立ともに試験日の1ヶ月半から2週間前に始まるのが一般的ですが，例外もありますし，出願期間の短いところもあります。気がついたときには出願が終わっていた，あるいは書類が間に合わないということにならないように気をつけてください。

なお，必ずしも前年度の日程と同じになるとはかぎりませんから，あわせて注意しましょう。

以上から，目標は遅くても9月におき，8月中旬までにはひととおりの勉強を終わらせて，試験本番の準備に集中できるように計画することが大切です。最初は国立大学を中心に受験し，たとえよい結果が得られなかったとしても，それまでの努力と受験経験，そして，それ以後の勉強を生かせば，11月以降の私立大学に合格することは十分可能です。

英語と専門科目が課される編入試験では，どの程度受験勉強に時間をかけられるかが合否を分けます。9月には間に合わなかったとしても，1ヶ月の勉強でかなりの知識量が得られるものであり，数ヶ月の勉強が大きな成果を生み出します。最後まであきらめずにがんばることが合格のポイントです。

また，スケジュールを立てるにあたっては，情報収集，提出書類などの準備も忘れることはできません。情報がなければ受験はできませんし，過去問題を確認もせずに受験するのは無謀です。

出願時の提出書類に関して言えば，志望理由書に要注意です。しっかり書けていないと，最終的な合格は得られないことがあります。いずれも試験ギリギリではなく，早いうちから準備することが大切です。

(4) 情報収集

ここで情報収集についてお話ししておきます。

前年度の実施状況についてはこの本でも確認できます。しかし，あくまで1年前の内容ですから，最新の情報については，自分で入手しなければなりません。

編入試験の要項は，国公立大学については多くの大学が出願期間の1ヶ月前，試験日からみると2ヶ月ほど前から交付を開始し，同時に，ホームページで公表します。それ以前はなかなか情報を入手できません。私立大学については，試験要項を早くから交付する大学もあります。しかし，11月試験の場合は7月下旬過ぎから交付を始めるところが多く，正確な情報が得られる時期は，国公立とあまり変わりません。したがって，国公立から受験する場合には，下記のように，早い時期から何回も直接大学に電話して，情報を入手する必要があります。

看護学生の場合は専門学校や短期大学を情報収集に利用することも考えられますが，編入は受験生まかせというところもあります。もちろん，予備校に通学している方は予備校の情報量を大いに利用してください。

〈第1段階〉
　5月中，遅くても6月上旬までに，受験を考えている大学に電話する。質問や依頼の内容としては，①編入試験の要項の交付を開始する時期について確認，②前年度の試験要項や過去問題，そして「大学案内」・「学部案内」の送付依頼，③新年度の日程，前年度の要項と比較して変更になった点があるかどうかについて確認，④過去問題を郵送してもらえない場合は入手方法などを問い合わせる。

〈第2段階〉
　試験要項が完成するころを見計らって電話する。①要項送付を依頼，あるいは依頼方法を確認（国公立大学では郵送費が受験者負担になります），②その他，第1段階で確認できなかったことを確認。

〈随時〉
　受験を希望する大学に，単位認定などの件で必要があれば，問い合わせる。

さて，第1段階で示した過去問題ですが，これは試験の対策に欠かせません。英語，専門科目の出題方法や難易度は，大学によってさまざまです。また，受験校の特徴を知るために「大学案内」や「学部案内」は必需品です。なお，編入実施大学のなかには過去問題を公表しないところもあります。そのような大学についても先輩からの受験情報があるのが，予備校の強みと言えるかもしれません。

一つお勧めしたいのが，大学が実施するオープンキャンパス[*4]への参加です。直接，大学の先生や編入した先輩と話す機会もあり，志望校の選択や志望理由書作成にあたって，大いに参考になります。

---

*4 オープンキャンパス
　入学希望の受験生を対象に大学が施設内を公開し，その大学への関心を深めてもらうために行うイベント。大学施設の見学ツアーや模擬授業（講義），その大学に関するさまざまな情報についての質問受付，大学教員や在校生による個別相談などが行われる。参加にあたっては予約が必要なことがある。編入志望者対象に行われることはごく少ないので，高校生と一緒に参加することになる。進学相談会，学校見学会などもある。

(5) 志望大学の選択方法

志望校の選択にあたっては，次のポイントをチェックしていきましょう。

①受験資格を満たしているかどうか
②自宅から通学できる範囲で受験するか，範囲を広げるか
③学費の安い国公立のみ受験するか，私立まで受験可能か
④自分の学びたいことが勉強できる大学か，取りたい資格が取れるのか
⑤試験の時期
⑥自分のこだわり
⑦自分の学力，受験準備に見合った選択となっているか

①については，データ編で確認してください。

②③は国公立大学を希望する場合に，決定しなければなりません。特に首都圏国公立大学の編入試験は倍率が大変高いので，確実に受かるためには，自宅通学圏外の大学の受験も考えることになります。その場合，経済的に問題はないのか，家族の理解は得られるのか，現実的な面もきちんと考慮に入れていきます。

④はとても大事です。一般教養や資格科目を中心に学びたいのか，それとも，専門科目を学び直したいのかで，受験する大学は異なってきます。また，学びたいことによっては，どこの大学にも授業があるとは限りません。専門の先生がおられて講座のある大学を選ぶことになります。さらに，保健師をめざすなら保健師の国家試験受験資格を取得できる大学を選ぶべきでしょう。ときどき大学の知名度で進学校を決定して，あとで資格が取れないことを後悔する方がいますが，そのようなことがないようにしいものです。

以上を踏まえ，ある程度，受験してみたい大学をピックアップします。さらには自分なりの思い入れやあこがれ，期待などもあることでしょう。これも大事な要素として考え，志望大学を選びます。この本も上手に活用してください。

その他，大学の情報は，ホームページや各大学が発行する「大学案内」「学部案内」「学生募集要項」に加え，オープンキャンパスや進学相談会で得られます。ぜひ参加して，大学の雰囲気を直に味わってみるとよいでしょう。同時に試験日程などを調べ，受けたい大学の中で試験日の重複がないか，準備期間が十分あるのか，などを確認します。

最終的な志望校選択には，⑦を考えることも忘れてはなりません。

それでは，自分の学力や受験準備期間に適した大学を選ぶにはどうすればよいのでしょうか。まず，試験科目，出題分野を調べます。なかには英語のない大学もあります。英語の苦手な人はすぐに飛びつきたいところでしょうが，英語がないということは，それだけ受験者も多くなるということも頭に入れておきましょう。

次に，専門科目の出題範囲についてですが，看護学校で学ぶ範囲を超えた出題をする大学もあります。自分が受験勉強をこなせる範囲なのかどうか，検討してください。そのためには，過去問題をなるべく早い時期に入手し，どの程度解答できるのか確認してみることです。7割以上取れれば，合格の可能性はかなり高いと言えます。その際，できれば出身の学校か予備校の先生に添削指導してもらいましょう。合格の可能性をチェックするのに，これに越したことはありません。また，中央ゼミナールでは公開

模試も実施しています。活用してみましょう。

(6) 編入生の入学後の状況と進路

①入学後の編入生について

中央ゼミナールでは大学にお願いしたアンケート調査で，入学後の編入生への対応や学生から受ける印象について聞いてみました。

> **A．編入生のための特別な対応をしていますか。（複数回答　有効回答 57 校）**
> ア．認定済みの授業についても希望があれば聴講を認める　35 校（61.4%）
> イ．編入生担当の教員がいる　29 校（50.9%）
> ウ．編入生用のプログラムを用意している　18 校（31.6%）
> エ．他学部や他専攻の授業も希望があれば履修を認める　15 校（26.3%）
> オ．1 年から入学している学生との交流に配慮している　10 校（17.5%）
> カ．編入生担当の事務職員がいる　4 校（7.0%）
> キ．研究室訪問などを積極的に促している　2 校（3.5%）
> ク．医療機関へのアルバイトや下宿の斡旋をしている　2 校（3.5%）
> ケ．学会への出席，大学院の授業の聴講などを認めることがある　1 校（1.8%）

> **B．編入生について下記に該当する項目はありますか。（複数回答　有効回答 53 校）**
> ア．編入生同士で固まる傾向がある　37 校（69.8%）
> イ．1 年生から入学した学生によい刺激を与えている　22 校（41.5%）
> ウ．全般に学習への意欲が高い　23 校（43.4%）
> エ．1 年生から入学した学生に比べて，基礎学力が低い　16 校（30.2%）
> オ．積極的に行動する傾向がある　15 校（28.3%）
> カ．自己主張が強く，周囲との協調性が低い学生がいる　5 校（9.4%）
> キ．視野が狭く，問題解決能力の低い学生がいる　4 校（7.5%）
> ク．その他　1 校（1.9%）

まず，Aの結果からは，大学側が編入生が学びたいことを勉強できるように配慮していることがうかがわれます。2 年間で卒業できるようにしているという回答もありました。

また，Bでは，イ・ウでわかるように 4 割を超える大学が編入生に対して高い評価をしていると同時に，7 割近い大学が，元からいる学生との交流が少ないと考えていることがわかります。

②編入生の卒業後の進路

卒業後の進路についても調査しましたが，残念ながら「年によって異なる」，「未集計」という回答の大学が多く，全体の傾向を把握することはできませんでした。回答をいただいた大学（特定の年度または何年分かの集計）の結果は，次のとおりです。なお，大学名は伏せさせていただきます。

> **編入生の卒業後の進路**
> （単位は%　院は大学院進学，養護は養護教諭，専門学校は専門学校教員など，訪問は訪問看護師）
> **【国立大学】　14 大学**
> A．臨床 83　院 3　行政保健師 14
> B．臨床 47　院 5　行政保健師 18
> 　　助産師 13　養護 10　訪問 2

産業保健　5
C.　臨床　70　行政保健師　10
　　　専門学校　20
D.　臨床　45　院　10　行政保健師　35
　　　助産師　10
E.　臨床　51　院　8　行政保健師　20
F.　臨床　80　行政保健師　20
G.　臨床　100近く
H.　臨床　70　院　10　助産　10　産業保健　10
I.　臨床　74　院　9　行政保健師　4
　　　助産師　4　産業保健師　4
J.　臨床　65　院　15　行政保健師　20
K.　臨床　20　院　30　行政保健師　40
　　　産業保健師　10
L.　臨床　40　院　10　行政保健師　50
M.　臨床　60　助産師　10

【公立大学】9大学
N.　臨床　75　行政保健師　20
O.　臨床　100
P.　臨床　36　院　7　行政保健師　21　助産師　14
Q.　臨床　70　行政保健師　20　助産師　10
R.　臨床　67　院　11　行政保健師　22
S.　臨床　70　院　10　行政保健師　20
T.　臨床　67　行政保健師　33
U.　臨床　80　行政保健師　10　助産師　10
V.　臨床　80　行政保健師　20

【私立大学】（11大学）
W.　臨床　93　進学　5　行政保健師　1
　　　産業保健師　1
X.　臨床　85　行政保健師　7　ほか　8
Y.　臨床　97　院　3
Z.　臨床　90　行政　5　助産師　5
a.　臨床　100
b.　臨床　100

c.　臨床　70　院　10　行政保健師　10
d.　臨床　90　行政保健師　10
e.　臨床　100
f.　臨床　84　院　8　助産師　8
g.　臨床　40　その他　教員関係など

　以上から，次のことが言えます。臨床現場に戻る学生の割合が8割を超える大学は，国立では3校（21.4％），公立が3校（33.3％），私立が9校（81.8％）で，国公立のほうが，進路に幅があります。編入することで多くの方が看護職としての可能性を広げている様子が見て取れます。具体的には国立には行政保健師になる率の高い大学が多く，公立でも20％程度の方が行政保健師になっています。実際，ある大学からは編入生は1年から入学した学生よりも保健師としての就職割合が高いという指摘がありました。ただし，保健師を志望しながらも全体的に行政保健師の募集数が少ないために看護師として就職することが多いという大学もあります。希望の進路に進むためには，編入後の取り組みが非常に大事になるものと思われます。強い目的意識を持って学生生活を過ごすことが求められます。

6-3 看護系大学編入試験の傾向と対策

（1）編入試験の試験科目

　看護編入試験の試験科目は，「英語」「専門科目」「小論文」「面接」です。実際の出題状況を，国立・公立・私立という区分で見ると，次のようになります。

表1　実際の出題状況

	英語出題校	専門出題校	小論文出題校	面接
国立（38大学）	76.3%	94.7%	28.9%	92.1%
公立（32大学）	62.5%	68.8%	53.1%	93.8%
私立（32大学）	31.3%	59.4%	59.4%	100.0%
計	57.8%	75.5%	46.1%	95.1%

以上からわかるように，国立大学ではいくつかの例外を除き専門科目が必須ですし，英語も高い出題率となっています。一方で，私立大学は英語の出題校が少なくなり，代わって小論文を課す率が高くなっています。公立はその中間で，英語の出題率は国立大学に準じていますが，専門科目に代えて小論文を出題する率が高くなっています。また，面接はほとんどの大学が課しています。

全体的には国立大学の難易度が高く，続いて公立大学で，私立大学は一般的に国立大学，公立大学より科目数や出題範囲が狭く，対策が立てやすいと言えます。

それでは，大学側は合否にあたって何を重視するのでしょうか。中央ゼミナールの調査結果では次のような結果がでています。

合否にあたって重視すること

（複数回答　有効回答66校）

ア．英語　32校（48.5%）

イ．看護学　45校（68.2%）

ウ．小論文　36校（54.5%）

エ．提出書類　19校（28.8%）

オ．志望理由書　14校（36.4%）

カ．面接　56校（84.8%）

キ．出身校の成績　11校（16.7%）

ク．社会人の経歴・活動歴　4校（6.1%）

ケ．看護師としての資質・適性　22校（33.3%）

面接は，先ほどの試験科目をみてもほとんどの大学が実施していますし，この質問でも8割を超える大学が挙げていて，明らかに重視されています。看護学も，75.5%の大学が試験を実施しており，かつ7割近い大学が面接に続き重視と答えています。英語と小論文については見方が分かれるようですが，国立大学は英語を出題するところが多い一方，小論文の出題は少数ですし，小論文の課題文が英語であることも少なくありません。英語を重視する大学は国立に多いと考えられます。私立大学は逆に英語よりも小論文出題校が多いため，小論文が重視されていると言えます。志望理由書や看護師としての資質・適性は30%台ですが，志望理由書は面接の資料ですし，面接で看護師としての資質をみられますから，軽視はできません。

なお，キの出身校の成績についてですが，これについては次のような調査結果もでています。

出身学校の成績の合否への関与

（有効回答　58校）

ア．関係ある　11校（19.0%）

イ．多少考慮することがある　20校（34.5%）

ウ．ほとんど関係ない　11校（19.0%）

エ．全く関係ない　16校（27.6%）

「関係ある」と「多少考慮する」をあわせると全体の53.5%，「ほとんど関係ない」と「全く関係ない」をあわせると全体の46.6%で，ほぼ半々となります。しかし，一度出た成績を変えることはできません。成績が悪いことを不安視するなら，筆記試験で高い得点を取ることを

考えた方がよいでしょう。

(2) 専門科目

①専門科目とは

それでは，専門科目とは具体的には何を指すのでしょうか。平成24年度の各大学の試験要項をもとに専門科目を課している大学について集計した結果が表2です。

表2　専門科目の具体例

	国立 (36大学)	公立 (22大学)	私立 (19大学)	合計 (77大学)
基礎看護学	83.3%	54.5%	57.9%	68.8%
成人看護学	83.3%	54.5%	57.9%	68.8%
老人看護学	83.3%	54.5%	52.6%	67.5%
母性看護学	83.3%	54.5%	47.4%	66.2%
小児看護学	77.8%	54.5%	47.4%	63.6%
精神看護学	80.6%	54.5%	47.4%	64.9%
在宅看護学	52.8%	36.4%	26.3%	41.6%
地域看護学	2.8%	13.6%	0%	5.2%
リハビリテーション看護学	0%	18.2%	0%	5.2%
解剖学	19.4%	13.6%	10.5%	15.6%
生理学	19.4%	13.6%	10.5%	15.6%
病理学	19.4%	4.5%	5.3%	11.7%
薬理学	5.6%	4.5%	0%	3.9%
微生物学	5.6%	9.1%	0%	3.9%
生化学	8.3%	9.1%	0%	6.5%
栄養学	2.8%	0%	0%	1.3%
公衆衛生学	2.8%	4.5%	0%	2.6%
病態学	0%	4.5%	0%	1.3%
人体構造・機能学	5.6%	0%	0%	2.6%
専門基礎（詳細不明）	36.1%	50.0%	26.3%	87.7%

以上から，専門科目を課す大学の多くが，基礎看護学・成人看護学・老人看護学・母性看護学・小児看護学・精神看護学を中心に出題していることがわかります。この範囲は必修と言えます。また，最近の傾向としては在宅看護学を出題する大学が増えています。

一方，専門基礎科目については，国立大学は専門科目出題校の1/3，公立大学で半数近い大学が試験科目に加えていますが，私立大学では少数です。出題される範囲は，解剖学・生理学，ついで病理学・生化学・微生物学などで，国立大学には病態学などを出題するところもあります。

このように専門科目は大学によって出題範囲がさまざまであり，それによって受験勉強の負担が異なってくることを認識して，志望大学選択の参考にする必要があります。

②専門科目の傾向と出題形式

出題形式には，国家試験形式を含めた選択式と，記述式・論述式の2つがあります。記述式・論述式はおもに国公立大学でみられるタイプで，選択式と記述式を組み合わせて出題する大学もかなりあります。私立大学は選択式が主流です。

全体から読み取れるのは，たんに知識や記憶の再生を問うのではなく，論理的思考を重視し，問題解決能力を問う内容になっていることです。専門学校での学習や国家試験対策でみられるような丸暗記やハウツウ式の勉強では対応できません。看護理論や科学的根拠に裏付けられた体系的な知識を修得しているかどうかが，合格を左右します。大学教育では専門知識の修得に加えて課題自己発見型の問題解決能力養成が目標とされます。受験希望大学で1，2年次から看護教育を受けてきた人たちと，3年次から一緒に学ぶだけの能力があるかどうかがみられるわけです。

【記述式・論述式問題の出題】

例えば記述式・論述式で多いのは事例問題です。患者の状況について述べた後で，どのようなアセスメントが必要か，それはなぜか，などを問います。また，計算問題も選択ではなく記述で出題されます。自分で実際に問題を解くためには，理論や科学的根拠から理解している必要があります。

1) 事例問題
2) 用語の定義・説明問題
3) 課題を与えられての論述問題
   （例：○○における看護師の役割について論じなさい。）
4) 計算問題
5) 質問された事項に文章ではなく単語で答える
   （例：日本人の死因の上位5つを挙げよ。）
6) 看護・医療について書かれた長文または短文の穴埋め問題

【選択式の出題形式】

選択式の問題であっても，一つひとつの選択肢は国家試験のように短文なものばかりではありませんし，特に国立大学では国家試験よりもひねった問題が出ています。例を挙げてみましょう。

1) 事例問題も含め，さまざまなかたちの問いに対して4つの選択肢から1つを選択する
2) 看護・医療について書かれた短文が正しいかどうか，○×で選択する
3) 看護・医療について書かれた長文または短文の穴埋めで，選択肢がある
4) 2つの語句群から正しい組み合わせを選ぶ

③専門科目の出題内容

それでは，具体的にはどのような事項が出題されているのでしょうか。基礎看護学，成人看護学，老人看護学，母性看護学，小児看護学の領域における頻出項目を紹介します。

1) 基礎看護学

基礎看護学は，看護を支える学問的基盤となる領域です。「人間」「健康」「生活」「環境」「看護」を中心的概念としています。基礎看護学分野では看護の概念に関する記述式・論述式の問題が多く見受けられ，知識の有無だけではなく思考力・理解力を評価する，かなり奥の深い問題が出題されています。この領域では以下の事項に関する問題が頻出です。

- 看護の定義や考え方，代表的な看護モデルに関する問題
- 保健医療システムの中での看護の役割
- 看護の機能と活動
- 健康の概念，総合保健医療
- 健康の保持・増進…健康づくり対策
- 環境の概念
- 環境が健康に及ぼす影響
- 看護の対象としての個人の理解に関する事柄
- 生物体としてのヒトの理解…スキャモンの発育型
- 欲求と行動…マズローのニーズ階層構造理論
- 病者の心理…レーデラーの疾病の各段階と経過
- 障害受容の過程…キュブラー・ロスの死の受容過程，フィンクの危機モデル
- ホメオスターシス，統合機制
- ストレスと生体反応
- ストレス・コーピング理論
- 危機理論
- 看護過程…個別的な看護を提供し，看護の質を保証する際に有用な道具である看護過程の活用
- 看護と倫理問題…医療と倫理，患者の

- 権利，専門職としての責務，看護実践と倫理
- 看護技術…科学的根拠に基づくアセスメントと予測性の上に立った，対象にとって最適かつ安全安楽な日常生活の援助の意義・目的，実施上の留意点や原則，ポイント，具体的方法等
- 看護における対人関係と治療的援助技術としてのコミュニケーション

2）成人看護学

　成人看護学では，成人期における健康問題が成人のライフサイクルにどのような影響を及ぼすのか，また，生活の場にどのような問題を派生させているのか，トータルな"個"への看護を理解しているかが問われます。近年，貧困や自殺，うつ病の増加が社会問題となっています。身体のみでなく，精神や心理面も含めた社会的存在としての人間への理解，健康の維持・増進，疾病の予防まで，あらゆる健康レベルの人に対応した看護について問われます。さらに，近年，生活の質に重きをおき，QOL*5が叫ばれているため，社会生活，精神・心理面をも含んだ援助について，問題解決能力が試されるような出題がされています。主な項目を紹介します。

- 成人期にある人の成長発達（加齢）の過程
- 成人期の発達課題
- 成人各期の身体的，心理的，社会的特徴と健康問題
- 成人の健康問題を引き起こす要因（個体側の要因と環境要因，生活習慣）
- 成人保健の動向（人口構造の変化，疾病や障害の動向）
- 健康問題の予防および保健対策
- セルフケア理論
- ストレス・コーピング理論
- 危機理論
- 健康問題解決への働きかけ（看護過程の展開，保健指導）
- 看護における教育的役割と働きかけ

3）老人看護学

　わが国の全人口の中で高齢者の占める割合が急速に増加している状況下で，高齢者に関する出題は増加傾向にあります。特に事例問題では，高齢者が認知症と何らかの慢性疾患を抱えているという設定が多く出題されています。よって高齢者の特徴を理解し，その援助に対する知識を深めることが必要です。加齢に伴う生理的変化，臓器の機能低下，精神機能の変化，記憶や記銘に関する障害や心理的変化に加え，中でも認知症高齢者の看護の特徴や長期臥床による弊害について押さえておきましょう。

　さらに，高齢社会を反映した老人福祉対策，介護保険制度，高齢者の医療の確保に関する法律・老人福祉法など，高齢者に関する対策や法律の内容を押さえておく必要があります。これらの対策・法規は年々改正されていく傾向にありますから，常に最新のものを理解しておきましょう。

　『国民衛生の動向』や『高齢社会白書』その他からの統計に基づいた出題も頻出です。高齢社会という社会状況を捉えつつ，統計データを把握し，読解できる力をつけておきましょう。

　出題内容の主な項目を紹介しておきます。

---

*5 QOL（Quality of Life クオリティ・オブ・ライフ）
生活の質と訳される。治療効果だけを優先させるのではなく，患者が治療後も充実感・満足感を持って，その人らしく社会生活を送ることができているかを計る基準として用いられる考え方。

- ・高齢者の身体的特徴
- ・運動機能障害
- ・ADLに関する問題　・尿失禁
- ・国際生活機能分類（ICF）に関する問題
- ・高齢期の発達課題
- ・高齢者の消化・吸収機能
- ・高齢者の摂食・嚥下障害
- ・高齢者の転倒　・高齢者の脱水
- ・高齢者の便秘　・寝たきりの原因
- ・感覚機能の老化
- ・認知症の評価に関する問題
- ・高齢者のうつ状態　・高齢者虐待
- ・高齢者によく使用される薬と副作用

4）母性看護学・小児看護学

　母性看護学と小児看護学の出題範囲は，大学により大きな違いがあります。かなりレベルの高い専門知識を求めている大学から基本的な知識を確認するような問題を主とする大学までさまざまです。過去問題の確認が欠かせません。
　出題されているおもな事項は以下のとおりです。

- ・母子保健統計
- ・母子保健対策（母子保健法）
- ・母性看護の観点から，思春期，成熟期，更年期の母性の健康保持と強化に向けての看護援助を実施する際に必要な知識や技術に関する問題
- ・周産期の母子に対する援助，特に新生児と褥婦へのアセスメントが中心
- ・リプロダクティブ・ヘルスの概念
- ・インフォームド・アセント，プレパレーション
- ・母子関係に関する理論…愛着行動理論，母子相互作用
- ・子どもの発達の理論…年齢に応じた発達段階，乳幼児の運動発達や日常生活行動，ピアジェの発達理論，エリクソンの発達課題
- ・遊びの意義
- ・入院及び健康障害に関連する概念…母子分離不安，ホスピタリズム，ストレスとコーピング
- ・健康障害のある子どもと家族への看護援助…苦痛・不安のある子どもへの援助，家族のサポート
- ・看護過程の展開…妊婦の看護問題とその原因の判断，入院による母子分離不安のある子どもへの援助，低出生体重児の看護，入院し手術を受ける子どもと家族への看護

5）精神看護学

　出題内容は，精神の健康から危機状態にある対象および精神を障害された個人や家族を含む広範なものとなっています。出題されている主な事項は以下のとおりです。

- ・防衛機制，適応機制
- ・各ライフサイクル期の心理社会的特徴
- ・精神的健康の阻害因子
- ・精神保健福祉法および精神保健福祉対策
- ・精神障害者福祉および社会復帰対策
- ・入院形態

6）在宅看護

　近年，超高齢社会の到来に伴って，訪問看護や訪問介護のニーズが急激に増加し，在宅看護

に関する出題数は年々増加しています。過去に出題されていなくても，準備は必要です。

在宅看護に関する出題は，在宅で生活する疾病や障害をもつ人々，生活自立が困難で支援を必要とする人々に対して看護を展開するために必要な基礎的知識を問う内容となっています。在宅看護の特徴と在宅療養者および家族についての理解，看護の継続性，生活設計に合わせた看護と生活の自立支援についての問題が目立ちます。

7）専門基礎科目

専門基礎科目で圧倒的に出題が多い領域は，解剖学・生理学・病理学・生化学です。この科目の攻略なくしては専門基礎科目で高得点をマークすることはむずかしいと言えます。成人看護学等の問題を解答するうえでも重要です。

特に解剖生理学は，人体の構造や機能，その名称や部位について系統的，臨床診断的に正確に把握していないと解答できないほど，細部にわたった内容です。

④専門科目の対策

対策としては，受験者が現役のナースであっても学生であっても，基礎看護学，成人看護学，母性看護学，小児看護学，老人看護学，精神看護学，在宅看護など，すべての分野の復習から始める必要があります。それに適した学習として，全分野をカバーしている看護師国家試験問題の勉強からまず始めることをお勧めします。これから編入試験の受験勉強に取り組む人がまんべんなく全領域を復習するには最適の教材です。ただし，編入試験の出題レベルは国家試験問題よりも難度が高いので，この勉強で十分なわけではありません。あくまで土台作りと考えてください。

以上の勉強と並行して行いたいのが，医療に関する最新情報を収集することです。特に記述式・論述式の対策として欠かせません。また，選択式でも医療関連法規と医療制度，社会保障などに関する出題の対策になります。さらに，後で述べる小論文や面接の対策にもつながりますし，英語で出題される専門英文の内容を読み取るにあたっても，役立ちます。

基礎固めや情報収集が進んだら，過去問題に取り組むことになります。

具体的な勉強方法としては，次のとおりです。

Step 1 ─① 看護師国家試験の過去数年分の問題集ですべての分野を復習

A. それぞれの問題について，正確な知識を持っているか確認する

まず，看護師国家試験問題集を実際に解いていきます。その際，問題ごとに，自信を持って答えた問題とあやふやな問題，全くわからなかった問題の3つに記号で印をつけておきましょう。その後，解説を読みながら答え合わせをしていく作業になります。自信を持って答えた問題が正答であれば，その問題についてはもう繰り返して勉強する必要はありません。間違えていた場合は印を付け直します。

B. 知識不足を確認した問題を正確に解答できるまで繰り返し解く

あやふやだった問題，わからなかった問題は，答えが合っていたとしても，時間をおいてから再度，解き直します。

その際，Aでの作業を繰り返し行って，わからない問題がないようにつぶしていきます。

C. わからなかった問題はテキストで調べて理解する

看護学のテキストを揃えておき，問題集の解説だけではわからなかった点については，必ず調べて理解しておきましょう。自分専用のサブ・ノートを作成するのも有効です。

D. 予備校の利用を検討する

過去数年間分の国家試験問題数は相当量になります。しかも問題集やテキストの解説を読んだだけでは理解しにくいことも数多くあります。従って，予備校を活用することも選択肢の一つです。たとえば，中央ゼミナールの看護学講座では，近年出題された国家試験問題をすべて解説するため，合理的，かつ集中して復習ができます。受講した看護師や看護学生は，「自分ひとりでは，こんなに多くの問題数を短期間でこなすことはできなかった」と感想を述べています。

Step 1 —② 医療に関する最新情報の収集

医療分野における状況は，医療制度や法の改正，医学の進歩などによりめまぐるしく変化しています。その背景には日本社会の現状があります。少子化，高齢化に加え，様々な社会現象が起こり，日本社会はかなりの速度で変わりつつあります。課題も山積みです。そうした変化を敏感にキャッチして，看護編入における出題も年々変化し，医療や看護に関連する最新の情報から，貧困，自殺，虐待，労働問題その他まで，社会への関心が広く問われるようになってきました。

したがって，日頃からアンテナを張りめぐらせ，最新の知識で解答できることが求められます。その対策としてここでは三つ挙げておきます。

A. 最新版の『国民衛生の動向』（編集・発行ともに厚生統計協会）を活用する

『国民衛生の動向』では，国民衛生の現状と動向について，最新のデータとさまざまな関係資料が掲載され，わかりやすく解説が加えられています。保健統計に関する問題は，健康増進，生活習慣病，老人保健，母子保健，精神保健，感染症，医療対策の動向や医療関係行政，医療保障，介護保健などの項目について動向と対策が問われ，多岐に渡っています。また，実際の試験問題でも『国民衛生の動向』からの出題が頻出しています。大事な表・グラフをチェックし，重要な数値を覚えるようにしましょう。

B. 毎日，新聞を隅から隅までチェックする習慣を持つ

最新の医療保健情報は実は新聞に掲載されていることが多いため，必ず日々の新聞をチェックして，必要な情報は切り抜き，項目ごとに整理しておきましょう。編入試験では試験本番の1ヶ月前のことも出題される可能性があります。もちろん，まだ本にはなっていません。新聞からの情報が頼りなのです。加えて，新聞を読んで多くの文章に触れることで，受験生の文章力もつきます。基礎学力を付けるために必要な作業と言えるでしょう。

C. インターネットの活用

新聞や医療雑誌の購読に加え，日頃からWHO・厚生労働省・日本看護協会・医療機関などのホームページをチェックする習慣をつけましょう。特に，医療保険制度や介護保険制度などの改正には注意を払い，最新情報を入手しておきましょう。インフルエンザなどの感染症対策も必須です。

Step 2 志望大学の過去問題に取り組む

A. 過去問題を入手・研究する

出題傾向は大学によってさまざまです。国家

試験問題並みにバランスよくすべての分野から出題されているとは限りません。いずれかにかなり偏って出題している大学もあります。取り寄せた志望大学の過去問題をよく研究して、その大学特有の出題傾向を把握しておくことが合格への近道となります。その際、取り寄せることが可能なすべての年度の過去問題をチェックすることが大切です。大学によっては1年ごとに問題作成者が代わります。そのため、前年度の分だけチェックした受験生が、「問題傾向が変わった」とよく口にします。しかし、年によって傾向が変わるのも、一つの傾向と言えるのです。1年分だけでは出題傾向をしっかり把握したとは言えません。

B. 過去問題を実際に解答する

この作業では、解ける、解けないを試すだけではなく、今まで行ってきた学習で不足している部分を確認することが大切です。また、大学によってさまざまな出題形式ですから、現在の勉強で対応できるかどうかも確認します。

C. A, Bの作業で明らかになった志望大学の傾向と自身の学習状況を踏まえて、対策を行う

1) 選択式の問題

志望大学の傾向に合わせて、今までの勉強で足りない点を補強します。ただし、前年の問題だけ見てやまをかけることはやめましょう。年度によって傾向は変わることがあります。

2) 記述式・論述式の問題

a. 論述問題

論述問題が出題される場合は、過去問題を参考に、出題が予想されるテーマについて、あらかじめ解答例を自分で作成しておく必要があります。看護学の理論・学説・専門用語に関するものは、テキストを2冊以上用意して、そのテーマに関する記述を比較し、共通している部分をまとめるようにします。

また、「○○について説明しなさい」などの論述問題では、論文の構成も大切です。600字〜1000字程度の字数を要求された場合、特殊なケースを除き、序論・本論・結論の3段構成で、段落数が序論1, 本論2, 結論1の4段落になります。指示されたことで書き方は異なってきますが、それぞれの段落の基本的な役割は次のとおりです。

【序　論】
テーマの定義　問題の所在を明らかにする⇒導入, 問題提起
例　○○とは〜である。ここでは〜について検討する。など

【本　論】
提起した問題を具体的に分析し、論じて展開する　⇒展開
▼そのテーマに関する今までの研究成果、著名な学者の説など
　※自分の意見ではなく、専門分野で通常言われていることを記述
▼テーマについて述べるにあたり必要な背景知識, 専門知識など

【結　論】
まとめ, 将来の見通し, 自分の意見をまとめる, 評価・意義

なお、時事的なテーマについては小論文の項を参照してください。

b. 用語説明

用語の説明が出題される場合は、過去問題を参考に、出題が予想される分野・用語につい

て，語句説明のノートを自分で事前に作成しておく必要があります。

字数は出題での指定や解答欄の大きさで決まりますが，一般的に200字程度にまとめておくとよいでしょう。

まとめ方ですが，最初にその語句について定義を行います。○○とは何々である，というかたちです。その後に肉付けを行います。方法としてはテキストを2冊用意してその語句に関する記述を比較し，共通している部分をまとめるようにしましょう。

以上のa. 論述問題，b. 用語説明に関する頻出分野としては，平成23年の東日本大震災に代表されるように近年は災害が多いので，災害と事故・心肺蘇生法について準備しておく必要があります。その他，国際生活機能分類（ICF），介護保険制度にまつわる地域包括支援センター，訪問看護ステーションの設置基準，クリティカルシンキング，国の保健対策としての「健やか親子21」などが挙げられます。

c. 事例問題

事例問題（状況問題）は看護編入では頻出です。具体的な患者の状況が説明されており，その患者に対するアセスメントや支援の方法，それらを選んだ理由などについて記述します。事例問題はさまざまな分野から出題されています。たとえば，1年に2〜3題の事例問題を出題している大学の5年間の過去問題を見ると次のとおりです。

- ■小児看護（入院中の感染予防）・成人看護（糖尿病）
- ■老人看護（入院中の予防対策）・成人看護（統合失調症・糖尿病）
- ■小児看護（現状のアセスメント）・成人看護（苦痛症状緩和）・老人看護（認知証患者の家族への支援）
- ■訪問看護（ALS患者の家族介護者への支援）・成人看護（生活習慣病）・老人看護（癌性疼痛患者への支援）
- ■訪問看護（患者と家族に必要な看護）・成人看護（糖尿病）

ここでの頻出問題は糖尿病・生活習慣病，高齢者の認知症などです。

d. 計算問題

計算を伴う出題としては，点滴の滴下数を問う問題や酸素吸入の使用可能時間を問う問題，薬剤の希釈に関する問題，カロリー計算の問題などがあります。計算問題は計算方法さえ理解しておけば確実に得点できるのに，苦手意識を持っている人が多いようです。不得意としないようにすることが大切です。

D. 予備校を利用する

過去問題を解いていく上での大きな難題は，解答や解説がどこにも存在しないということです。残念ながら受験者数の少ない編入試験では，一般入試のような過去問集は発売されていないのです。よって，自分で模索しながら解答を推測するしかありません。それはとても不確実である上に，かなり時間を要する作業になります。特に困るのは慣れない記述式出題への対策でしょう。

選択式の場合と異なり，記述式・論述式問題では，自分の解答がどの程度点数を取ることができるのか，なかなか判断できません。さらに困るのは，すべての大学の過去問題を入手できるわけではないことです。過去問題が一切非公表

の大学もありますし，閲覧のみ認める大学もあります。個人での情報収集には限界があります。

以上の問題をクリアするために有益なのが，予備校の利用です。たとえば，中央ゼミナールが4月から開講する編入看護学講座では，受講者が志望する大学の過去問を取り上げて，解答・解説を行います。たとえ自分が受験しない大学の過去問を勉強することになっても，それは決して無駄ではありません。大学教員が重要だと考える範囲は共通しています。他大学で出題している問題が，これから志望大学で出題される可能性は高いのです。

また，中央ゼミナールの看護学講座は，記述式・論述式問題対策が充実しています。授業の中で事例問題や専門用語について，50字から400字で受講生が記述し，それを毎回授業担当講師が採点・添削し，答案を返却した上で解説を行います。豊富な授業教材により，合理的に勉強も可能です。過去問題については，公表している大学については過去にさかのぼって保管されていますし，非公表の場合も受験者からの情報があります。このように予備校のメリットを活かすことが，合理的な学習につながります。看護学に関する公開模試も実施しています。自分がどこまでできるかを知るバロメーターにもなります。

6-4 編入試験の小論文

(1) 看護編入の小論文の特徴

看護編入で出題される小論文には，さまざまな特徴があります。中には小論文という試験科目名で専門的な論文を書かせる大学もありますので，過去問題の確認は欠かせません。

ここではまず，看護編入の小論文を出題形式で分類します。おもな出題形式は3つです。中でも，イとウが多く出題されているのが特色と言えるでしょう。

①出題形式

ア．テーマ型

「～について論じなさい。」という形式。～には1つの言葉のみ入ることもあるし，数行に渡って説明文のつくこともある。

イ．課題文読解型

課題文が示され，それを読んで意見を述べる，あるいは要約する，下線部について説明するなど，大きく次の二つのタイプに分かれるが，さまざまなバリエーションがある。

① 60分で600字〜800字の小論文を書かせる。
② 課題文や筆者の意見の要約または200字程度の説明問題＋小論文400〜600字

ウ．資料分析型

表，グラフ，図などを参考にして与えられた設題について論述する。データを正確に読み取るとともに，そのような結果となっている社会背景まで把握しておく必要がある。出題は大きく次の二つのタイプに分かれる。

① 60分で800字程度の小論文。
② データの読み取りに関する200字程度の説明問題が1〜数題＋小論文400〜600字。

②出題内容

次に，出題される内容から分類してみましょう。大きく次の3つに分かれます。

a. 社会問題に関わるテーマ

健康・医療・福祉・地域・家族などに関連した社会問題について，背景知識を含め，意見を論述する。最近の頻出問題としては，少子・高齢化，労働問題，自殺，貧困，虐待などが挙げられる。以上は長期的な視野の必要な社会問題だが，臓器移植法の成立や感染症など，その時々で新聞などで取り上げる医療のトピックも含まれる。資料分析型やテーマ型での出題が多くなる。

b. 看護師としての資質確認タイプ

看護師としての資質・適性・人間に対する理解力や看護観・人生観をみる問題も頻出。多くの場合は，人と向き合うことに関する課題文（臨床現場に関するもの。医療に限らず福祉・心理などからも出題）が提示され，下線部などの読解問題にプラスして自分の意見を述べる。

c. 志望理由タイプ

編入を志望する動機や入学後の研究テーマ，将来像など，受験者の意志を問う出題。テーマ型での出題が一般的。

大きく分類すると，以上の通りです。しかし，例えば，cの志望理由タイプについては，課題文を提示した上で理想とする看護師像について問われることがありますし，高齢化など社会問題に関わるテーマについて，自身の体験を踏まえて論述せよと指示されることもあります。1つの小論文で上記のaからcのすべてについて問われることもありえるのです。

その他，看護編入の小論文には次の特徴があります。

- 自身の体験を踏まえて論述させることが多い。
- 課題文が英文のケースがある。
- 一般的な課題文や新聞記事が出されることもある。
- 出題傾向は安定している大学もあるが，年によって変わるケースもある。

（2）小論文を出題する大学側の狙い

看護編入の小論文対策を考えるにあたり，大学側が小論文を通して受験生の何を評価しているのか，まず確認しておく必要があります。大学は次のような狙いを持って，小論文を課していると考えられます。

A. 論理的な思考力を持っているか
⇒ 論理的に展開されているか
文章構成がきちんとできているか
文章作法に問題はないか

B. 現代社会が抱える問題に対する関心，問題意識
⇒ 知識を持っているか，問題意識を持っているか

C. 問題発見能力，問題解決能力
⇒ 深いところまで問題を把握して自分の考えを述べているかどうか

D. 看護職としての人間性・適性・素養・心構え
⇒ 書かれた文章から何が読みとれるか

小論文は自分の中にあることしか書くことはできません。文章にはその人の人柄や教養がにじみ出ます。日頃から社会や臨床現場に対して

問題意識を持っているか，人間に対して深く考えたことがあるかどうか，看護職に求められる教養や知識を持っているか，看護師としてどのような姿勢・心構えを持っているのかなどが問われ，自身と向き合う作業だとも言えるでしょう。

(3) 看護編入試験の小論文の対策

小論文の対策にはいくつかの段階があります。看護編入に限らず，一般的に小論文を書く上で必要な作業から，説明していきます。

Step 1 ―小論文を書く際のルール，文章作法，論文作成方法を身につける

A. 市販の参考書や予備校を利用して，一般的な小論文の書き方，文章作法，文章構成について勉強する

実際に採点にあたる大学教員の話では，段落の最初の一文字を一マス下げるなどのごく基本的なルールもわきまえておらず，小論文の体裁をなしていない答案が案外多いとのことです。その時点で評価の対象外となります。

小論文の参考書ですが，基本的な文章ルールを学ぶためだけであれば，一般入試用のもので十分です。ただし，大学側が期待しているのは，高校生と同じような小論文ではありません。あくまで看護学を学んできたことを前提としたものです。そういう意味では，一般入試用で例として挙げられている小論文はあまり参考にならないと考えてください。

B. メモ作りから始めて小論文を書き上げるまでの手順，論文作成方法を身につける

小論文作成の手順は次の通りです。
まずは執筆前の作業について説明します。

1) 課題の把握

与えられた題・課題文・問題を正確に読み取り，出題者の意図や課題文の要旨を見極めます。どんなにオリジナリティのある答案でも，これができていないと評価されません。

2) メモの作成

小論文はエッセイではなく論文です。論理的な構成が要求されます。いきなり書き出すと，論旨がずれていく可能性が大です。どんなに書き慣れてきても，いきなり原稿用紙に書き始めることは避けましょう。与えられた課題に対して，どのような角度，論拠，題材が考えられるのかなど，手当たり次第にメモをする習慣をつけましょう。

3) 主題の決定

メモしたものを充分に検討して，小論文全体で主張することを一つに絞ります。あれこれ主張すると結局何が言いたいのか分からない小論文になりますから，気をつけましょう。この主題次第で，小論文の出来が決まってきます。

4) 題材の選択と決定

3) で決定した主題は自分の考えです。それを読み手に納得させるためには，根拠や理由を論証しなければなりません。その説得するための題材を選びます。ここに，書き手の知識量，社会や医療に対する関心の深さ，視野の広さなどが現れ，小論文を深い内容のものにも浅いものにもします。

5) 文章構成の決定

自分の書こうとする小論文全体の組み立てを工夫します。論理的に文章が進んで，さらに，読者に強く印象づけることのできる構成が理想

です。一般的には，序論・本論・結論の三段構成を取ります。

800字程度の文章の場合は，本論を二つにまとめて四段落で構成するとよいでしょう。

序論〜第一段落		問題の提起，主題への導入
本論〜第二段落		データ・題材・背景知識・具体例・体験・その他根拠
	第三段落	論証
結論〜第四段落		まとめ（第一段落の答えになっていること）

序論では課題文であれば筆者の主張の要約などを行います。本論では論を展開します。題材・論拠を示して，自分の主張を読み手に説明し，納得させます。説得力があるほど良い小論文になりますし，相手を納得させるものになっていないと，独りよがりと取られて評価されません。

以上が小論文を作成するまでの手順です。対策としては，この手順をしっかり頭に入れて，実際にこの通りに書く訓練を数多く行うことしかありません。

なお，基本的な心構えは，読み手あっての小論文だということです。何を言いたいのか自分にしか分からない不親切な文章は問題外です。素直な分かり易い文章を心掛けてください。

Step 2—小論文で自分の主張の根拠や裏付け，強調するための題材を集める

基本的には **Step 1** と並行して行う作業ですが，**Step 1** をクリアした後も続けます。

小論文を書くには客観的な論拠や裏付けとなるデータ，つまり題材が必要です。題材ノートを作成して，日頃から準備しておくことが大切です。具体的には次のようなものが挙げられます。

> ア．最新の医療に関する情報
> イ．現代社会の問題に関する情報
> ウ．自身の看護体験
> エ．その他

上記のアとイについては，専門科目の **Step 1**—② 医療に関する最新情報の収集で，すでに説明しています。専門科目の対策として行う作業が，小論文の対策にもなるということです。医療の変化は社会背景の変化に伴って生じます。なぜ高齢化が進んでいるのか，それによりどういう問題が社会において生じているのか，保健医療はどのような影響を受け，どういう対策がとられているのか，それにより看護師の役割はどう変わっているのか，このようにすべてはつながっています。それを踏まえて，取り組んでください。具体的には，高齢社会・少子化などの項目別に情報を整理しておきます。

その他の項目，情報収集の方法も専門科目を参考にして下さい。

上記ウについては，臨床現場や実習での体験において，患者や周囲との関わりの中で強く印象に残ったこと，職場での失敗体験とその解決法などを，題材ノートに書き込んでおきます。また，自分の人生に影響を与えたような個人的体験も記述しておきましょう。前述の通り，看護系編入の小論文では体験を書かせることが多いのですが，本番の緊張の中で決められた時間内に，適切な体験を思い出すのは，多くの人にとって難しいことです。日頃からのノート作りでいざという時に必要な体験を引き出せるよう，引き出しを準備しておきます。

Step 3―題材を生かし自分の主張を説得力を持って読み手に伝える小論文を書く

この段階まで来たら,あとはたくさん書いてみるだけです。先ほどの看護編入の出題傾向を押さえながら,志望大学を中心に傾向を研究することが大切です。

日々の学習では次のような作業が有効です。

■新聞や時事問題に関する市販本を読んで,社会問題への理解を深める
⇒新聞の社説を要約し,知識を付けながら,語彙を増やすとよい。少子化,医療政策など,時事問題ごとにまとめておく。

■『国民衛生の動向』や国民の健康に関する最新データをチェックする
⇒特に重要だと思われる点は題材ノートに項目ごとに書き出す。

■臨床現場での体験,看護師を目指すきっかけとなった出来事,大学編入を志望する理由など,自身の人生を振り返り,体験を文章で残す
⇒題材ノートに書き出す。

■看護や医療,最近の社会問題に関する新書などを読んで,文章を読解しつつ,知識を身に付ける
⇒要点をまとめたり,自分の意見を書いてみる。

■グラフや表の読みとりの方法を身につける
⇒『国民衛生の動向』などを使って実際に読みとりの訓練を行う。

■志望大学を含め多くの大学の過去問題を解く

とは言え,自分で小論文を書いてみるだけでは,どの程度の評価を得られるのか,判断できません。中央ゼミナールで小論文の指導をしていて痛感するのは,ある程度,きちんとした小論文を書ける人ほど自信がないと言い,力不足だと思う人ほど,書いたものに自信を持っていることです。これは,到達すべきレベルが理解できているかいないか,そこから生じる現象だと思われます。

従って,望ましいのは専門家から添削指導を受けることです。例えば中央ゼミナールでは,講師による解説後に授業内に小論文を書いていただき,それを翌週添削して返却し,講評を行います。受講生は戻ってきた答案に書かれたコメントや添削をもとに再提出することができます。大切なのは,どういう小論文がよい評価をもらうことができるのか,つまり到達すべきレベルを把握することなのです。

6-5 編入試験の英語

(1) 出題傾向

英語試験というと大学一般入試の問題が連想されますが,編入試験の出題はむしろ大学院入試に近い内容です。具体的には次の3つのタイプにまとめることができます。

①大学院型
専門に関連した長文が提示され,全訳,部分訳,要約,説明問題などが記述式で出題される。看護編入の場合は,おもに看護・医療に関連した内容だが,自然科学,福祉などに関する英文がでることもある。英字新聞も頻出。

> ②長文総合型
> 　長文が提示されて，下線部訳に加えて，適語補充，内容把握，文法問題などが，選択形式で出題される。あわせて，英作文や独立した文法問題が課されることもある。看護編入では，多くの場合，専門分野に関連した英文が出されるが，公立大学や私立大学では一般的な英文を出すこともある。
>
> ③一般入試型
> 　私立大学の一般入試のように，発音から文法，長文，英作文まで広い範囲でおもに選択式で出題するタイプ。

　国立大学の場合は①，あるいは，長文2題で①②の組み合わせが多く，全体の9割を占めます。和訳は3行以上に及ぶものがほとんどで，専門的な内容の英文をしっかりと理解し，こなれた日本語に訳すことができるかが評価されます。また，英作文をあわせて出題する大学もまれにありますが，こちらは文章自体は短いものがほとんどです。内容は診察室での会話など医療に関わるものが多くなります。

　公立大学の場合も国立に準じますが，③の大学も散見されます。

　私立大学については，長文を出題するという点では共通していますが，出題形式で見ると記述式よりも選択式が目立ち，②が出題の中心となると考えてよいでしょう。おもに長文の内容を把握できているかをみる試験です。また，ごくまれですが③のタイプもみられ，こちらはごく基礎的な英語力を確認する内容となっています。

　看護編入全体で見ると，出題形式は大学によって異なりますが，全般的に長文を読めるかどうかがポイントになる試験です。

(2) 対策

　英語は，国立・公立・私立の順で出題率が高くなっており，難関大学ほど英語を重視していると考えてよいでしょう。一方，受験する側から見ると，もう何年も英語にふれておらず，苦手意識をもっている方が多いものと思われます。英語が試験科目にはない大学を受験したいという声も聞かれます。しかし，例えば国立大学で試験科目に英語のない千葉大学は，非常に倍率が高くなっています。加えて，試験科目にはなくても小論文で英文を出題することもあります。また，専門学校修了者で英語をあまり履修していない場合は，いずれにせよ入学後に，外書講読などに取り組まなければなりません。英語から逃げずに前向きに取り組むことで，受験できる大学を増やすほうが得策です。

　幸いなことに，大学の教養課程レベルの英語力を見る看護編入では，長文読解が中心です。高校での勉強の成果を見る一般入試のように，文法の正誤問題，書き換え問題など，幅広くさまざまな形で出題されることはまれです。極端に言えば，単語をしっかり覚えて長文の対策を行えばよいということになります。では，具体的にはどのような手順で準備をすればよいでしょうか。

①編入試験の出題内容・レベルを過去問題で確認する

1) 編入試験のレベル

　気になるのは実際に出題される英語のレベルですが，これは大学によってかなり幅があります。国立大学の多くは大学の教養課程（1・2年レベル）の力があるかどうかを見るため，外

書講読で扱うような専門的な，つまり看護・医療に関する英文を出題します。この場合，英語自体がむずかしいというよりも書かれた内容が専門的で高度になります。たとえば，国立大学の中には，医学に関する英語論文や『Nature』など自然科学雑誌から出題するところもあります。一方，私立大学には，高校1〜2年程度の学力で対応できるような一般的な英文を出題するところもあり，むしろ一般入試よりもやさしいことがあります。

そこで，まず実際の学習に入る前に，受験を考える大学の過去問題を確認することをお勧めします。一般入試とは異なる看護編入の英語の傾向を知り，学習に際してそれを意識するために行う作業です。出題のタイプに加え，分量がどの程度か，どのような内容の英文を取り上げているのか，難易度はどうかなどを確認します。また，英作文や独立した文法問題が出題されているのかどうかも一つのポイントです。

もっとも，この時点では，まだ受験大学が決まっていない方も多いでしょう。とりあえず，興味のあるところについて調べ，その後，対象となる大学が増えた段階で，確認作業をそのつど行っていきましょう。

また，その時点で，自分には無理とあきらめる必要は全くありません。それぞれの学力に応じた学習をしていけばよいのです。

2）自分の現在の学力を確認する

次に大切なことは，自分の現在の英語力を客観的に判断することです。後で述べる学習法は，受験者の学力に応じてステップごとに示されています。自分の力を確認し，そのうえで，基礎的な内容の復習から勉強を始めるか，もっと進んだ段階から学習するのか，判断する必要があります。一般入試のときに英語が苦手だったか，得意だったかも，もちろん判断の基準にはなります。しかし，受験から年数が経っている場合や，英語はわりとできたけれども長文は苦手だったという場合などは要注意です。自分で思っているほどは解けないことがあります。

そこで，判断する材料として，過去問題を実際に解いてみることをお勧めします。そのうえで，自分の学力がどの段階にあるのかを確認します。ここでは，編入試験としては標準よりもややややさしめと判断されるある大学の過去問題を掲載します。まず辞書なしで全訳してみます。次に辞書を引きながら全訳してみましょう。

Mercy Killing

For some time now, the question of mercy killing has been a controversial one throughout the world. Mercy killing is not just a medical matter, but also involves a complex mixture of issues, including religion, philosophy and ethics. For this reason, a clear solution to this problems has yet to be found.

"Death" comes to everyone. Nobody can escape it. However, in spite of the use of modern medeical equipment, such as C.P.R. and life support systerms, we are now able to elude death, even in situation where "death" was once regarded as an inevitable outcome. The use of medical equipment also contributes to extending our life expectancy. Sadly, however, the majority of people who manage to suevive on life-support system do not have the ability to return to a normal, healthy life-style. This has given rise to a situation where thousands of patients with no hope of recovery manage to survive, surrounded by expensive machinery, for weeks, months and in some cases, years, owing to the financial and mental sacrifice of family members.

（注）

mercy killing　安楽死

life-support system　生命維持装置

life expectancy　余命

C.P.R.　心肺機能蘇生

elude　避ける

（日本語訳はP.83）

さて，結果はいかがでしたか。次の表のどのレベルにあたるかを確認して，自分の学力を判断してください。

《英語学力レベル診断》

単語がまったくわからない，辞書を引いても長文がまったくわからない。

→中学レベルからの出発

わからない単語が多いが，辞書を引くとある程度は書いてあることがわかる。

→高校1・2年レベルからのスタート

単語は半分程度はわかり，辞書を引かなくてもある程度は書いてあることがわかる。

→一般入試受験レベルからのスタート

単語はほとんどわかる，辞書を引かなくてもかなり楽に読める。

→専門英文対策からのスタート

3）編入試験の英語で必要な力

英語の勉強方法を具体的に示す前に，ここで，編入試験の英語を解く際に必要な，知識・学力について確認していきます。

編入試験や大学院入試の英語が長文解釈の中心であり，長文が読めることが合格のための前提条件であることは，ご理解いただけたと思います。したがって，必要な学力としては，

1) 一般的な英単語・熟語の知識
2) 一般的な長文対策として文の構造を把握するための英文法の理解力
3) 一般的な長文対策としてこなれた日本語にするための論述力
4) 看護・医療（志望大学の傾向によっては福祉・自然科学分野まで）の専門英単語の知識
5) 専門英文の長文対策としての知識
6) 専門英文をこなれた日本語にするための論述力

になります。そのうち，1) 2) が，言わば英語の基礎学力です。そしてそれに 3) を加えると，一般的な長文解釈に必要な力になります。さらに，4) から 6)，こちらは看護系編入試験特有の英文を解釈する力と言えます。

過去問題を解いてみて，あなたにとって不足している力は何だったでしょうか。問題が思ったように解けなかった場合は，原因がどこにあるのか，単語力の不足か，文法知識の不足か，確認しておきましょう。

4）英語試験対策のスケジュール

次に，英語対策のスケジュールについて，確認しておきましょう。ただし，ここでは，独立した文法問題（編入），英作文についてはふれていません。前者は基本的に暗記問題ですから，志望大学の傾向にあわせて試験が近づいて

から対策を立てます。後者に関しては，医療現場での会話文が出題される程度であれば，やはり，試験前に対策を立てればよいでしょう。ただし，比較的長めの日本文が出題されている場合は，そう簡単に実力はつきません。配点がせいぜい1割程度と予想される場合は，その対策よりも長文対策に時間をかけるほうが得策です。配点が大きい場合は，自分にそのための対策をするほどの時間があるのかどうか，つまり，自分の英語や看護学の学力程度を冷静に考えてみるべきでしょう。

前提作業	
試験の1年前	過去問題の第1回チェック／自分の学力の確認　以後，適宜
実際の学習段階	
STEP 1	中学レベル，高校1・2年レベル ＊一般的な英単語・熟語の習得／英文法の理解 〈＊は他のステップと並行して続ける〉 基礎的な長文解釈対策
	1の状況しだい
STEP 2	一般入試受験レベル 一般的な長文解釈対策 〈＊は並行して続ける〉
	試験の半年前
STEP 3	専門英文レベル 看護・医療・福祉・自然科学分野の英単語の習得 専門英文の解釈対策
	試験の1～2ヶ月前
STEP 4	志望大学の過去問題対策

これはあくまで基本的なスケジュールですから，受験勉強スタート時の英語力で，当然異なってきます。*Step 1* や *Step 2* を必要としない方は，そのぶん，専門の看護学に時間をさくか，早くから専門英文の読解に取り組むことができます。逆にすっかり英語を忘れているという方は中学英語の復習から始めることになり，*Step 1* だけで1年かかることもありますし，2年計画でいくことも考えられます。どの部分から始め，どの程度の時間をかけるのか，自分の英語力を正しく認識して決定してください。

また，ここでは1年間でスケジュールを立ててありますが，実際には半年，あるいは3ヶ月間で準備を終わらせたいという方もいることでしょう。勉強時間をしっかりと確保して，集中して取り組んでください。

②看護系編入英語の学習方法

それでは具体的な学習方法を説明します。

Step 1　一般的な単語・熟語の暗記／基礎文法のチェック

長文の解釈において，単語・熟語の暗記，基礎文法のチェックは欠かせません。この2つは並行して行います。学力診断の結果，中学レベル，高1レベルからスタートする必要のある方はもちろんのこと，英語の基礎力には自信のある方も，時間が許せば *Step 2* と並行して取り組みましょう。

A.　一般的な単語・熟語を覚えているかどうか確認し，暗記する

長文解釈にあたり，知らない単語ばかり並んでいたのでは，これはもうお手上げです。それが試験本番なら，その時点であきらめるしかありません。しかし，単語量さえあれば，極端に言えば常識と文章作成力と専門知識を駆使して，それらしい訳をすることも可能です。単語や熟語を覚えることが何よりも重要です。

単語・熟語は，まず，大学一般入試用の一般的な単語集・熟語集で，勉強します。この手の

市販本は多くの種類が出ています。ここでは中央ゼミナールで英単語テストに利用している2種類を紹介しますが，要は，自分が使いやすいものを選ぶことです。

> a．旺文社　『ターゲット単語1900』『ターゲット熟語1000』
> b．Z会出版『速読英単語必修編』

aは，大学一般入試の代表的なものです。一般入試レベルで必要な単語はこれで十分です。bは英語長文を読みながら単語を覚えるタイプです。勉強時間のとれない社会人の方や，順番に単語を暗記する形式の単語集では覚えにくいという方に向いています。

単語の暗記は，特に社会人受験者にとってかなり苦痛のようです。完璧に暗記しないと次には進まない…という方法をとっていると，いつまでたっても終わりません。どんどん先に進んで，その代わり，ひととおり終わったら，何回でも最初から繰り返し，覚えていなかった単語をチェックしていきます。

なお，最近はCDのついている単語集もあるので，聞きながら覚えるのも一つの手です。あるいは，書きながら覚える，昔ながらの英単語カードを利用するなど，それぞれに適した方法を選んでがまん強く続けてください。だんだん覚えるのが苦痛ではなくなります。このように，単語・熟語の習得には時間を要する場合があります。**Step 2** と並行して続けることになります。

なお，中学レベル・高1レベルからスタートする場合は，下記の単語集から始めてレベルアップしていくことをお勧めします。実際に手に取ってみて，ほとんど知っているということであれば，前述の単語集からのスタートでOKです。

> c．旺文社『ターゲット単語1400』
> d．Z会出版『速読英単語入門編』

次に長文和訳に欠かせない英和辞典ですが，これは高校生が使うものでは絶対的な語数が足りません。語数が多く，語法のくわしいものを選択してください。

> e．大修館書店『ジーニアス英和辞典』
> f．小学館『PROGRESSIVE英和中辞典』

B．基礎文法を確認する

次に基礎的な文法事項の確認をします。ここで大事なことは，文法を勉強するのは，あくまで英文を読むためだということを，しっかりと認識しておくことです。英文は，一文一文の英文の集合体です。その一文の英文を構成しているのが，英語の決まりごと，つまり文法です。それを無視して英文を読んでいたのでは，正確な訳ができません。そのために，文法の確認が必要になるわけです。したがって，必ずしもすべての文法事項を復習する必要はありません。英文解釈，つまり英文の構造を読みとるのに必要な文法事項だけ勉強してもらえれば結構です。それでは，どの部分が必要なのかというと，次の項目です。

> 文型／句／節／不定詞
> 動名詞／分詞／関係代名詞

いずれも，文の構造を形作っている大切な事項です。簡単に言えば，主語は何か，述語は何か，文中のある単語の固まりは，どのような構造になっているのか，ということを理解するための手がかりです。

したがって，英語の学力のある方にとっては，この作業は必要ないこともあります。逆

に，長い間英語から遠ざかっていて，中学英語からスタートしなければいけないという方は，一度は文法事項全般を総ざらいしておくことが必要でしょう。

C. 文法事項を確認するための教材選びの具体的ポイント

文法を勉強するにあたっては，参考書や問題集が必要です。まず，教材選びから始めましょう。選択の際には，自分の学力に適した問題集あるいは参考書を，背伸びをせずに選ぶことです。他の人が使ってよかったからといって，自分に向いているとは限りません。中学レベルからのスタートなら，最初は中学生用のものを選んでください。

次に，選ぶ際の具体的なポイントを挙げていきます。

> ①参考書は具体的に解説が載っており，読んで自分のレベルで理解できるものを選ぶ
> ②問題集については記号選択式のタイプを避けて，解答を自分で記述し，なぜ，その答えになるのか，説明のあるものを選ぶ

勉強にあたって大事なことは，自分で考えて理解することです。そのためには解説が具体的でわかりやすく書かれている必要があります。また，記号選択問題はカンで答えることができ，ついそれで自分がその項目をクリアしているように錯覚しがちです。しかし，それでは自分がどこが不得意なのかがはっきりしません。

今回の勉強は英文を訳すための力をつけることが目的です。「なぜ，こういう解答になるのか」をきちんと理解してはじめて，本当の学力がついたと言えるのです。

さて，何冊用意するかですが，あくまで，基礎文法を理解することが目的ですから，たくさんの冊数をこなす必要はありません。そこで次の2つの方法を挙げておきます。

> ①解答・解説のなるべくくわしい問題集1冊を選ぶ
> ②薄い参考書と薄い問題集を1冊ずつ選ぶ

②の場合は単元ごとに参考書を読んで理解してから問題集で問題を解くことになります。どちらでも，自分にとってやりやすい方法を選択してください。

ここで，文法の各事項について説明しているものを，いくつか挙げておきます。

【長いこと英語から離れていた人／とても苦手な人】

> g. 学研「中学ニューコース問題集　中3英語／中2英語」
> h. 学研「満点BON　中3英語／中2英語」
> i. くもん出版「スーパーステップくもんの中学英文法中学1〜3」

もっと易しいものを希望する場合は，gとhの中1英語を利用してください。

【基礎レベル】

> j. 旺文社「基礎からよくわかる英文法」改訂新版
> k. 日栄社　一日一題30日完成シリーズ「高校英語入門」新訂版
> l. 日栄社　一日一題30日完成シリーズ「高校英語基礎のキソ」

jは丁寧に文法事項が説明されています。hは高1レベルの文法を体系的に勉強できます。難しい場合はlを薦めます。lは中学英語の復習ができます。

【応用レベル】

- m. 語学春秋社「New 山口英文法講義の実況中継問題演習」改訂新版
- n. 語学春秋社「New 山口英文法講義の実況中継（上・下巻）」改訂新版
- o. 旺文社「必修英文法問題精講」改訂版

mは文法の知識の整理をするのに最適です。文法が苦手な方はnとの併用をお薦めします。oは文法問題を解きながら，単語熟語も覚えると良いでしょう。応用力を付けるのに最適です。

【本番前の仕上げ用～一般入試型問題対策】

- p. 桐原書店「即戦ゼミ3　大学入試英語頻出問題総演習」最新六訂版
- q. 桐原書店「即戦ゼミ8　大学入試　New 基礎英語頻出問題総演習」最新四訂版
- r. 桐原書店「即戦ゼミ11　大学入試ベストポイント英語頻出問題740」最新三訂版

桐原書店のこのシリーズは，総合問題形式の直前対策に適しています。

D. 実際の利用方法

さて，参考書・問題集を入手したら，自分の学力に応じて次のどちらかの方法をとります。

★英語の基礎学力がある程度以上ある方

最初から，問題に取り組みます。ひととおり答えを書きながら学習を進めます。その際，英文を読むための文法確認であることをお忘れなく。その過程で，きちんと把握できていない文法事項があれば，その部分だけ問題集の解説や参考書で見直しをします。時間の余裕があれば，その問題集が終わってから別の問題集を入手して，自分の不得意な分野だけでも解いてみましょう。

また，実際にやってみたら，各章で軒並み半分程度しか正解できなかったという場合には，同じ問題集を最初からもう一度，問題集の解説あるいは参考書を熟読しながら復習します。その後改めて，同レベルの新しい問題集を入手して，もう一度先ほどの作業を繰り返しましょう。

★英語の基礎学力に自信のない方

1章ずつ，つまり各文法事項ごとに，問題集の解説や参考書に目を通し，しっかり理解してから，問題に取り組みます。正解できなかったら，さらに解説と文法書を熟読して復習します。時間はかかりますが，必要な作業です。

大事なのはどうしてまちがえたのか，原因を確認して，同じまちがいをしないように心がけることです。ひととおり終わったら，問題集のレベルをあげて，上のレベルの対策を行います。

次にいよいよ長文解釈の対策になります。これは，大学入試用の問題集を利用しながら，学習を進めます。

Step 2　一般的な長文解釈の対策

A. 英文を精読する

事前に認識しておきたいのは，特に国立大学編入試験の長文解釈とは，「英文を精読する作業」だということです。

問題数・分量が多く，いかに速く問題を解くかが勝負である一般入試の受験時は，多くの方が問題集をとにかく数多く，どんどんこなしていくという方法をとったのではないでしょうか。しかし，精読型の編入試験・大学院入試では，1冊の問題集にじっくりと何回でも取り組むことが大事です。したがって，問題集の選択が大きなポイントになりますし，勉強方法も意識的に変えていかなければなりません。

精読とはしっかりと長文を読んで理解することです。大事なのは，「どこがまちがっていたのか」を確認し，同じまちがいをしないようにきちんと復習することです。編入試験では，「これだけ勉強すれば短期間で学力がつく」式のマニュアル本は無意味です。長文解釈の実力養成に近道はなく，地道な勉強の繰り返しこそがすべてです。精読を数多く繰り返すことでスピードを速め，速読できるようにしていくことが，いちばんの対策です。

B. 参考書・問題集について

文法の対策と同様に，自分の現在の学力レベルで，大学入試用の参考書や問題集の「基礎」「標準」「応用」から適したものを選びます。いくつか挙げておきます。

【基礎レベル】

> s. 駿台文庫「英文和訳演習（入門編，基礎編）」
> t. Z会出版「英文解釈のトレーニング（必修編）」
> u. 桐原書店「入門英文解釈の技術70」

sとtは訳出の練習及び長文に慣れるのに適しています。sは問題数が少なく，取り組み易いでしょう。tは85題の演習問題で徹底的に鍛えます。tが入手できない場合は，uをお薦めします。

【応用レベル】

> v. 旺文社「基礎英文問題精講」3訂版
> w. Z会出版社「英文解釈のトレーニング（実戦編）」
> x. 桐原書店「英文解釈の技術100」新装改訂版

vは，長年，中央ゼミナールの学生にもっとも使われ，感謝されてきた英語長文問題集の一つです。基礎とありますが英文の難易度は高めです。レベルとしては編入試験のまさしくスタンダードレベルで，訳出の練習だけではなく総合問題の対策もできます。基礎編として「必修英文問題精講」もあります。wはある程度長文解釈には自信をもっている方が英文に慣れるのに適しています。

C. 実際の学習方法

自分に適した問題集を選択したら，次のような方法で長文解釈の練習を行います。同じ問題集を何回もじっくりと勉強し，復習して頭にたたき込むことが前提です。そのため，直接，問題集に答えや単語の意味を書き込むのではなく，できればノートを1冊用意して，左側に問題集に掲載された英文をコピーして貼り，右側に解答を書くようにしてください。

勉強方法としては，問題集の出題形式に関わらず，全文を和訳します。1回めは辞書を使用せずに，解けない部分は空白にして，とにかく最後まで訳します。次に辞書を引きながら，自分の書いた答えを手直しします。ただし，ほとんど単語がわからない…という場合は，最初から辞書を使用してもかまいません。最後に，解答・解説をじっくりと読みながら，自分の解答を赤字で添削します。そして，なぜまちがえたのか，原因をはっきりとさせておきます。その問題集を最後までひととおり終えたら，もう一度最初から同じ作業を行います。1題解くごとに前回の解答と比較して，同じ誤りをしていれば，二度と繰り返さないように，しっかり頭に入れます。読んですらすらと訳が出てくるようになったら，その問題集は卒業です。

使用している問題集のレベルが実際の試験に

は対応しきれない基礎レベルのものであれば，次のレベルの問題集を使用します。学習の方法は同じです。

D. 和訳を訓練する際の注意事項

編入試験の英語は，一文が長く，分詞の句や関係文が増えるため，どのような構造になっているのか，なかなか読みきれないことがあります。和訳するにあたっては，まず分詞の句がどの名詞にかかるのか，関係文はどこからどこまでか，先行詞は何かなどについて押さえ，その上で，文全体の構造，つまり主語（S），動詞（V）などをとっていくことが必要です。

また，だんだん解釈のスピードをアップすることも心がけてください。最初は制限時間なしで取り組んでもかまいませんが，慣れてきたら時間も意識して，精読しつつ，雑な訳にならないように気をつけながら，スピードをあげていくようにしましょう。本番の試験と同様に制限時間を設定して，時間内に解く訓練も必要です。

最後に大事なことは，多くの英文を読むことです。分量を多くというと，つい読み飛ばしがちですが，あくまで精読が大切なことをお忘れなく。

英文読解力の養成には，最低でも3ヶ月，毎日，地道な努力を続けることが大切なことも付け加えておきましょう。

E. 添削の際の留意事項

自分で添削する際に留意しておきたいことを挙げておきます。

ポイントは英文の意味をきちんと理解して，正確な日本語に置き換えができているかということです。したがって，単語や熟語をバラバラに切り離して丸をつけても，まったく意味のない作業だということを認識してください。

全訳の場合，部分点は期待できません。特にその文章の主題となるキーワードをまちがえると，他の大半の単語の意味を正しく訳していても0点になることがあります。たとえば，結核がテーマなのに肺炎と訳したら，他の部分の訳はあっていても，根本的にまちがえているわけで，点をもらえません。「キーワードこそまちがえたけれども，おおむねできた」という評価はありえません。まして，ここでは英文を読む訓練中での添削です。できたところよりもできなかったところを意識してください。

次に，必ずしも問題集の解答と同じ文章である必要はありません。問題集の解答例はむずかしい言葉や，硬い表現を使っていることがほとんどですから，意味が同じであれば結構です。

ただし，あくまで他人が読んでわかりやすい日本語であることが前提です。まして，自分が読んでも何が言いたいのかわからない…という訳では，点数はまったく期待できないことを，肝に銘じてください。

Step 3 専門的な長文解釈の対策

次に，看護・医療・福祉系専門英文の長文解釈対策に入ります。専門的な英文の長文解釈にあたっては，専門の英語にふれることが何よりも必要です。一般的な長文解釈と同様に，専門単語を覚えながら読解を練習していくことになります。言い換えれば，専門英文を読むのに必要なのは，専門の単語力と慣れだけということになります。具体的には，看護・医療・福祉に関する英文を読みながら，専門単語を拾って専門の英単語集を作っていきます。

A. 専門英文の教材について

実は，この訓練はそう簡単にはいきません。まず，教材が問題です。残念ながら看護編入試

験向けの英語問題集はありません。また，看護師・看護学生向けに市販されている英語教材は，ほとんどが医療現場での英会話に関するものです。専門単語の拾い出しや英作文の対策としては有効ですが，英文解釈の対策にはなりません。したがって，市販の本の中から，少しでも適したものを選ぶことになります。現在，看護系の英語に関する本で，比較的手に入りやすいものとして，次のような本が出版されています。

- y. 医学書院『学生のためのカレントメディカルイングリッシュ』
- z. メヂカルフレンド社『フランクリンの英語で学ぶ看護』
- α. 講談社『英語で読む21世紀の健康』
- β. ワニプラン『健康への道　看護学生向英語読本』
- γ. 羊土社『ライフサイエンス　必須英和・和英辞典改訂第3版』

6-6 編入試験の志望理由書・面接試験

編入試験では多くの大学が面接を実施します。受験者がどのような目的で編入を志し，何を学びたいのか，大学での学習に対する意欲，目的意識を確認し，その大学に3年次から入学する編入生としてふさわしいか審査することが目的です。また，出願時に志望理由書を提出させる大学が多いのも，大学編入の特徴と言えます。志望理由書はおもに面接での資料として用いられます。志望理由書がしっかり書けていないと面接での高い評価は期待できません。志望理由書の準備から面接対策が始まると考えてよいでしょう。以上は看護系でも看護系以外の学部でも同じです。しかし，文学部や経済学部への編入と看護系編入には，一つ，大きな違いがあります。それは，学習に対する意欲・目的意識に加え，看護系では受験生の人柄やコミュニケーション能力，それに看護師としてのモチベーションが面接で評価されるということです。看護師としての資質・適性が重視されているとも言えます。

以上を踏まえて志望理由書と面接について説明します。

(1) 志望理由書

志望理由書では，看護系大学への編入を目指す理由や志望を決めたきっかけを，率直，かつ，わかりやすく表現することが大切です。

志望理由書に模範解答はありません。なぜなら，受験者一人一人のものの見方・考え方，今まで生きてきた体験，社会経験から生まれてくるものであり，人によって異なるものだからです。看護師経験者の場合は，今までの看護師歴と大きく結びつきます。看護学生の場合は，看護師を志望した動機や学校での学習・実習体験が根本にあるでしょう。自分らしい志望理由書を作成するように心掛けてください。志望理由書は，受験者について大学側が知る大きな手がかりとなるのです。

Step 1　志望大学について調べる

作業としては，まず，大学について調べることから始めます。志望理由書を書くにあたっては，自分の思いだけではなく，大学側が編入生に何を学んでほしいと考えているのか，それを事前に押さえておきましょう。合否を決めるのは自分ではなく大学なのです。具体的には，大学で発行している大学案内・学部案内やホーム

ページなどを通して，大学側の教育方針やカリキュラムについてしっかり調べておく必要があります。できればオープンキャンパスにも参加しておきたいものです。また，アドミッションポリシー*6が試験要項などに明記されている場合は，自分がふさわしい人物であることを志望理由書の中で明確にしていく必要がありますので，しっかり確認してください。

編入生の単位認定方法も大事な情報です。編入後に大学側が何を履修させる予定でいるのか，事前に確認しておきましょう。大学の中には編入生に一般教養を履修させて社会や人間に対する視野を広げてほしいと考えているところもありますし，専門科目の学び直しを期待しているところもあります。大学の方針を踏まえた内容にする必要があります。さらに，編入後に取得できる資格も必須情報です。

編入後に編入生が履修できない科目を勉強したいと書いたり，保健師資格を取得できない大学の志望理由書に保健師になるための勉強をしたいと書いてしまうことがないように気をつけましょう。

また，資格に触れる場合は，資格取得目的は好まれないため，表現に注意が必要です。

Step 2　実際に書いてみる

次は実際に書くことになります。具体的には次の4段落で書くとよいでしょう。

第一段落	看護編入を志望する動機，きっかけ
第二段落	編入後に学びたいこと，学習計画
第三段落	志望大学の選択理由
第四段落	卒業後や将来の抱負

A. 第一段落

第一段落では，編入を考えるきっかけとなった看護師・看護学生としての体験を具体的に書きます。客観的に自分自身と自分の求める看護のあり方を見つめ直して，今の自分に何が不足しているのか，看護を実践していく上での自己の課題と疑問点を明確にし，大学でどのようなことを勉強することで何が可能になるのか，解決できるのか，などについて明確にします。

B. 第二段落

第二段落では，大学入学後に学びたいことを明らかにします。その際，第一段落で書いた内容を踏まえていることが大切です。また，事前に調べた大学の情報を踏まえて書くことになります。

具体的には以下の通りです。

①一般教養を学ぶ
②英語を学ぶ
③関心のある専門科目を学び直す
④専門学校・短期大学に設置されていなかった，設置されていても時間数が少なかった専門科目を学ぶ
⑤保健師・助産師・養護教諭1種などの資格取得のための勉強をする
⑥看護研究の基礎能力を修得する
⑦自分の関心あるテーマについて専門性を深める

【留意事項1】

①から⑥までは，ある意味，どの受験生にとっても共通のポイントです。自分自身の個性をアピールする上で大切なのは，第一段落で書いた自分自身の体験から生まれた⑦です。ボランティア活動に参加した経験から国際看護に関心があるのなら，それについて触れることになり

---

*6 アドミッションポリシー
大学の入学者受け入れ方針。各大学が教育理念・目標などに基づき，求める学生像を明確にしたもの。たとえば，浜松医科大学では，看護学科3年次編入用にアドミッションポリシーを示している。まず，学科の教育目的や卒業後の進路を示し，その上で求めている人材を明らかにしている。具体的には次のとおりで，面接試験ではこれに該当する人材かどうかを確認される。
1. 看護学の基礎を学ぶために必要な学力と持久力を持っている人
2. 看護専門職として目的意識を持ち，その目的に向かって積極的である人
3. 看護にあたり意思決定能力を持ち，自主的に行動できる人
4. 看護に対する柔軟な思考と豊かな感性を持っている人
5. 相手の身になって考えることができ，人に語りかけることができる人

これらの資質を持った人材を広く全国に求めるため，第3年次編入学試験を設けています。

ますが，その際，望ましいのは志望大学に国際看護を学ぶことのできる環境があることです。国際看護を専門とする教員がいないのに，国際看護について専門性を深めたいと書いたのでは，「うちでは勉強できません」「他の大学に編入したら」と面接で言われかねません。したがって，大学のシラバス，教員の研究内容についても，ホームページなどで調べておく必要があります。

【留意事項2】

時々，卒業研究で自身の関心事を追究したいという人がいますが，看護系大学での卒業研究の目的は研究の基礎能力修得にあります。実証的な研究は臨床現場か大学院で行います。一定の看護経験を持っている人が，面接で「○○を研究するために編入したい」と言うと，面接官から大学院進学を勧められることもあります。大学側には編入は専門学校・短期大学での学習で足りない点を補完する教育という意識があります。編入でできることと大学院で行うことの違いをしっかり意識しておきましょう。

C. 第三段落

第二段落まで，志望大学について情報収集しながら書いているはずですから，第三段落ではそれらを踏まえて，自分が学びたいと考えていることに最適の学習環境であることを，具体的に説明します。ただし，大学案内やホームページに書かれたことの丸写しは避けましょう。自分の言葉で書くことが大切です。

また，医療には地域性がありますから，自分が働くことを希望している都道府県や地元の大学であることも理由になりますし，むしろそれが望まれることもあります。特に公立大学の中には，卒業後にその地域で働ける人に入学してほしいとするところが，少なからずあります。

D. 第四段落

第四段落では，①から③までと矛盾しないように気をつけながら，看護師としての意欲を示しましょう。看護師が活躍する場は増えています。大学に編入することで可能性が広がることを忘れずに。

Step 3　自分の書いた志望理由書をチェックする

ここで志望理由書を書く際の一般的な留意事項を挙げておきます。書き上げた志望理由書に問題がないか，確認しましょう。

> ①分量はB5用紙1枚，あるいはA4用紙1枚が一般的なサイズだが，なるべく行数を余さないようにする。分量が少ないと熱意が伝わらない。
> ②誤字脱字がある，字を乱暴に書く，訂正の跡がある。以上が相手に悪い印象を与えることは言うまでもない。
> ③誤った知識を書く，専門的な判断を要することに関する断定的な表現，抽象的でわかりにくい表現。これらもよい印象を与えない。
> ④その大学を選んだ理由ばかり書く，しかも，大学案内に書いてあることをまる写しにする。これでは本当に編入したいのか，姿勢が疑われる。
> ⑤文体はできるだけ「です・ます」体ではなく，「である」体で統一したい。「です・ます」体だと文章に余分な贅肉がつくうえ，話し言葉のようになったり，敬語をうまく使いこなせなかったりと，うまくまとめられないことがある。また，大学に提出する公文書だから「である」体がふさわしいという意見もある。なお，

文の途中で「です・ます」体と「である」体が入り混じらないように、注意しよう。

Step 4 **編入について知識を持っている人に、自分の書いた志望理由書をみてもらう**

最後にしてほしいのが人の目を通すことです。自分では良いと思っていても、他の人から見ると、問題を発見できることがあります。予備校の利用も有効です。中央ゼミナールでは志望理由書の添削指導を受講生と指導者が互いに納得できるまで、何回も行っています。

志望理由書は本番の面接での資料となります。事前に目を通しておく面接官も少なくありません。しっかりした志望理由書を準備することが面接での高評価につながります。手を抜くことなく取り組んでください。

(2) 面接対策

面接は、一部大学を除き、主として個人面接です。受験者1人に対して面接官2〜3人が一般的なスタイルで、1人あたりの時間は10分程度が平均です。方法は面接官が質問し、受験者が答える一問一答式で、受け答えに面接官の全員が注目するので、かなりの緊張を強いられます。

看護編入の面接で聴かれることは、ある程度、決まっています。中央ゼミナールでは模擬面接を行いますが、実際の面接では練習通りのことを質問されたという感想が多く届いています。必ずしも受験者側のシナリオどおりにはいきませんが、質問の内容を予測して、どう答えるかある程度準備しておくことはできるということです。面接対策も合格のためには欠かせません。

Step 1 **自分の書いた志望理由書をしっかり読み込み、どこから聞かれても回答できるようにしておく**

面接で聞かれるのは、おもに志望理由書に書いたことです。志望理由書で記した四つ、志望動機や入学後の学習計画について、話し言葉で簡潔に説明できるようにしておきます。その答えに対して、さらに突っ込みが入ることもありますし、文章中から質問されることもあります。質問が予想されるところをチェックして、回答を準備しておくことも大切です。

Step 2 **志望理由書以外の質問について、想定問答集を用意しておく**

その他、看護系編入試験の面接で聞かれる質問に、次のようなことが挙げられます。事前に回答を用意しておくことをお勧めします。

□**看護師・看護学生としての活動歴・学習歴・看護観などについて**

職務経験・勤務内容、専門学校で印象に残った授業、印象に残った看護経験・患者、臨床現場で学んだこと、看護実践で大切にしていること、自分に不足している点、看護の役割、看護観、看護理論の意義

□**教育・進路について**

大学教育に望むこと、大学院進学を考えているか、専門学校と大学の違い、専門看護師・認定看護師は考えないのか

□**医療ニュース・社会常識・問題意識**

臓器移植、自殺、貧困、児童虐待、感染症、大震災後で学んだこと、用語の説明、最近のニュースで興味を持ったこととその理由、最近読んだ本、(医療

ニュースから）最近の○○をどう思うか

□**試験に関連して**

　試験のできはどうだったか，小論文で書いた内容について

□**受験生本人について**

　長所・短所，自己PR，看護師としての適性，最近心を動かされたこと，愛読書，趣味，通学に要する時間，職場・家族は賛成しているか，学費はどうするのか，ボランティア活動の経験はあるか，リラックス・気分転換の方法，ストレスの解消法，健康状態（今までに大きい病気をしたことはないか）

Step 3　模擬面接を行う

　面接で想定される質問に対しての回答が準備できたら，実際に模擬面接を行います。家族や友人でもかまいませんが，自分の回答が妥当かどうかの判断は，やはり，編入試験に詳しい人にお願いするのがベストです。予備校の利用も検討しましょう。

（P.71の英文の日本語訳）

　安楽死

　ここしばらくの間，安楽死の問題は世界中で議論されていることである。安楽死はただの医学上の問題ではなく，複雑な問題の入り混じったもので，宗教や哲学，そして倫理の問題を含む。このため，この問題に対する明解な解決はまだ見つかっていない。

　死は誰にも訪れる。誰もそれを避けることはできない。しかしながら，心肺機能蘇生や生命維持システムのような現代の医療機器の利用のおかげで，一度は死を免れないと思われた状況においてさえも，私たちはそれを避けることができる。現代の医療機器の利用は私たちの平均寿命の延長にも寄与している。しかしながら，悲しいことに，生命維持システムによって何とか生き延びている人の大部分は普通の健康なライフスタイルに戻る能力を持っていない。このことは何千もの回復の見込のない患者が家族の経済的，精神的な犠牲のもと，何週間も，何ヶ月も，場合によっては何年も，高価な機器に囲まれて，なんとか生き延びるという状況を起こさせる。

第7章　看護系大学院でキャリアアップする

7-1 看護系大学院の概要

(1) 大学院教育の変化

学校教育法第99条では，大学院を次のように定義しています。

> 大学院（だいがくいん）とは，大学（短期大学を除く）の学部課程の上に設けられ，大学（短期大学を除く）を卒業した者，およびこれと同等以上の学力を有すると認められた者を対象に，学術の理論および応用を教授研究し，文化の進展に寄与することを目的とするものである。

すなわち，大学院教育のそもそもの目的は研究職養成にあると言えます。実際，かつては大学院といえば，一部の研究職つまり大学教員志望者が行くところでした。しかし，大学数および大学進学者が増加し，大学が大衆化する中で，学部では基礎教育を，大学院で専門教育を，という流れが強まりました。その結果，大学院は研究者養成に加え，高度な実践家養成という役割を担うようになったのです。平成17年9月の中央教育審議会*1答申「新時代の大学院教育」においては，大学院で養成が期待される人材として，教育者，研究者，高度専門職業人，知識基盤社会を支える高度で知的な素養のある人材が，挙げられています。

看護師は専門職業人ではあるが専門学校修了では大学院へは進学できないと思われるかもしれませんが，実は，平成11年の学校教育法施行規則等改正で，専門学校修了者・短期大学卒業者にも大学院進学の道が開かれています。これは社会人としての実務経験などを判断基準として，大学卒業者と同等以上の学力があると大学院側が認めた場合，「22歳に達した短期大学，高等専門学校，専修学校・各種学校の卒業者やその他の教育施設修了者等」に，大学院受験資格を与えるものです。実際の受験にあたっては，大学院側の事前個別審査を受ける必要があります。しかし，以前は，なんらかのかたちで大学卒業の資格を得なければ大学院への進学ができなかったことを考えると大きな変化であり，この改正により，多くの看護師に大学院進学の門戸が開かれたと言えるでしょう。

(2) 大学院の構成

大学院には修士課程と博士課程があります。博士課程を設置している大学院では，修士課程を博士課程前期，博士課程を博士課程後期と分類しています。修士課程は標準の修業年限が2年，博士課程は3年で，修士の場合は一部を除き，修士論文の審査に合格することが，博士の場合は博士論文の審査に合格することが修了要件となります。看護系大学院の場合も同様で，最終的な目的が専門看護師資格取得であっても，大学院では学術研究を行い，修士論文を書くことになります。

また，大学院には「高度で専門的な職業能力を持った実務家の養成」に特化した教育を行う専門職大学院*2があります。修業年限は1年から3年まで，同じ大学院内でも分野やコース

---

*1　**中央教育審議会**
文部科学省に置かれている審議会で，課題の性質別に分科会がおかれ，審議会本体と分科会にはそれぞれ部会がおかれることがある。大学院については大学分科会の大学院部会で審議されている。

*2　**専門職大学院**
平成15年の学校教育法改正で制度化された。「大学院の目的として高度専門職業人の養成を明確に位置付ける。また，大学院のうち，専ら高度専門職業人の養成を目的とするものは，専門職大学院とする」。

によって異なります。研究論文の提出や研究成果の審査への合格は大学院修了にあたっての必須要件ではありません。修了すると「専門職学位」が授与されます。看護学に関連した分野としては，社会健康医学分野や医療経営・管理に係る高度専門職業人の養成を目的とする医療・公衆衛生系の専門職大学院[*3]がありますが，ここでは医療職に限らず，法律・経営など多様な分野の出身者を受け入れています。

また，慶應義塾大学健康マネジメント研究科には医療マネジメント専修があり，健康・医療・福祉機関並びに関連ビジネスにおける質の高いサービスの効率的な提供について学ぶことができます。その他，病院経営や管理に携わる看護師にはMBA（経営学修士）を取得する人もいます。

このように現在は大学院も多様化し，看護職にも関連したさまざまな研究が可能ですが，看護学を専門的に学ぶのであれば，看護学研究科，あるいは医学研究科または保健学研究科等の看護学専攻になります。

(3) 看護系大学院の動向

現在，ほとんどの医療系大学院が，大学院の目的に「研究者，高度専門職業人」養成を掲げており，看護系でもその傾向が顕著です。

看護系においては，大学の急増を受けて，看護系大学院が平成8年より急激に増加しました。平成8年度は，全国でも修士課程設置大学院は8校に過ぎませんでしたが，平成24年度には137大学院におよんでいます。

平成16年11月の中央教育審議会大学分科会大学院部会での看護学分野の大学院教育に関する懇談会において，看護系大学院の果たすべき役割に関して，主な意見として以下のことが挙げられています。

○大学院課程の目的は，高度な実践家養成と教育研究者養成がある。
○大学院課程での養成が期待される高度な実践家とは，以下のような人材である。
・高度で卓越した専門的知識や技術を有し，複雑で困難な問題を解決し，現場の看護職の役割モデルやサポート役となる人
・看護実践を体系化，理論化ができ，実践の改革ができる人
・実践を踏まえた教育ができる教員または指導者
・病院全体または地域社会や行政を視野に入れたマネジメントができる看護管理者
・看護界で発展させている専門看護師制度がその良い例である。
○看護学研究の推進は，大学院の重要な目的であり，研究がなければ優秀な実践者も教育者も養成できない。併せて，研究を通して実践に応用できるものの見方や考え方を培うことも大切である。
○博士後期課程には，教育研究スタッフや，国際的・学際的活動ができる人材の育成が求められる。

（文部科学省HPより）

ここで特に注目されるのは専門看護師です。近年は医療技術の進歩や高齢化などによって，看護師が活躍する分野はますます細分化し，専門化してきています。高度な治療が行われる

[*3] 医療・公衆衛生系の専門職大学院
〈東京〉
帝京大学大学院公衆衛生学研究科公衆衛生学専攻
東京大学大学院医学系研究科公共健康医学専攻
〈京都〉
京都大学大学院医学研究科社会健康医学系専攻
〈福岡〉
九州大学大学院医学系学府医療経営・管理学専攻

と，それに対応して看護師の知識や技術もより高度なものが求められています。こうした背景のもとで高レベルの看護業務に対応するために，日本看護協会が認定する専門看護師をめざす人がでてきました。

　専門看護師になるためには，専門看護師認定課程を設置した看護系大学院で必要単位を履修し，専門看護師の認定審査を受ける必要があり，そのために大学院に進む看護職も増えているのです。専門看護師については第3章を見てください。

　看護系大学院では，専門看護師を養成する課程が平成24年4月現在76大学院195課程（日本看護協会HP）となるなど，多様な高度専門職業人養成に取り組む大学院が増加しています。加えて助産師課程・保健師課程を大学院に置くケースも増えつつあり，この流れの中で看護職の専門資格志向が強まっています。ただし，実際に専門看護師として登録されている人数は平成24年2月の時点で日本全国で795名です。平成18年の登録者数は186名でしたから，約6年で4.3倍に増えてはいますが，いまだに狭き門であり，専門看護師がいかに高い専門能力を備えているかがわかります。

(4) 大学院進学と大学編入の違い

　それでは，大学編入で学べることと大学院で修得できることには，どのような違いがあるのでしょうか。前章で述べたとおり，多くの大学では，大学編入の目的を短期大学卒業者・専門学校修了者に対する学士課程での補完教育としています。一方，看護系大学院では，看護学の学術研究を通じて社会に貢献できる研究者や教育者の養成，学士課程では養成困難な，特定領域の高度専門職業人や，保健，医療，福祉等に携わる専門職の協働においてマネジメント能力を発揮できる人材の養成を目指しています（大学における看護系人材養成の在り方に関する検討会最終報告平成23年3月11日）。看護系大学院とは，学部で学んできたこと，あるいは臨床の現場でのキャリアや体験を通して，自分が関心をもった専門分野，問題意識を抱いた課題について，学術的に深く探求し，研究する場なのです。

　したがって，学部への編入とはさまざまな点で異なります。例えば，多くの大学院で，出願時に研究計画書を提出させます。これは大学院進学後の研究内容やその意義，アプローチの方法などについて明らかにさせて，大学院で研究するにふさわしい研究テーマ，研究計画，研究に対する姿勢をもっているのかを確認するものです。同時に，それはその大学院で研究できるものである必要があります。言い換えれば，どんなに素晴らしい研究計画書を書いても，それを指導できる専門分野の教員が受験する大学院にいなければ，受け入れてもらえないということです。

　また，専門科目の試験内容も，編入のように広く浅くではなく，自分が進学後に専攻したいと考えている専門分野を中心とした論述形式となります。その分野に対する関心の深さ，知識量を見る試験と言えます。

　以上から，大学院進学にあたっては，自分が研究したい内容を明確，かつ具体的にすることと，しかもそれが大学院で研究するにふさわしいものであることが求められます。さらに，それを研究できる教員・環境を備えた大学院を選択する必要があります。

　また，筆記試験も甘く見ることはできませ

ん。たとえば大学院では英語で書かれた文献の研究は欠かせません。したがって，英語の学力が低いと大学院で研究するだけの学力がないと見なされることもあります。

ナースとして長いキャリアをもっていると，それだけで大学院進学の資格があるように思い込んでしまうことがありますが，むしろ編入試験以上にしっかりとした準備，心構えが必要になると言えます。

ただし，大学院数が増加する中，全般に大学編入よりも競争倍率が低いことは否定できません。比較的入りやすい大学院のあることも事実です。大学院の場合は，むしろ，入学よりも修了する方が難しいと言えます。

(5) 看護系大学院のアンケート回答から～看護系大学院が受験生に期待すること

ここでは，中央ゼミナールが平成23年から24年にかけて各大学院にお願いしたアンケートから，受験生の皆さんが受験準備をするにあたり，役に立つと思われる項目について，取り上げます。たとえ，自分では満足できる受験準備を行っていても，最終的に合否を決めるのは大学院側です。大学院が受験生に何を期待しているのか，しっかり確認しておきましょう。

①大学院進学者の望ましい進学目的

大学院側から回答のあった，大学院進学者の望ましい進学目的（複数回答）を多い順に列挙すると，次のようになります。

> ア．臨床現場の経験者が現場での問題意識について研究し現場にフィードバックすること（81.2%）
> イ．臨床現場の経験者が引き続き研究を行い研究職を目指すこと（59.4%）
> ウ．臨床現場の経験者が専門看護師の資格を目指すこと（56.4%）
> エ．学部での成績のすぐれた者が，引き続き大学院で研究を行い研究職を目指すこと（42.4%）
> オ．その他（10.0%）

この結果からもわかるように，大学院側では，看護職の修士入学者に，よりレベルの高い知識・技術を習得してもらい，それを臨床の場で活かすこと，研究能力を高めること，専門看護師にチャレンジすることを進学の望ましい目的と考えています。

②大学院が入学者に期待すること

大学院が入学者に期待することも回答してもらいました（複数回答）。多い順に列挙すると，次のようになります。

> ア．大学院での研究を臨床現場での仕事に活かしたいという意志が強い（67.3%）
> イ．看護師体験者（62.4%）
> ウ．研究テーマが明快である（58.4%）
> エ．事前に研究室訪問や説明会へ参加し，研究テーマが大学に適しているか確認している（55.4%）
> オ．自分の大学に在籍する大学4年生（48.5%）
> カ．今までの臨床現場で特定分野での専門性を深めてきた（43.6%）
> キ．他大学の大学4年生（36.6%）
> ク．さまざまなタイプの学生が入学すること（36.6%）
> ケ．学会に積極的に参加するなど，研究

> で実績を残してきた（34.7％）
> コ．協調性があり，若い学生ともうまくやれて，良い刺激になる看護師経験者（28.7％）
> サ．様々な臨床分野を経験してきた（23.8％）

これらの結果に，これから入学試験を受験するために，重要な対策が示されていることがわかります。

7-2 看護系大学院の実際

(1) 看護系大学院に設置された専門分野

大学院によって設置分野や名称は異なりますが，現在，各大学院が設置しているカリキュラムで履修できる看護学の分野を多い順に列挙してみると，次のようになります。

> **履修できる看護学の分野**
>
> 地域看護　84校，小児看護　83校，母性看護　80校，成人看護　79校，老人看護　78校，精神看護　74校，基礎看護　70校，在宅看護　55校，看護管理　53校，看護教育　37校，家族看護　23校，国際看護　22校，リエゾン看護　8校，その他　28校（緩和ケア，環境看護，訪問看護，成育看護，助産看護，感染看護，慢性看護，急性看護，保健医療システム学，がん看護，学校保健，生殖看護，アディクション看護，保健医療学，看護生理学，等）
>
> （平成24年2月　中央ゼミナール調べ）

大学院生は，設置されている分野から一つを専攻し，その分野で修士論文を作成します。修士課程に2年間以上在学し，所要科目30単位以上を修得し，かつ必要な研究指導を受けたうえ，修士論文の審査ならびに最終試験に合格すると，「修士」の学位が取得できます。

(2) 看護系大学院の受験資格

1) 学士以外の受験資格の実際

大学院入学にあたっては，原則的に学士の資格を持つ者が受験対象となりますが，看護系大学院の場合は臨床経験が大変重要になっているため，看護師経験者あるいは現職の看護職が受験できるよう考慮され，積極的に社会人を含めた学生の受け入れを行っています。

ここで注目される点がいくつかあります。まず，前述のように，平成11年の学校教育法施行規則等改正で大学院の入学資格が緩和されたことです。各大学院が行う受験資格事前認定審査を受験して「大学卒業と同等以上の学力がある」と認められれば，短大卒業者・専門学校修了者も大学院へ進学できます。認定審査を実施するかどうかは各大学院の判断に委ねられており，研究科によっては，この受験資格で受験できるケースがまれなこともあります。しかし，看護系では看護師としてのキャリアや業績を認められて多くの人が実際に進学しており，非常に現実的となっています。これは中央ゼミナールが平成23年9月に実施した，短大卒業者・専門学校修了者など，学士以外の入学者に対しての各大学院の対応に関する調査によっても明らかです。

> **学士以外の入学者に対しての各大学の対応**
> **（有効回答88校）**
> ①22歳以上の場合は，資格審査の上，ほとんど受験を許可している　71校（80.7％）

②22歳以上の場合は，資格審査の上，受験を時々許可することがある　13校（14.8%）
③22歳以上の場合は，資格審査の上，受験を時々許可することがまれにある　2校（2.7%）
④22歳以上の場合でも，よほどの活動歴がない限り，受験を許可することはない　2校（2.7%）

このように，22歳以上の場合は資格審査の上，ほとんど受験を許可している大学院が最も多いことがわかりました。ただし，①のケースでもほとんどの大学が実務経験2年以上としています。

なお，大学院によっては募集要項に具体的に基準を示していることがあります。次に挙げるのは平成24年度の長野県看護大学大学院のものです。

短期大学，高等専門学校，専修学校，各種学校の卒業者およびその他の教育施設の修了者など大学卒業資格を有していない者で次の（ア）の他，（イ）から（キ）のうち2つの審査基準を満たす者
（ア）看護師，保健師，助産師のいずれかの資格を有している者
（イ）看護師，保健師，助産師のいずれかの資格取得後実務経験が5年以上の者
（ウ）研修学校（厚生労働省，看護協会，県など公共又はそれに匹敵する機関の研修学校）又は継続教育（管理者コース）などを修了している者
（エ）業績（査読ある学術雑誌への掲載，学会の発表の経験）を有する者
（オ）英語のレベルが実用英語技能検定2級以上（TOEFL460点，TOEIC471点，その他同等）以上の実力を有する者
（カ）認定看護師の資格を有する者
（キ）国際協力機構（JICA），NPO法人等の国際協力機関に所属して，海外で2年以上の実務経験を有する者

このほか，中には精神保健福祉士の資格を（ア）に含むケース，（ア）（エ）（オ）のいずれにも該当する場合とするケース（ただし，英語の基準は大学院によって異なる）もあります。さらに，（イ）や（ウ）の年数，期間の規定も大学院でさまざまです。上記にあてはまらなくても何らかのキャリアをもっていれば，大学院が個々に判断して，受験を認めることもあります。ただし，それらを証明する書類が必要であり，事前の受験資格認定審査にかなりの時間を要することがあります。早めに準備することが必要です。

2）受験資格審査の内容について

短大卒業者・専門学校修了者など，学士以外の入学者に関連する資格審査の内容の主なものについて複数回答でたずねたところ，大学院ごとに様々な対応をしていることが明らかになりました。

資格審査の内容の主なもの
（複数回答　有効回答94校）
①書類審査のみ　43校（45.7%）
②一定の実務経験　41校（44.1%）
③研究実績　34校（36.2%）

第7章　看護系大学院でキャリアアップする

④ 学会発表歴　26校（27.7％）
⑤ 事前の面接　19校（20.2％）
⑥ 小論文の試験　6校（6.4％）
⑦ 事前に論文提出　5校（5.3％）
⑧ 推薦書　3校（3.2％）
⑨ 英語の試験　1校（1.1％）

もっとも多かった書類審査で提出を求められる書類は次のとおりです。アからウは必須，エ以下は大学院によって異なります。

書類審査における必要書類

ア．出願書類審査（認定）申請書
　　…職歴・学歴・学会及び社会での活動歴など）
イ．最終卒業校の成績証明書，卒業証明書
ウ．自己推薦書（または志望理由書・研究計画書）…主として1000字程度
エ．その他証明書類（免許の写し，在職期間証明書など）
オ．論文（実務を通して作成された看護に関する論文で，施設内発表や連名も可）

以上から，短大卒業者・専門学校修了者など，学士以外の入学希望者に対しては，一定の実務経験が重視されていることがわかります。

（3）看護系大学院の試験日程

大学院には8月から10月にかけて実施されるいわゆる秋入試と，年明けに実施される春入試があります。また，パターンとしては，秋に1回，春に1回の年2回実施する大学院，年に1回，秋または春に実施する大学院，年に3回以上試験を実施する大学院があります。年に2回実施する場合は，秋と春に定員をふりわけますが，実際は秋に合格者を多く出して春は定員が減ることもあります。また，秋は自学の学生，つまり内部生が中心で，春は他校出身者を内部生とあわせて受け入れるところなどもありますので，事前に情報収集が必要です。

また，出願期間は試験日の1ケ月半前から2週間前までの間がほとんどです。出願にあたってはさまざまな書類の準備も必要になります。早めの準備が大切です。

（4）社会人入試の実施

看護系大学院では，社会人入試，社会人特別選抜などによって，積極的に社会人の受け入れを行っています。平成24年度は中央ゼミナールの調べでは，看護系大学院137校のうち96校が，社会人入試，あるいは社会人のみを対象とした入試を行いました。

受験資格としては，看護師・保健師・助産師のいずれかの免許を有して実務経験年数を3年以上と規定する大学院がほとんどですが，なかには1年以上とする大学院や5年以上とするところもあります。出願書類に勤務先の承諾書や所属長の推薦書，勤務先での業務内容，業績レポート（該当者），社会活動等実績（該当者）などを挙げる大学院もあり，看護師としてのキャリアが問われます。

それでは，年齢的にはどうなのでしょうか。中央ゼミナールでは前掲のアンケート調査で，大学院における社会人学生の平均年齢と最高年齢についても，質問しています。それによると，社会人学生の平均年齢は大学院によってさまざまです。男性で一番平均年齢の低かった大学院が26歳で，高かった大学院が42歳でした。女性は30歳から50歳で，さらに年齢幅が

広がりました。さらに，最高年齢を男女別にみると，男性でもっとも低いケースが32歳，高いケースが58歳という回答を得ました。女性が45歳と66歳で，年齢を問わずに進学している様子がうかがえます。

(5) 社会人に配慮した大学院

社会人の受け入れが進むにつれて，社会人に配慮した制度を導入する大学院も出てきました。勉学意欲のある社会人が在職のままで修学できるように「昼夜開講制」を導入する，あるいは，標準修業年限での履修が困難な場合に修士を2年間の授業料で最長4年間学ぶことができる長期履修生制度などを取り入れている大学院です。

看護系大学院による実際の実施状況ですが，中央ゼミナールの調査では，以下の結果となっています。

社会人に配慮した制度の実施状況
①長期履修制度　101校（73.7％）
②夜間に開講　94校（68.6％）
③土曜（日曜）に開講　46校（33.6％）
④その他（社会人プログラム・webプログラム・集中講義他）37校（27.0％）

以上から，看護系大学院の多くが業務を継続しながら修学できるように，夜間，土曜，日曜に開講するなどの配慮をし，長期履修制度を取り入れ，さらに社会人用にプログラムを組むなどで現職の看護職でも入学できるように工夫していることがわかります。

ただし，すべての大学院がこれらの制度を実施しているわけではありません。場合によっては，休職ないしは退職して学業に専念するか，あるいは勤務条件を考慮して履修計画を立てることになります。しかし，職場の事情によっては難しいこともあります。その中で，多くの看護職が仕事を続けながら通学できるように，今後も各大学院の努力が求められます。

(6) 実際の合格状況など

それでは，看護系大学院の難易度はどうなっているでしょうか。次の表は，平成24年度入試の合格状況です。

表1　看護系大学院修士（博士前期）課程入試状況

	志願者数	合格者数	倍率
国立	582	498	1.2
公立	662	481	1.4
私立	712	606	1.2
計	1956	1585	1.2

＊一般・社会人合計。非・未公表大学院は除く。
（H24年4月中央ゼミナール調査）

この表で見ると，看護系大学院入試は，現状では一般入試や編入試験に比べると広き門であると言えます。中央ゼミナールの調べでは，もっとも倍率の高い大学院で2.7倍，志願者数と合格者数が同じ，つまり全員合格の大学院が37校ありました。看護系大学院137校のうち非・未公表の20大学院を除く117校のうち32％で倍率が出ていないことになります。これは，大学院の定員に比べて，大学院進学まで考える看護職がまだまだ少ないことを意味します。単純に考えると，非常に入りやすいように思われるかもしれませんが，事前に実施される資格審査，一部大学院で行っている受験希望者との事前面談などで，かなりの数の受験希望者が落とされたり，受験をあきらめている可能性もあります。

また，入学後の学生生活も，決して楽とは言えません。ある受験希望者が大学院教員による事前の面接を受けたところ，「研究計画書より

も，まず，英語ができないと入学は無理」と言われたそうです。大学院で研究するにあたっては英語の文献を読むことが求められます。これは，看護学の研究指導は入学してからでも可能ですが，英語を基礎から教えることはできないということでしょう。英語の基礎学力をもたずに進学すると，授業の準備などにかなりの負担がかかると考えられます。その点も軽く見ることなく，しっかりと進学に向けて準備する必要があります。

(7) 大学院修了後の進路

それでは，大学院修了後は，どのような進路になっているのでしょうか。

今回のアンケート調査で，各大学院に修了者の進路を答えていただきました。その結果は次のとおりです。

大学院修了後の進路について	
病院などの臨床現場への復帰	52.3%
専門学校などの教員	17.9%
博士課程後期への進学	6.0%
研究職	4.9%
行政保健師	4.2%

平成15年度に中央ゼミナールで実施したアンケート調査に比べると，博士課程後期への進学，研究職，行政保健師へ進む人が増えており，大学院を修了した看護職にはさまざまな選択肢があることをうかがわせます。

臨床現場に復帰するケースでも，大学院修了者として，管理職としての役割を期待されるなど，高い評価を受けています。これからも大学院へ進学することでいろいろな可能性が生まれてくると考えられます。

*4　面接
　　大学院によっては口述試験・口頭試問などと呼ぶ。

7-3 看護系大学院の傾向と対策

(1) 看護系大学院の試験内容

筆記試験については，一般選抜の場合は，英語・専門科目が一般的です。

平成24年度の試験要項で具体的に確認すると，次の11パターンに分類できます。

A. 英語＋専門科目（複数の分野から志望分野〈領域〉1科目選択）38校（26.9%）
B. 英語＋専門科目（全般とするまたは要項で判断できない大学院）37校（26.2%）
C. 英語＋小論文　18校（12.8%）
D. 英語＋専門科目（複数の分野から志望分野〈領域〉含め2科目）15校（10.6%）
E. 英語　10校（7.1%）
F. 小論文　10校（7.1%）
G. 専門科目　10校（7.1%）
H. 英語＋専門科目（必須＋志望分野〈領域〉）2校（1.4%）
I. 専門科目または小論文　2校（1.4%）
J. 英語または小論文　1校（0.7%）
K. 専門科目＋総合問題　1校（0.7%）

Aはプラスして小論文を課すケースが7校あります。また，1校が専門科目試験を口述で行うとしています。Bに関しては，過去問題で出題分野を事前に確認しておく必要があります。総合問題とは，医療・保健・福祉に関する知識および論理的思考力を総合的に評価するものです。なお，面接*4はすべてのタイプで課されます。重要視されていると考えてよいでしょう。

それでは社会人入試の場合はどうでしょうか。

a. 英語＋専門科目　25校（29.0％）
b. 小論文　16校（18.6％）
c. 英語＋小論文　14校（16.3％）
d. 英語　10校（11.6％）
e. 専門科目　10校（11.6％）
f. 専門科目＋小論文　7校（8.1％）
g. 小論文または英語　3校（3.5％）
h. 面接のみ　1校（1.2％）

　aからhまで，すべて面接が課されます。
　意外に思われるかもしれませんが，英語を必須とする大学が，62.8％にのぼります。それだけ，進学後に英語を使う機会が多いと考えたほうがよいでしょう。なお，大学院によっては，一般選抜とまったく同じ試験を課すところもあります。過去問題の収集は欠かせません。

(2) 英語試験の傾向と対策

　大学院では英語の能力に対する評価はとても重視されています。それは，入学してから英語で論文を読み，場合によっては英語で論文を書く必要があるからです。そのため，英語の能力がないために大学院に合格できないこともあります。それほどまでに重視される英語の能力ですから，時間をかけてじっくり実力を養う必要があります。
　英語については，多くの場合，看護・医学に関する専門英文の和訳，要約，記述による英文の内容説明となります。試験要項で具体的に看護学に関する英文，科学英語などと記載する大学院もあります。
　英語の基本的な勉強方法は編入と同じですから，70ページで確認してください。英語の基礎学力がない方は，大学院入試であっても，中学英語の復習から始めるのが，遠回りなようでも着実な道のりです。ただし，専門英文を読む量を増やすことが編入以上に必要ですから，*Step 1～3* はなるべく要領よく終わらせて，*Step 4* に時間をさくことになります。*Step 4* では次のことに留意してください。
　大学院入試の英語が編入試験と異なるのは，出題される長文の出典がほとんどの場合，実際に国際ジャーナル（学術雑誌）に掲載された論文であるということです。ですから，自然科学全般，看護学や保健学，あるいは医学の分野で話題性のあるテーマの内容が書かれた論文を探して読むことが求められます。
　過去において出典されたジャーナルのいくつかを挙げておくと，「New England Journal」「THE LANCET」「BMJ（British Medical Journal）」で，これらは特に代表的な国際医療雑誌といえます。これらに掲載された論文を読み，慣れておけば問題ないでしょう。ジャーナルはインターネットで入手するか，あるいは医学部のある大学図書館に行けば必ずハードコピーが設置されていますから，興味のある論文をコピーすればよいでしょう。
　実際の学習にあたっては以下を心がけます。

ア．英語論文の言い回しに慣れること
　英語の論文では，論文特有の言い回しがある。それらに慣れておくことが大事。

イ．専門用語を覚えること
　テーマによって様々なターム（専門用語）があるので，それらを覚える必要がある。生物・医療系のターム集としては『ライフサイエンス　必須英単語』（羊土社）がとても便利な用語集なので，でき

るだけ暗記すると，医療系の論文が読みやすくなる。

ウ　出題形式に慣れること

大学院の英語の設問は，
1) 下線部を和訳せよ
2) 下線の語を説明せよ
3) 空欄に適語を入れよ
4) タイトルをつけよ

など，多種多様。内容を十分把握していれば十分答えられるので，まず，段落ごとに内容を把握する。特に各段落ごとには必ずキーワードがあるので，そのキーワードを中心に探る。また，4) に関しては，ある種のセンスやきまりを必要とする。いずれも過去問題の演習を通して慣れておくことが求められる。

要するに，自然科学系の英文を多読し，慣れることです。そして短時間で一つの論文を読み，その中身を理解できるようにすることです。

なお，大学によっては，設問が英語で書かれていたり，説明を英語で書かなければならないこともあります。どうにでも対応できる英語力をつけておくことが肝心です。

(3) 専門科目の対策

専門科目は編入試験と少々異なり，自分が進学後に専攻する分野に関する論述が中心になりますが，大学によっては看護学全体の学力を見るところもあります。

専門科目の対策については，第6章の「編入試験の専門科目の対策と学習方法」に準ずるところがありますから，参考にしてください。学習方法は，受験者の現在の力がどの程度であるか，また，どの大学院のどの研究科を受験するかによって異なります。したがって，次の順に準備を進めるのが望ましいと言えます。

Step 1　過去問題を入手する

志望大学院の過去問題をなるべく早く入手します。できるだけ多くの年度をそろえた方がいいでしょう。大学院によって過去問題の入手法には，

①インターネットのホームページからダウンロードできる
②郵便，電話，ホームページなどで大学院に依頼して取り寄せる
③大学院の受付まで出向いて，決められた時間だけ閲覧する

などがあります。それぞれの志望する大学院に問い合わせが必要です。

Step 2　出題傾向を分析して受験勉強の範囲を決定する

同じ看護学専攻でも大学院によって出題傾向は異なりますし，同じ大学院内でも一般選抜と社会人選抜で違ってきます。出題傾向の分析とその対策が合格への重要な鍵となります。

看護系大学院の出題形式は，

①選択式問題
②記述式問題
③計算問題等（保健・医療統計学）

に分類できます。

特に③は，大学院ならではと言えるでしょう。大学院での研究とは，見方によっては，研究調査をして得られたデータを統計解析し，論文として仕上げることに尽きます。一定程度の

統計の知識が必要であり，それは出題傾向にも反映されています。大学院によっては，出題のほとんどがそうした統計解析に関する内容といっても過言ではありません。しかし，実際は多くの方が，統計学の知識に欠けており，特に計算問題を苦手としています。③の出題の有無は，志望大学院を決定するにあたっても大切な情報と言えるでしょう。また，大学院に出願時に提出する研究計画書では，統計の知識に基づいて作成することが求められます。面接試験の際にも研究計画書を通して「統計解析に強い」「統計をよく知っている」という印象をもたれることは，とてもプラスになるはずです。体系的に保健・医療統計学を学んでこなかった人は，ここでしっかりと勉強しておくことをお勧めします。さらに入試のために勉強しておいたことが，入学後とくに修士論文の研究調査にとても役に立つのです。

Step 3　具体的な学習を行う
①選択式問題
選択式については第6章を参考にして下さい。

②記述式・論述式問題
大学院入試では，専門科目は多くの場合，論述形式となります。学習方法は第6章を参考にして下さい。

自分が志望する分野・領域に関する試験の場合，編入の時のような広く浅くでは対応できません。大学院側では，編入レベルの知識・学力は前提として，受験生が学びたいとしている専門分野・領域について，どの程度，深い関心，問題意識，専門知識をもっているのかを見ようとしています。その分野に関する研究がどのように進められてきて，現在，どのようなことが指摘されているのか，学術論文など先行論文になるべく多く目を通し，自分なりに問題点を洗い出して論文にまとめておく必要があります。

③計算問題等（保健・医療統計学）
できれば統計学の基礎を始めからきちんと学び直しておく必要があります。

統計解析を学ぶためのテキストは厚いものでなく，基本的な内容のものを選ぶとよいでしょう。たとえば，『基礎から学ぶ楽しい疫学』（中村好一著）などをお勧めします。

統計学でも学んでおきたい範囲は次のとおりです。

1）入学後に必要となる知識
修士課程に入学後は，研究計画に沿ってデータを収集してから，解析をすることになります。必要な知識をできるだけ入学前に学んでおきましょう。例えば，サンプリングの方法，データの種類，解析のしかた，などの知識が必須です。

2）計算問題
統計に関する問題には計算問題がつきものです。必ずといっていいほど出題されます。計算問題に苦手意識を持たないためにも，演習を重ねておく必要があります。ただ第6章でも述べたように，過去問を解く場合，最も壁となるのは，模範解答とその解説がどこにも存在しないということです。いくら過去問を解いても，答え合わせができないことになります。大学院博士レベルの指導者に，解答や解説を求める機会があることが望ましいでしょう。中央ゼミナールの大学院コースにも医療統計学の講義が設置されています。予備校の利用も検討するとよいでしょう。

(4) 研究室訪問
①研究室訪問とは

今まで述べてきたように，門戸の広がってきた大学院ですが，一方で，大学院とは何をする場かという，最初の問いをきちんと理解しないままに受験する人も増えていることは否めません。基礎学力の不足から進学後に修士論文が書けないケースもあります。そのためか，多くの大学院が，事前に自分が指導を希望する教員と面接して，指導を受けておくことを義務づけたり望ましいとしています。

大学院で指導を希望する先生に事前に時間を予約して，面談していただくことを研究室訪問と呼んでいます。特に出身大学以外の大学院を志望する場合，あるいは，短期大学卒業者・専門学校修了者の場合は，義務とされていない大学院であってもなるべく事前に訪問しておきたいものです。また，研究室訪問は，受験生にとっては，研究計画書の作成や本番の面接の対策ともなるのです。

②研究室訪問の時期と予約方法

研究室訪問のメリットは，受験生の研究したいことがその教員のもとで可能なのか，互いに確認することができることです。したがって，ある程度，研究計画が具体的になってから，きちんとアポイントメントをとって訪問しましょう。また，訪問の際に，研究計画書の手直しを指示されることもあります。従って，出願ギリギリでは意味がありません。遅くても出願の1ヶ月前までには訪問するのがよいでしょう。

予約のしかたは大学院によって異なっています。大学院側が事前面接を必須としている場合は，試験要項に方法が明記されています。それ以外のケースについては，指導を志望する教員がメールアドレスを公開しているのであれば，直接，やり取りすることも可能です。一般的には，まず大学院事務室に連絡して，どのような方法が失礼に当たらないか，確認することをお勧めします。

③研究室訪問の重要性

研究室訪問は，しっかりとした準備がないとマイナスの結果をもたらすこともあります。その程度の理由で大学院に進学しようと考えているのか，これなら学部編入で十分ではないかなど，教員に大学院進学にふさわしくないと判断される可能性があるためです。実際に研究室訪問を行った受験生によっては，研究計画書をみた教員から，このままでは研究できないので，受験を1年延ばした方がよいと言われるケースもあります。

研究室訪問は，ある意味で事前面接，口述試験と言えます。大学院での研究は，自分が希望する研究内容を指導できる専門分野の教員のもとで行われ，その教員を指導教員といいます。その先生が，自分のもとで研究することを希望する受験生を受け入れるかどうか，その意志しだいで，合否が左右されます。大学院入試で面接が重視される理由の一つです。研究室訪問では，その先生のもとで自分がやっていけるのか，先生から見れば，この学生を自分が指導できるのか，互いの人柄を見る機会でもあります。研究室訪問の重要性を認識して，きちんと下準備し，礼儀正しく謙虚な態度で臨んでください。

(5) 研究計画書について

①研究計画書とは

大学院の受験にあたっては、進学の目的や進学希望者の実力を見極めるために、志望理由書（1000～1500字程度）や実務経験報告書、研究計画書の提出が求められます。

特に、社会人特別選抜では、研究計画書はかなり重要視されています。各自の目的を達成するために充実した大学院生活を過ごすには、ある程度の水準に達した研究計画書を書くことが必須です。研究計画書は、進学にあたっての土台となる看護職としての能力やセンス、将来性を示すものですから、一定のレベルに達していない場合は、合格そのものが危うくなるか、あるいは入学後に苦労することにもなりかねません。

研究計画書は、大学院入学後の道しるべとなるものです。ですから、その重要性を認識し、たんに受験のためというのでなく、これまで培ってきた知識や経験をもとに、広い視野をもって取り組みたいものです。これまでの看護実践や勉強してきたことに基づいた、大学院進学にふさわしいだけの研究テーマと進学の目的、自分自身の専門への関心のあり方、看護学を専門的に探究する姿勢を、研究計画書の中でアピールできれば、合格につながるでしょう。

②研究計画書の準備から作成まで

Step 1　自分のやりたいことは何か、自分の関心の所在を明確にする

自分のやりたいことと関心の所在を明確にし、そこから研究テーマを絞り込んでいきます。研究テーマは、まずその研究が実現可能であるかどうかが優先されます。そしてその研究には意義があるのか、医療・看護の分野で貢献できる内容であるかどうか、倫理的に問題がないかが問われます。

ここで注意したいことは、まず「あれもこれも研究してみたい」は好ましくないということです。また、研究テーマとしてあまりにも深遠な内容、抽象的すぎるもの、2年間での研究には大きすぎるものは適していません。さらに、現実の医療現場では実現不可能なこと、医療の対象にとって不利益が予想されること、修士課程の研究としてはあまりにも費用がかかるものなども、適していません。

研究計画書の原則は、「狭く、しかし深く、かつ具体的に」です。

Step 2　先行研究について調べる

自分の関心あるテーマについて、研究動向や文献を調べることは不可欠です。国内外の学術論文を検索し、ある程度の量の論文を収集し、読んでいきます。自分の関心のあるテーマについて、過去にどれほどの研究がなされているか、またはそのテーマに関してどこまで明らかにされているか、などを確認する必要があります。また先行研究を調べる上で最も大事なことは、自分の研究テーマが過去にすでに研究されていないかどうかを確認することです。仮に、誰かがもうすでに同じテーマ、方法で研究していることがわかったら、その研究はできないことになりますし、研究計画書も無効となります。その場合、テーマを変えるか、または類似したテーマを違う切り口で研究するという方法もあります。

こうしたことが起きないためにも、先行研究をじっくり時間をかけて調べる必要があります。文献は国内のものに限らず、できるだけ国

*5 修士論文のテーマ例
- ■病院に就業する看護師が展開する新人看護師教育に関する研究
- ■基礎看護実習体験に関する看護学生の自己評価に関する研究
- ■コミュケーションにおける感情・共感とストレスに関する研究
- ■死産を経験した母親へのわが子と過ごすことに関する看護
- ■NICUに入院している早産児が示すストレス対処の特徴とその経時的変化—
- ■外来通院中の終末期がん患者のがん性疼痛を緩和するための家族の思いと取り組み
- ■外来で緩和的化学療法を受けている壮年期肺がん患者の他者との関わり
- ■慢性心不全患者の症状悪化予防に関する生活調整
- ■嚥下困難の持続する食道がん術後患者の社会的活動への参加における困難と取り組み
- ■高齢者の過去の背景を活かした看護に関する実践的知識
- ■外来看護における糖尿病患者のセルフケア確立へ向けた対人援助技術
- ■認知症患者のその人らしさを尊重した看護実践の構造
- ■精神障害者グループホームにおける生活に関する研究—入居者へのインタビューを通して—
- ■生活習慣病予防教室参加者の健康・生活に対する意識の発展過程と影響要因
- ■地域の健康問題の解決に向けて身近な住民同士の交流を促進する保健師の活動方法

際ジャーナルに掲載されている英文の論文も読みこなしましょう。そうした作業が英語の受験勉強としては最適だからです。

Step 3 研究テーマを決定する

Step 1・2でしぼり込んできた研究テーマを最終的に決定する前に、大学院で指導を希望する教員を選びます。出身大学の教授を指導教員として志望している、あるいは面識はないが専門分野で著名な教員の指導を受けたいと志望している場合には、とにかく、その教員の著書、学会誌、大学の紀要、雑誌掲載の論文等で研究内容を確認し、自分が研究したいと考えていることについて指導をお願いすることが適切か、確認しましょう。インターネットで調べることもできます。

また、できれば自分の関心ある分野の学会について情報を集め、参加してみるのも意義ある方法です。参加した学会で指導を希望する大学教員を見つけることができるかもしれません。その先生が研究発表されるときには、できたら質問してみましょう。いい印象をもってもらえるかもしれませんし、記憶してもらえる可能性もあります。

なお、社会人の通学に配慮しているなどの理由から、入学したい特定の大学院があるという場合には、まずその大学院の教員スタッフの研究領域を調べてみましょう。そして、候補にあがった教員の著書や論文を読み、考え方や見解を確認します。

このように自分の研究テーマを決める際には、指導を志望している教員の研究テーマや志望する大学院の研究領域との関連性をもたせて決定することが大切です。関連性が低かったり、異なっていては受け入れは難しくなり、断わられることもしばしばあります。教員の見解が自分の考え方と完全に異なっている場合なども同様でしょう。そういう意味からも、事前に研究室訪問を行っておくことは必須です。

Step 4 実際に作成してみる

提出する研究計画書は、各大学院所定の用紙への記載が求められています。

字数は大学院により差はありますが、1000〜1500字程度のところが多いようです。

A. 研究計画書に記載する基本的な要素

研究計画書では、下記のアからキまでが明確に示されていることが大事です。

> ア．研究テーマの提示
> イ．テーマ選択の理由
> ウ．研究の目的・意義…明らかにしたいことは何か、学問的意義
> エ．先行研究
> オ．仮説
> カ．具体的な研究方法
> キ．結論・実践場面での活用の展望と見通し

B. 作成の方法

研究計画書作成にあたっては、テーマに関連した専門文献や学術論文を活用すればするほど、よい研究計画書が出来上がるでしょう。とくに研究方法については、フィールド、対象者、サンプリング方法、データの種類、解析方法などと、具体的であるほど高い評価を受けることができます。また、内容が一人よがりになっていないか、研究計画書としてふさわしい内容になっているか、文章の流れや表現は自分の

意図を明確に伝えるものになっているか等について意識しながら完成させるとよいでしょう。

最終的には，実際の経験者から添削指導を受けて，何か問題がないか指摘してもらうことが大切です。例えば中央ゼミナールでも研究計画書指導を行っています。また，可能であれば，研究室訪問の前に，みてもらっておきたいところです。

C. 実際に研究されているテーマ

今までの説明では，まだまだ漠然としていて，実際に大学院で研究するのにふさわしいテーマがどのようなものなのか，わからない方もいらっしゃるでしょう。修士論文のテーマ*5は多くの大学院がホームページなどで公表しています。一例を挙げておきます。

(6) 面接（口頭試問・口述試験）

面接では，研究計画書に関する質問が大半を占めます。研究計画書については，研究テーマとその意義，先行研究でわかっていること，研究方法，研究対象，分析方法，仮説などを口頭できちんと説明できることが望まれます。

さらに，指導教員のもとで修士論文を作成する大学院では，編入試験以上に，受験者のコミュニケーション能力や人柄が見られる点にも留意してください。また，社会人の場合は編入試験や社会人入試同様に，今までの職歴，業務内容，学費や学習環境などについて確認されます。第6章で挙げた質問項目にも目を通しておくとよいでしょう。

最終的に評価されるのは，看護職としての研究意欲です。自己アピールも大切です。入学したいという熱意を十分に示しましょう。

(7) 入学試験の合否に当たって大学院が重視すること

以上，みてきたように，大学院受験にあたっては，様々な準備が必要になります。

それでは大学院側は何を重視しているのでしょうか。中央ゼミナールでは，各大学院に入学試験の合否に当たって重視する主なものを複数回答で回答してもらいました。多い順に列挙すると，以下のとおりです。

> ア．面接（79.2％）
> イ．専門科目（65.3％）
> ウ．英語（57.4％）
> エ．研究計画書（40.6％）
> オ．小論文（39.6％）
> カ．志望理由書（34.7％）

意外かもしれませんが，面接が非常に重視されていることがわかります。最終的に合否を決めるのは面接であると考えてよいと思われます。ただし，いくら面接の結果が良くても，筆記ができなくては，合格はできません。準備にあたっては，いずれも手を抜くことなく，計画的に並行して進めていくことが大切です。そのためには，最低でも半年間の準備期間をとりたいところです。特に現職の看護職にとって大学院進学は大きな決断です。情報収集から具体的な試験対策までしっかり取り組んでください。

■末期がん療養者の在宅移行準備期の支援における訪問看護師―病院看護師間の「やりとり」からみる連携の実際
■認知症の症状の気づきから受診に至るまでの家族の認識のプロセス

（千葉大学HPから抜粋）

大学編入・大学院進学をした先輩に聴く

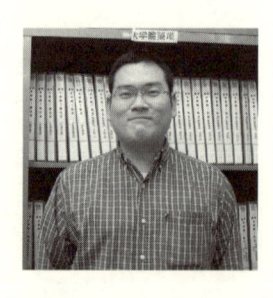

先輩のプロフィール
寺尾洋介さん

専門学校修了後，大学病院，公立病院などで6年間勤務後，老人施設やクリニックでの勤務を経験。その後，千葉大学看護学部に編入・卒業し，現在，千葉大学大学院看護学研究科博士前期課程在学中

聴き手　学校法人中央ゼミナール教務部長　宍戸ふじ江

●まず，今までの経歴についてお願いします。

　専門学校修了後，奨学金を受けていた大学病院で，4年間働きました。救急救命とICUで3年，その後整形外科で1年です。その後，神奈川県の公立病院で約2年間，内科の混合病棟での勤務を経験しました。その後は，特別養護老人ホームでの夜勤専従などで看護を行っていました。

●もともと看護師になったのはどうしてですか

　母がマッサージや鍼灸を仕事にしていたことから健康には関心がありました。そこで，自分がしたいことは何か考えたときに，人の健康に携わる仕事につきたいとあらためて思いました。そこで看護を選びました。

●卒業後最初の勤務は救急救命でしたが。

　最初は急性期をやりたいと思って選びました。3年間，超急性期で働く中で，不器用な自分がこれからもICU，救命でやっていけるのか？　という思いがあり，同時にいくつもの課題をこなしていく勤務の中で，もっと，腰を据えてじっくり看護に取り組みたいという思いが強まりました。そこで，整形外科や内科を経験しました。

●その後で，病院勤務を辞めたのは何か理由があるんでしょうか。

　内科にいた2年間は特に患者さんの家族と上手く関わっていけなかったことや，職場の人間関係も含めて，壁にぶつかっている時期でちょっと病院現場から距離を置きたいと思うようになりました。急性期，慢性期と体験したところで，自分の力が発揮できるのはどこなのか，模索するようになっていました。現場にいるとどうしても，多忙な毎日の中で自分の思いを片隅に追いやってしまいがちでしたから。自分の自由になる時間を作って，看護とは何か，見つめ直したいと思いました。

●大学に編入しようと思ったのはどうしてですか。

　それが，意外なことに病院ではなく老人ホームでの経験からなんです。まず，私の行っていた老人ホーム，ここは最期の時が近づいても病院に移さずに施設でみるという方針のところなんですが，そこで一人で夜中に90歳女性の看取りを体験したんです。周りに家族もいないさびしい最期で，心に引っかかりました。そのようなことを含めて，看護師が，高齢で身体が衰えた，しかも認知症が進んだ患者さんの意思を，どうやってとらえていけばよいのか，問題意識を持つようになりました。実は卒業研究で取り上げたのもこのテーマですし，現在，修士論文でもこのテーマをさらに発展させています。

●今，お聞きしたような問題意識というのは，現場にいて解決方法を見いだすことは難しいのでしょうか。

　当時は自分の中に，看護とはこうあるべきだというんでしょうか，自分自身の看護の根っこにあたる部分がしっかりできていなかったんです。ですから，疑問や問題意識はあっても，それをどのように発展させればよいのかがわかりませんでした。これでいいのだろうかと悩んでいるだけで。そういうときに，インターネットで編入試験があることを知って，中央ゼミナールに来て話を聞いて決心しました。老人ホームは派遣で行っていたんですが，ちょうど契約が満了するところでしたし。

●中央ゼミナールでは，大学の先生方は大学編入の役割を補完教育，つまり専門学校や短期大学では学習できなかった，一般教養，英語，研究の基礎力，地域看護学などを学習させることに置いていると判断していますが，実際に大学に行ってどう思いましたか。

　自分が進学した千葉大学のこと，それも私がそうではないかと解釈していることしか言えませんが，そうだと思います。まずは，看護学の学士を取得するための，看護基礎教育

の補完教育の側面があると思います。ただ，それだけではなく，千葉大学の先生方について言えば，学部への編入生を教育するにあたり力を入れているのは，看護研究の方法論ではないでしょうか。その後の研究につながる基礎力です。特に卒業研究でも，妥協することなく自分の持った研究疑問に対して，徹底的に答え，明らかにしていくというプロセスを踏んでいきます。

●社会人より学生の方が多く受かっている大学は，大体試験に英語がありますが，千葉大の編入試験は英語がなくて，看護学と小論文，それに面接です。さらに看護学の出題内容も，臨床経験者に有利ではないかと中央ゼミナールではみています。英語の試験を行わないある公立大学では，看護学生も結構受験しているのに，合格者全員が社会人だったりします。試験内容にその大学が編入生に何を期待しているのかが現れているように感じます。

　何とも言えませんが，千葉大学については編入に受かる看護学生は1年に1人いるかいないかだと思います。実際に編入している人達の経歴はほんとうに多様で，JICAの海外ボランティアから帰ってきた人もいます。私が感じているのは，大学の先生はこういう人達に修士に行ってほしい，かつ，臨床家でもあってほしいと思っているのではないかと。

　あくまで私が受け止めていることですが，看護学は実践の科学です。現場にも精通し，学術研究の能力もある，そういう学生を育てて，その上で現場に送り出して，現場の質の向上につなげたいのではないでしょうか。実際，編入生にはそのまま大学院に行く人が複数います。

●先ほど，試験科目の話をしましたが，国立大学の編入試験で英語がないのは珍しいですね。一般的には英語で差がつくと思いますが，英語の試験がないということは，英語の能力は期待されていないのでしょうか。

　これも私の考えですが，千葉大学の場合は看護学ではなかなか差がつきませんから，合否を決めるにあたっては小論文の比重は高いと思います。文章を見ることで，ある程度学力を判断できるのではないでしょうか。最終的には論文を書くことになりますし。

　次に，試験にはなくても英語の能力は必要です。私は入学してから英語で非常に苦労しました。中央ゼミナールで英語を勉強しておいて，本当によかったと思っています。もっとも，私の場合は編入生に課せられる英語以外に，あえて，英語論文を読む授業を履修したためですが。看護学部の3年次編入には英語は課せられませんが，大学院の博士前期，後期課程には英語は必須で試験でも課せられます。

●看護学部に英語論文を読む授業があるのですか。

　看護学部ではなく，全学部共通の講座です。自分の関心ある分野の英語論文，まるまる一本の要約を行います。当初は現象学も分析もわからなくて…。研究に関するベースの知識がなかったので大変でした。その上，現役の学生より英文を読むのに時間がかかって。

　現役の学生は要領よく大事なところを読んで，要約できるのですが，自分にはどこが大事なポイントかもわからず，一から十まですべて，読まなくてはならなくて。編入後の大きな壁となりました。でも，研究に関する海外文献にふれるきっかけとなりました。

●他に編入してからつらく感じた講義はありますか。

　編入して最初に全員が履修する「看護学原論」ですね。これは過去の臨床体験を振り返って検証し，それまでとは違う，新たな視点で見つめ直すというものなんです。看護職の仕事には，これで満点ということはなくて，本当にこれでよかったのかと，絶えず悩みや苦しみがつきまとうものですから，けっこう，つらく苦しい作業です。でも，この授業を通して，その看護の場面での問題点が何であったか，問題を乗りこえていくために，看護師の一人として，チームとして，組織として，必要なものは何であったか学ぶことができました。

●たとえば，どういう点ですか。

　勤めている看護師の方には，一般病棟で20年勤務していたという方がけっこういて，それぞれが自分が看護で大切にしているのはこれ！　というプライドを持って，仕事に取り組んでいたんです。自分にとって本当に刺激のある，よい職場だったんだと思いました。でも，それがわかるのは，いろいろなところで勤務体験を積んだからです。一つの職場をずっと続けることも，もちろん良いとは思いますが，さまざまな職場を体験することでみえてくることがあるのではないでしょうか。

●学部や大学院での研究も高齢者ということですが，それでは今後は老人看護のほうに進むのでしょうか。

　実は，進学してから非常勤でリハビリテーション施設に行っていました。当然，お年寄りの方が多いのですが，実際に学部や大学院での勉強が生かせています。特に患者さんとどう向き合うのかという点で。現場と大学・大学院での学習や

研究がリンクしていることを実感しています。今は研究で頭が一杯で大学院修了後のビジョンをまだ描けていませんが，何らかの形で高齢者の看護にたずさわっていこうと考えています。

●編入してからアルバイトをする余裕があるんですか。

これも自分の大学のことですが，ほとんどの編入生が，臨床現場でのアルバイトをしていると思います。もちろん，どの程度の日数かは人によって違いますが。3年の後期になると大学にも慣れますし，履修する科目も減ります。ですから，夏休みから始める人が多いと思います。たとえば，週4日，大学に行って，3日は勤務するなど。

●それでは休みがありませんが。

大変だとは思いますが，看護師として勤務することでリフレッシュされる部分もあるので，勤務しながら学ぶということも悪くないと思います。

●千葉大では編入生の年齢はいくつくらいでしょうか。毎年，千葉大に編入した学生に聞くと，20代から40代後半までバラバラだとのことですが。

私の時もそうでした。

●1年から在学している若い学生との交流はどうでしょうか。

中には一緒にサークルで楽しむ編入生もいますが，自分はそういうつきあいは学内だけにしていました。それに編入生と元からいる学生はカリキュラムが違っていて，現役の3，4年生は実習で忙しいですから。編入生の方が時間的には余裕があります。私はその分を，臨床現場でのアルバイトなどに充てていますから，臨床現場の人達との交流の方が多いです。

●単位認定はいかがでしたか。これも大学によって違うと思いますが。

千葉大学では大体72～3単位程度が認定されます。ただ，手続きが必要で，編入生が出身校のシラバスを提出して，この科目と千葉大のこの科目が同じ内容だと説明します。私の場合は出身の都立看護専門学校がもう閉校していて，東京都の福祉保健局までシラバスをコピーさせてもらいに行きました。

●単位認定に何か決まりはあるんですか。

専門科目の認定は上限が57単位までです。他の看護系大学よりは全体に認定単位が少ないのかもしれませんが，それでも，3年の後期は比較的楽ですし，1月以降はかなり時間がとれます。4年の前期は人によってはかなりゆとりがあります。

●これも大学によって違うでしょうが，必修科目はどの程度あるんでしょうか。

保健師に必要な地域看護，看護教育，看護管理，看護学原論などは必修になります。教養科目は，語学の不足単位分について必修になります。

●中ゼミから昨年度，千葉大に進学した学生は，卒業単位にはならなくても，興味ある授業がたくさんあって，つい，いろいろと履修したため忙しいと言ってましたが。

千葉大学は総合大学で，一般教養などは800もの講座がありますから。専門科目も上限の57単位を申告しないで，取り直す人もいます。

●編入生の卒業後の進路はどのようになっていますか。

個人個人の話はできませんが，千葉に限らず，他大の院に行く人，行政の保健師になる人，保健師として病院に採用される人，それに一般臨床に戻る人など，いろいろです。私達の代は，大学院に半数近く進学しました。

●編入したことを，今，どう思っていますか。

良かったと思っています。編入しなければ大学院も身近にはならなかったでしょうし，編入したことを後悔する人は，ほとんどいないのでは。ただ，正直なところ，大学院は入ってからしまったと。逃げようと思ったこともあります（笑）。とにかく大変なので。自分の能力以上のことを常に求められていると感じました。今は修士論文研究計画発表会も無事に終わり，研究の方針も決定して，ホッとしているところです。

●大学卒業後引き続き，大学院に進学しようと思ったのは，どうしてですか。

編入での2年間があっという間で，もう卒業かと。普通の大学教育は4年間ですから，自分もあと2年間は勉強したいと思いました。もっと，勉強したいことがあって，このまま臨床に出たら，いずれ大学院に行きたくなるだろうと。それなら，せっかく勉強する頭になっている今のうちに行きたいと思いました。先生方も「大学院には行く価値がある」と，勧めてくれました。

●大学院ではどのような勉強をするのでしょうか。

前期はゼミで，関心領域について，政策や行政も含めレポートを作成してプレゼンテーション，ディスカッション，クリテークと，批判的にみてもらいながら積み上げていく作業がずっと続きます。先生方はオブザーバーです。学校以外でも活動の場がありますし。本当にもまれながら何とかやってきたんですが，それが今は自信になっています。厳しいのですが，同時に自分自身で学んでいく為のバックアップ体制が手厚いとも感じています。

●大学院での研究について教えていただいてよいでしょうか。

特別養護老人ホームでの看取りがテーマです。これはまだこれからの分野ですから，先駆的な研究になれば…と思っています。このような研究をするにあたっては研究フィールドを開拓する必要がありますが，幸い，以前働いていたところから協力を得ることができましたので。また，学部から指導を頂いていた先生に引き続きご指導いただく予定です。その先生にご指導いただいたことで，自分が看護で大切にしていきたい根っこが老人看護にあることが明確になりました。

●大学院ではどういう人が学んでいるのでしょうか。

専門看護師を目指している人もいますし，現場で看護をする中で，何らかのキャリアアップが必要だと模索する人もいます。はっきりしたビジョンがあるわけではないけれどもそれを探しに来る人もいます。研究職を希望して博士課程後期へ行く人もいますし，前期を終えて他大学で助教の職に就く人もいますし，臨床に戻る人もいます。

●大学院修了後の進路をどう考えていますか。

今はまだ，修士論文を書き上げることで頭が一杯です。ただ，院が終わったら臨床現場に戻ることは決めています。苦しいことも含めて向き合っていくつもりです。学部時代にお世話になったある先生が，仕事の辛かったことや，二度としたくない看護経験を取り上げて，振り返ることで，それらの看護経験全てが日本の世界の看護の宝になると話してくれました。

私は最初，学歴をつけるイコール自分の力になると考えていました。でも，大学や大学院で学ぶことの本質は別にあったと今は実感しています。看護師として経験してきたことがあって，その後，受験を経験し，そして千葉大学という場とつながって，大学での学習，卒業研究，さらに大学院への進学，学習・研究と，そのプロセスが実は何より自分にとって貴重だったのだと。その時々の苦しいことを乗りこえていく中で，自分の中で看護師としての行動の指針が明確になってきた，新しい視点を得たと感じています。臨床にいたときは実務をこなすことで精一杯で，それまでの自分にはそういうものがありませんでした。たとえば，「患者に沿う」とは実はどういうことなのか，簡単に使いがちな言葉ですが，本当の意味では理解していなかったと今は思っていますし，今も，研究プロセスを通して模索しつづけています。

そういうことを臨床の現場で少しでも伝えていきたいと。臨床現場に戻るといっても以前とは意味が違います。与えられた実務をこなすだけではなく，現場が患者さんにとって，そして看護師にとって，よりよい場になるよう，大学・大学院で学んだことを生かして努力するつもりです。まだ，修士の途中でこのようなことを申し上げるのは少々気が引けますが，大学院修了者は臨床現場では，管理的，教育的能力があるとみなされ，組織を背負う人材になることを期待されていると感じています。地に足をつけて，ジェネラルに教育や管理に関わり，看護の質の向上に貢献したいと思っています。特に自分は，人材育成，教育の分野で関わっていけたらと考えています。

●これから進学を考える人に，メッセージをお願いします。

私は，大学に編入すること，大学院に進学することで，実は看護師としての自分により大きな責任が生じるのだと思っています。それを前提に学ぶことで，大学編入でも大学院でも，看護師としての自分の可能性が広がり，キャリアアップにつながるのではないでしょうか。

もちろん，一人ひとり，活動歴や関心のありかが違いますから，進学の目的は異なるでしょう。大学に編入することで行政や産業の保健師への道を開くこともできますし，養護教諭二種免許を取得して教育の場に出る人もいます。研究の基礎能力を身に付けて，大学院へ進学する人もいますし，看護師としての自分を成長させて現場に戻る人もいます。大学院であれば，現場でのスペシャリストを極めるのであれば専門看護師をめざす，博士号を取得して研究の道を選ぶ人もいます。修士を出て現場での管理業務につく人もいます。病院経営にタッチするにはやはり学歴も今後は必要になってきます。修士を修了することで，現場でもそれまでとは違うかたちで看護を提供できると私は思っています。そういう私も，まだまだ勉強中の身です。看護の質の向上に向けて，皆さんと一緒にがんばれたらと願っています。

進学を目指すナース

編入志望者からの質問がおもですが，大学院入試志望者，保健師専門学校志望者にも共通する内容です。参考にしてください。

Q1 現在，病院に勤務しているのですが，病院側に進学のため受験すると伝えておいたほうがいいですか。

A1 現職の看護師の方だけではなく，編入を志望する専門学校生・短大生からも，学校へはいつごろ話したほうがいいのかとよく質問されます。それぞれ事情はあると思いますが，受験を決意したらできるだけ早く伝えることをお勧めします。

● 病院に勤務する看護師の場合

編入試験に合格すれば，当然，勤務先を退職することになります。大学院志望の場合は，状況によっては仕事をしながら通うことも可能ですが，勤務表などで職場に配慮をお願いする必要が出てきます。一方で，どこの病院も人員の確保のために，やめてほしくないというのが本音です。病院側の事情を優先させていると，何年経っても先に進むことができません。進学を決定したのであれば，合格後の翌春に退職する場合も，受験勉強に専念するために退職する場合も，早めに意志を伝えたほうが賢明です。

また，予備校に通って受験勉強をする場合には，授業出席のために勤務調整をお願いすることになります。さらに，試験日には確実に休むことになりますから，進学の意志をきちんと伝えることで必要な調整がスムーズに進みます。自分自身のためにきちんと手はずを整えておきましょう。

中には，不合格だと恥ずかしいから結果が出るまでは話したくないという人もいます。気持ちはわかりますが，実際問題として，勤務先の理解なしに何の問題もなく受験に至るのは難しいでしょう。退職の意志を伝える時機を逸すると，最悪の場合，受験自体できなくなることがありますし，すっきりした気持ちで退職できない場合もあります。

なお，退職の申し出をする時期はそれぞれの病院の就業規則で決まっています。たいていは2ヶ月前あるいは3ヶ月前ですが，なかには前年の9月ごろに，早いところでは6月に新年度の勤務について意志確認をする病院もあります。勤務している病院の就業規則を確認して，担当の看護師長には「いついつにこれこれの試験を受け，合格したら来春退職したい」とはっきり伝えておきましょう。

病棟の雰囲気からどうしても言いだせないというケースもありますが，スキルアップや研鑽を積むことをきちんと真摯に伝えて，理解してもらえるよう努力するしかありません。

● 専門学校や短期大学の3年生の場合

編入試験を受験するにあたっては，学校が作成する成績証明書や在学証明書などの書類が必須です。学校側に意志を伝えなければ受験はできません。また，編入試験の試験日は平日のこともあり，臨床実習期間中に試験日があたる可能性がありますから，場合によっては，実習の日程などについて学校側に相談することになります。さらに，学校から奨学金の貸与を受けている場合には奨学金の返済についての確認も必要です。

従って，編入を決意した段階で，編入試験受験を希望していること，受験を考えている大学やその試験日程などについてきちんと伝え，実習日の調整などをお願いしましょう。そして，合格不合格いずれの結果にせよ，場合によっては後の相談がありますから，早めに連絡すべきでしょう。

なお，学校側の対応によっては，受験校を絞らなければならないこともありえます。また，大学に提出する志望理由書などを学校側で指導するケースも考えられます。担当の先生とのコミュニケーションを日頃から大切にしましょう。

Q2 受験勉強を進めるために，仕事をやめるべきでしょうか。

A2 ケースバイケースですが，その判断はなかなか難しいところです。

仕事をやめて困るのは経済的な問題が生じることです。当面の生活費や受験の費用はなんとかなっても，入学金や授業料，入学後の必要経費などを考えると，少しでも仕事を続けておきたいというのが，皆さんの本音でしょう。とは言え，仕事と受験勉強の両立は時間的にも体力的にも大変です。充分な準備ができず結果を出せないようでは，いつまでも進学という目的を実現できません。

経済的なことについては，Q3でふれます。ここで確認しておきたいのは，現時点での学力です。それから，今のまま仕事を続けた場合，平均して1日何時間の勉強時間を確保できるのかということです。もし，試験の半年前の時点で，英語や小論文に不安があり，かつ，1日の勉強時間が2時間に

のための Q&A

満たないようでしたら，退職して受験に専念した方がよいと思われます。勉強しなければならない内容も範囲も膨大ですから，集中して学習できる環境作りが必要です。大学（院）に関する情報収集，志望理由書や研究計画書の作成にもかなりの時間を要します。自分にとって今はどうすることが合格につながるのか，冷静に見極めましょう。

中央ゼミナールに通学する学生の例でみると，退職する方と仕事を続ける方は半々です。仕事を続ける方には，在職中の病院などでそのまま勤務を続ける方，パート勤務に切り換えて働く時間を減らす方がいます。退職した方の多くは国公立大学に合格します。仕事を続けている方については，病院の理解を得たり，パート勤務に切り換えて働く日数を減らすなどで授業や個別面談に休まず来ている方は合格しますが，授業で遅刻や欠席の多い方，個別面談に来ることができない方，勉強時間が確保できず授業の復習・予習ができない方には，結果を出せない人がいます。予備校で指導している立場から見ると，最低でも，試験の3ヶ月前からは受験に専念することが，合格に結びつくと思われます。

Q3 経済的な面で不安を感じています。進学後にアルバイトはできますか。奨学金を借りることはできるでしょうか。

A3 あくまで大学に進学した元中央ゼミナール学生から聞いた範囲ですが，編入生が多忙なのは3年の前期までで，後期からは多少ゆとりが生まれ，3年の1月以降は，かなり時間に余裕ができます。したがって，3年の夏休みから看護師のアルバイトを始める人が多いとのことです。大学院については編入に比べると取得しなければならない単位が少ないため，1年のうちから仕事をする人が多いと聞いています。

また，編入試験や大学院入試は試験の時期が夏から秋にかけてと早いため，ほとんどの方が受験が終わってから入学までの期間にアルバイトをします。看護職であれば，派遣会社などに登録して短期の仕事を紹介してもらうケースが多いようです。

次に奨学金についてです。一般的に利用される奨学金事業は独立行政法人日本学生支援機構が実施しています。また，大学が独自に奨学金制度をもっているところもあります。それから，民間企業等が設置母体となって奨学支援を行っているケースや寄付等で運営する民間非営利団体（NPO法人）

が行っている，例えば，保護者を失った遺児の育英を目的とした「あしなが奨学金」などの奨学金もあります。各大学のホームページなどで情報を収集してみましょう。さらに，各都道府県・各市町村の教育委員会が設置母体となって，地元出身者を対象に奨学支援を行っていることもあります。この場合，地元の広報誌などで直接公募することが多いため，自分で調べる必要があります。加えて日本看護協会が行っている奨学金事業もあります。ただし，他の奨学金との併用を認めない場合も多くあります。

> **奨学金事業を行っている団体**
> ①日本学生支援機構　②地方自治体の教育委員会
> ③民間企業等　④民間非営利団体　⑤日本看護協会

それから，学生に対する奨学援護の一環として，国立大学には，「経済的な理由によって授業料の納付が困難で，かつ，学業優秀と認められる者等にその納付を免除することにより，修学継続を容易にする」ことを目的とした授業料免除制度があります。仕事を退職して受験準備をした人は，入学の前年に収入がありませんから，授業料免除の対象になる可能性があります。

中央ゼミナールが看護系大学院に進学した人の奨学金利用率について調査したところ，大学院によってはほぼ全員が奨学金を受けているところもあります。また，中には奨学金ではなく，ほぼ全員が授業料免除の措置を受けているという回答もありました。

一つ付け加えておくと，大学には学生寮を設置しているところがあり，編入生，大学院生でも入寮できる大学があります。国立大学の場合，寮費は自炊の場合1万円程度で，食事がついても3万円程度です。このような，大学のさまざまな学生に対するサポートを上手に活用したいものです。

第8章　海外でキャリアアップする

8-1　海外でのキャリアアップとは

　看護師が不足しているのは日本だけではありません。貧困や紛争による感染症，新疾患，生活習慣病など，途上国から先進国まで健康問題が多様化している上，世界的な高齢化の波がさらに医療現場のニーズを高めており，深刻な看護師不足が起きています。アメリカでは2020年に40万人もの看護師が不足すると予測され，かつ，カナダ，アメリカ，イギリスの看護師の40%は外国人であると言われます。「ナースのグローバル化」が起きていると言えます。

　言葉の壁もあり，外国で看護師として働く日本人はまだ少数ですが，海外で働きたいと希望する看護師は増えています。しかし国によって医療制度もさまざまです。事前に現地の状況をしっかり確認し，万全の準備で臨む必要があります。ここでは海外，特に英語圏で看護師資格を取得して働く方法について，アメリカ，オーストラリアの例を挙げてみます。なお，そのために知っておきたい用語を，左の枠に記載しておきますので，随時，参照してください。

8-2　アメリカで看護師資格を取得する

(1) アメリカの現状

　アメリカは，最先端の医療が行われているため看護学の専門性を深めることができる上に，看護師の社会的地位が高く給与面などで優遇されているなど，魅力的な国です。また，以前はアメリカで看護師資格を取ると1年程度でグリーンカード（永住権）を取得できると言われており，海外から多くの外国人看護師が集まりました。しかし，現在，状況は大きく変わっています。理由として，2006年で看護師の特別永住権枠（Schedule A）がなくなったことが挙げられます。現在は一般の雇用ベースによる申請者と同じ扱いになり，グリーンカード取得まで4〜5年かかるようになりました。

　その上，不景気がますます外国人看護師の採用を厳しくしています。アメリカで正看護師に合格後，グリーンカードを申請するにあたっては，その看護師を必要としてグリーンカードの保証人となり，申請に必要な弁護士費用を負担してくれるビザスポンサーになる病院が必要です。しかし，4〜5年先の採用のために多額の費用を出してビザスポンサーになる病院を見つけるのは現状では不可能だと考えられます。さらに，不景気の中，アメリカでは看護職の人気が上がっています。病院側はアメリカ人を採用することでビザスポンサーになる費用を削り，経費を節減できるのです。

　また，世界的に看護師不足の中，外国から看護師を受け入れることで，その国の看護師不足に拍車をかけることに対する批判が起きていること，同時多発テロ以来の移民制限，不景気の中で自国の雇用率をアップさせたいというアメリカ政府の狙い，これらも「外国人を雇うよりアメリカ人を雇う」ということにつながり，外国人看護師に対するビザやグリーンカード取得を難しくしている背景であると思われます。

■ TOEFL（Test of English as a Foreign Language）

英語を母国語としない人の英語力を測るテストとして，1964年にアメリカの非営利教育団体により開発された。現在は，アメリカ，イギリス，オーストラリア，ニュージーランド，カナダのほぼ全ての大学で，留学希望者が大学での「読む」「聞く」「話す」「書く」で必要とされる英語能力を持っているか判定する基準として，TOEFLのテストスコアを利用している。TOEFL PBT（Paper-based Test：ペーパー版TOEFLテスト）とTOEFL iBT（Internet-based Test：インターネット版TOEFLテスト）があり，日本ではTOEFLiBTが実施されている。テストセンターは世界で180ヶ国約4,500ヶ所，日本には約100ヶ所ある。

■ NCLEX-RN（National Council Licensure EXamination-Registered Nurse）

アメリカ正看護師資格試験。NCSBN（アメリカ看護師委員会）によって作成され，CATと呼ばれるテスト形式で行なわれる。受験にあたっては，看護師のライセンスを発行する各州のBoard of Nursingに申請する必要がある。

もともとアメリカでは、アメリカで働いた経験のない看護師をなかなか採用しません。アメリカ国籍があっても、短大卒、専門学校卒（アメリカでは2～3年のディプロマ・プログラム）レベルの新人は就職先を探すのが大変なのが現状だと言います。

その上、アメリカで看護師として働く上で、また一つ、ハードルが増えています。2010年からNCLEX（アメリカ看護師資格試験）受験の規定が変わり、受験申し込みにあたりSSN（社会保障番号：Social Security Number）を提示することが必須となったのです。現在、SSNを持たない外国人はアメリカでNCLEXを受験するのが不可能な状態になっています。

このような状況を踏まえた上で、アメリカでの看護師資格取得に取り組むかどうか、決断する必要があります。せっかく時間とお金をかけてアメリカに行ったのに、SSNを取得できずにNCLEX受験に至らないまま帰国することになった、そのようなことがおきないように慎重に行動しなければなりません。

(2) アメリカでの看護師資格取得方法

アメリカでの看護師資格取得には大きく2つの方法があります。一つが留学ルートで、一つが試験ルートです。現地で看護師として働くチャンスを少しでも増やすには留学がお勧めですが、その理由も含めて、以下に説明していきます。

まず、留学ルートですが、留学にあたって第一のハードルとなるのが英語力です。TOEFL-iBTで61以上の力があれば、日本の看護専門学校や短期大学で取得した単位を生かして、直接、アメリカの大学（看護の学士号を取得するコースを設置していること）・Community College（2年制大学　RNの受験資格を取るためのコースを設置していること）へ編入し、2～3年で卒業することができます。TOEFLのスコアが不足している場合は日本でTOEFL-iBT61以上を取得するか、アメリカの語学学校に通学して取得するか、どちらかを選ぶことになります。

留学ルートは試験ルートに比べると、費用や年数がかかります。ですから、アメリカで看護師資格を取得することだけを考えるのであれば、試験ルート、特にカリフォルニア州やニューヨーク州を受験する方法が早道に思えます。しかし、その後の就職を考えると、留学ルートのほうが有利な点があります。

まず、SSN取得のチャンスがあることです。学生ビザでは働くことができませんが、学内でのアルバイトは認められており、雇用されればSSNの申請ができます。また、4年制大学を卒業した場合には、バチュラー（学士）ナースとして就職にあたっての評価や待遇が変わってきます。さらに、1年間の仮の労働許可（Optional Practical Training（OPT）というインターンシップ制度）を得ることができます。OPTとは、留学生が卒業後1年間だけ労働ビザなどがなくても専門分野で働く経験ができるという制度で、アメリカに滞在希望の留学生は、この1年間のうちにビザスポンサーを探し、ビザの申請をすることになります。

加えて、CGFNS試験とViza Screen（ビザスクリーン）の英語能力試験受験が不要になるというメリットがあります。

ところが留学にもハードルがあります。実は今、アメリカでは大学・短期大学の看護コース

■ NCLEX-PN・LVN（National Council Licensure EXamination-Practical・Licensed Vocational Nurse）
アメリカ准看護師資格試験。アメリカでは准看護師はカリフォルニア州とテキサス州のみに存在する限定資格と規定されている。

■ CGFNS（Commission on Graduates of Foreign Nursing Schools）
アメリカ以外で看護教育を受けている看護師がアメリカで看護師免許取得の申請をする場合に、その海外での看護教育がアメリカでも適応されるかどうかを審査する機関。海外の看護師がNCLEXテストを受ける前に必ずCGFNSの書類審査を受ける必要がある。ただし、カリファルニア州、ニューヨーク州、イリノイ州などでは看護資格取得申請の際にCGFNSへの登録・試験が免除されている。永住権を得るために必要なビザスクリーン試験もこの機関により行われる。

■ CGFNS試験
受験資格は、高等学校卒業以上で2年以上の看護学校を卒業し、内科・外科・産科・小児科・精神科・看護理論・臨床実習を修得し、日本の看護師免許を取得していること。准看護師免許は不可。日本国内でも年3回実施している。

が非常に人気になっており，アメリカ国籍の人の間でも入学が順番待ちの状態となっているのです。せっかくアメリカに行ったものの，何年か待たないと看護コースは入学できないと言われる恐れもあるということです。

その他，1年程度の私立の学校で語学と併設されたNCLEXプログラムに参加するという方法もあります。留学生向けは入学しやすいのですが，非常に高額の費用がかかります。また，どの程度のサポートがされるのか，事前にしっかりと確認する必要があります。基本的に随時（月1回程度）入学可能の学校が多く，オンラインで受講できるところもあります。

■ ATT（Authorization to Test）
アメリカでNCLEXを受験するために必要な許可書。各州の看護協会（Nurse Board）が申請者の海外での看護教育を審査し，適当であればこの書類を発行する。

■ Nurses Board
各国における看護協会。アメリカでは州ごとにナースボードを置き，登録条件等も異なることがある。ナースボードでは自国および海外からのすべての看護師登録の受付，審査，更新等を行う。

■ Viza Screen（ビザ スクリーン）
外国人看護師が労働ビザやグリーンカードを申請する際，看護に必要な英語力の基準を満たしているかを判断・評価するもの。CGFNS機関のICHP（International Commission on Healthcare Professions）という部門が行う。受験するにはRNの場合，CGFNSかNCLEXに受かっていることが条件。英語圏の国においてその専門分野の専門学校・カレッジ・大学を卒業した人は英語能力判定が免除される。

■ SSN 社会保障番号（Social Security Number, ソーシャルセキュリティナンバー）
アメリカ合衆国において市民・永住者・外国人就労者に対して発行される9桁の番号。連邦政府の社会保障局が個人に対してそれぞれ発行。徴税用の個人特定が目的だったが，戸籍のないアメリカでは個人を特定

図1 ①現地の大学・短大へ進学してからNCLEXの試験を受ける ⇒ 留学ルート留学に必要な事前の英語力

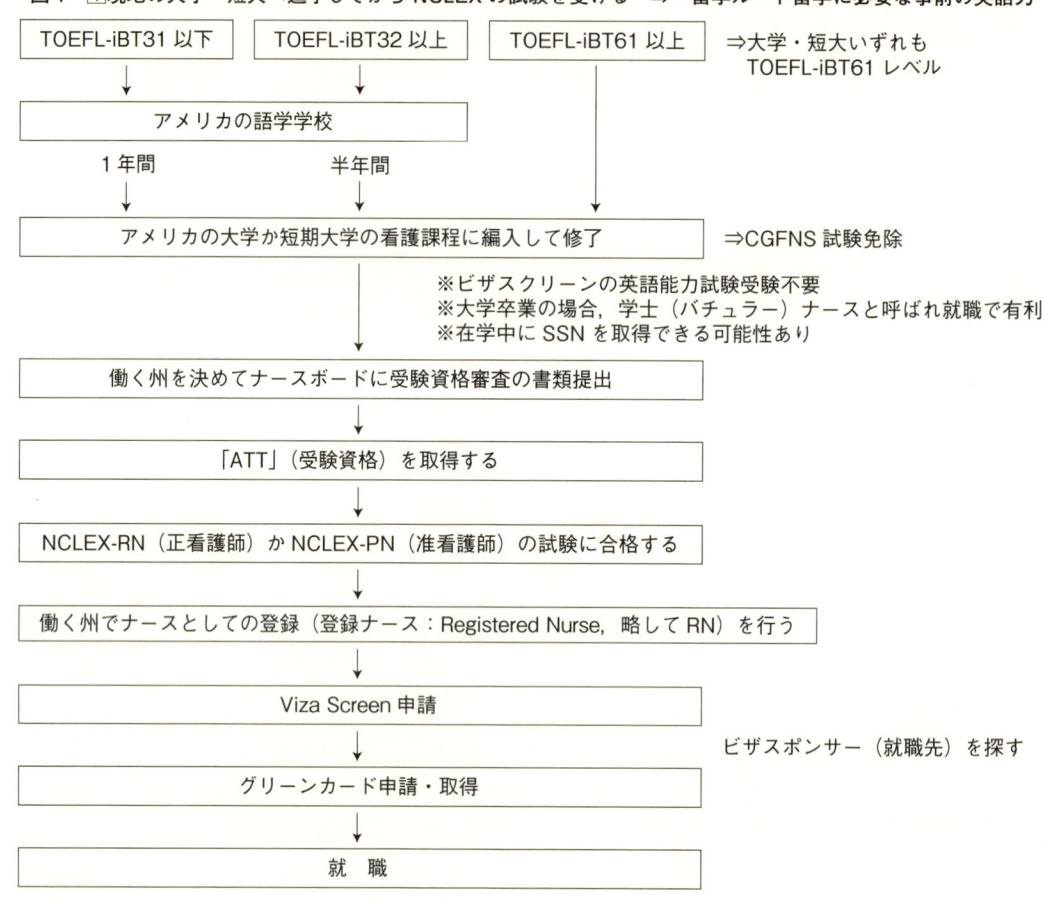

```
┌─────────────┐ ┌─────────────┐ ┌─────────────┐
│TOEFL-iBT31以下│ │TOEFL-iBT32以上│ │TOEFL-iBT61以上│   ⇒大学・短大いずれも
└──────┬──────┘ └──────┬──────┘ └──────┬──────┘      TOEFL-iBT61レベル
       ↓               ↓                │
   ┌───────────────────────┐            │
   │   アメリカの語学学校      │            │
   └───────────────────────┘            │
       │1年間           │半年間          │
       ↓               ↓               ↓
   ┌─────────────────────────────────────┐
   │ アメリカの大学か短期大学の看護課程に編入して修了 │  ⇒CGFNS試験免除
   └─────────────────────────────────────┘
                      │   ※ビザスクリーンの英語能力試験受験不要
                      │   ※大学卒業の場合，学士（バチュラー）ナースと呼ばれ就職で有利
                      │   ※在学中にSSNを取得できる可能性あり
                      ↓
   ┌─────────────────────────────────────┐
   │ 働く州を決めてナースボードに受験資格審査の書類提出   │
   └─────────────────────────────────────┘
                      ↓
   ┌─────────────────────────────────────┐
   │ 「ATT」（受験資格）を取得する                  │
   └─────────────────────────────────────┘
                      ↓
   ┌─────────────────────────────────────┐
   │ NCLEX-RN（正看護師）かNCLEX-PN（准看護師）の試験に合格する │
   └─────────────────────────────────────┘
                      ↓
   ┌─────────────────────────────────────┐
   │ 働く州でナースとしての登録（登録ナース：Registered Nurse，略してRN）を行う │
   └─────────────────────────────────────┘
                      ↓
   ┌─────────────────────────────────────┐
   │ Viza Screen申請                      │        ビザスポンサー（就職先）を探す
   └─────────────────────────────────────┘
                      ↓
   ┌─────────────────────────────────────┐
   │ グリーンカード申請・取得                    │
   └─────────────────────────────────────┘
                      ↓
   ┌─────────────────────────────────────┐
   │              就　職                   │
   └─────────────────────────────────────┘
```

それでは試験ルートはどうでしょうか。試験ルートの場合，何らかのかたちでSSNを持っていること，また，留学以上に高い能力を求められるViza Screenに合格するだけの英語力を持っていることなど，いくつかの条件がそろわないと，現状では看護師資格を取得して，アメリカで働くのは難しいと言えます。

図2 ②大学などを経由せず，直接 NCLEX に挑戦する ⇒ 試験ルート

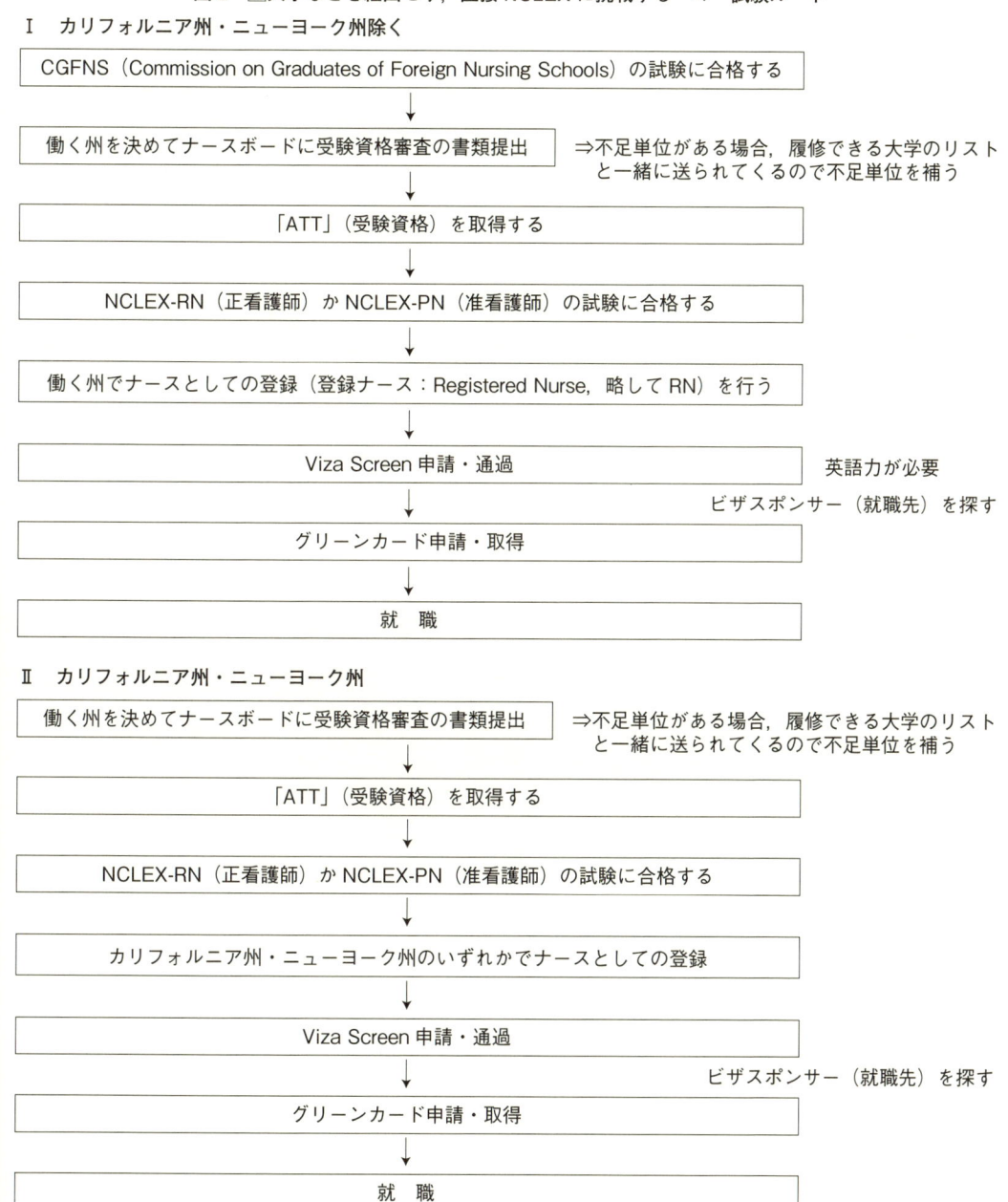

Ⅰ カリフォルニア州・ニューヨーク州除く

- CGFNS（Commission on Graduates of Foreign Nursing Schools）の試験に合格する
  ↓
- 働く州を決めてナースボードに受験資格審査の書類提出 ⇒不足単位がある場合，履修できる大学のリストと一緒に送られてくるので不足単位を補う
  ↓
- 「ATT」（受験資格）を取得する
  ↓
- NCLEX-RN（正看護師）か NCLEX-PN（准看護師）の試験に合格する
  ↓
- 働く州でナースとしての登録（登録ナース：Registered Nurse，略して RN）を行う
  ↓
- Viza Screen 申請・通過　　英語力が必要
  ↓　　ビザスポンサー（就職先）を探す
- グリーンカード申請・取得
  ↓
- 就　職

Ⅱ カリフォルニア州・ニューヨーク州

- 働く州を決めてナースボードに受験資格審査の書類提出 ⇒不足単位がある場合，履修できる大学のリストと一緒に送られてくるので不足単位を補う
  ↓
- 「ATT」（受験資格）を取得する
  ↓
- NCLEX-RN（正看護師）か NCLEX-PN（准看護師）の試験に合格する
  ↓
- カリフォルニア州・ニューヨーク州のいずれかでナースとしての登録
  ↓
- Viza Screen 申請・通過
  ↓　　ビザスポンサー（就職先）を探す
- グリーンカード申請・取得
  ↓
- 就　職

　以上のように，留学コースにしても試験コースにしても，今はかなりの困難を伴います。しかし，アメリカで看護師が不足していることは確かですし，必要なだけの看護師を国内で養成する教育システムが整っていないことも事実です。そのため，看護師の特別永住権枠（Schedule A）の復活に向けての動きもあります。また，グリーンカードには移民多様化ビザ抽選プログラム（DV プログラム）という抽選で当てる制度があります。これはアメリカへの移民の割合が少なかった国の人々に対して，年間5万件永住ビザが発給されるというシステムで，日本から

する唯一の方法であるため，銀行口座開設，運転免許証取得などで使用され，近年は事実上の国民識別番号となっている。番号を持たない者は，持っている者より米国内での就労が困難。

■留学費用について
【インターネットで海外への留学情報全般を得る】
＊独立行政法人日本学生支援機構 http://www.jasso.go.jp/
奨学金貸与事業，学生生活支援事業，留学生支援事業を行っている。留学については，留学生事業部がインターネットやイベントで留学情報を提供するとともに，留学生等に対する奨学金の給付・各種留学生交流プログラムの実施，留学生宿舎の整備，日本留学試験等による入学手続きの改善に取り組んでいる。
＊日本看護協会 http://www.nurse.or.jp/nursing/international/working/index.html
海外の看護事情に関する情報提供
【奨学金・学費ローン】
＊独立行政法人　日本学生支援機構〈第二種奨学金（海外）〉
国際奨学課　03-5520-6030
＊国の教育ローン　日本政策金融公庫
教育ローンコールセンター
0570-008656
【アメリカへの留学情報を得る】
＊日米教育委員会 http://www.fulbright.jp/
日米両国政府が共同運営管理する公的サービスで，ア

第8章　海外でキャリアアップする

も応募ができます。宝くじを当てるような話ではありますが，応募してみるのもよいでしょう。

今後，アメリカでのグリーンカード取得については，どのような変化があるかわかりません。引き続きアメリカの動向には絶えず注意を払って，チャンスを狙っていきましょう。

8-3 オーストラリアで看護師資格を取得する

(1) オーストラリアの現状

アメリカで看護師になるのが難しい現状の中，注目されるのがオーストラリアです。オーストラリアは総人口の4分の1近くがオーストラリア以外で生まれ，さらにその6割以上（61％）が英語圏以外の出身という多民族・多文化国家です。オーストラリアでも看護師不足は深刻ですが，外国人看護師の受入れには積極的です。日本看護協会国際部の「看護師の国家間移動と各国の受入れ状況」（2011年12月現在）によると，外国人看護師の就労への障壁として移民規制など外国人の労働制限や現地の資格取得試験ほか，種々の問題が挙げられているなか，オーストラリアについては「実践資格の取得以外には障壁はない」とされています。

オーストラリアの看護師資格は，正看護師（Registered Nurse-RN）と准看護師（Enrolled Nurse-EN）の2つに分類されます。オーストラリアには，日本の国家試験に相当するような看護師資格試験はありません。正看護師資格を取得するにはオーストラリア看護・助産協会（Nursing and Midwifery Board of Australia）に認定された通常3年の大学看護学士課程で教育を受け学士号を取得することが条件です。その後，オーストラリア看護・助産協会で看護師登録を行います。ただし，西オーストラリア州については，州の規制機関に登録申請して，看護師登録をします。また，准看護師（Enrolled Nurse-EN※）の資格は，TAFE・専門学校の特定のコースを修了することで取得します。その後，多くの人がオーストラリアの公立病院と一部の私立病院で行われる，卒業したばかりの看護師を対象にしたプログラム（New Graduate Program 新卒看護師教育）に参加します。新卒の看護師は病院実習期間が短いことから，このプログラムを終了しないとその後の就職が難しいと言われています。

また，オーストラリアでは，看護師免許は毎年の更新を必要とされています。2010年から1年間に20時間の継続教育を受けることが免許更新の条件として義務付けられました。

(2) オーストラリアで看護師免許を取得する

日本人がオーストラリアで看護師免許を取得するにあたっては，日本での看護師資格を持っていること，3年以上の実務経験があり，学校卒業後，看護師としての経験にブランクのないことが条件になります。そこからのルートは日本での学歴によって2つあります。

まず，日本で看護学士を持っている方は，オーストラリアの学士と同等の教育課程を修了していると認められます。現地での審査を通れば，あとは本登録のための現地の大学・専門学校での短期プログラム（8～16週）に参加することで，現地の看護師登録に申請することができます。この審査ルートでは，短期間でオーストラリアで正看護師資格を得ることができます。費用が安く済むことも魅力です。ただし，現地の医療環境，日本とは異なる文化など，さまざまな事情を理解するなど，オーストラリア

メリカの大学・大学院留学に関する情報提供と相談に無料で対応。03-3580-3231

【留学の平均的経費】

*留学の際には，①学校関係費用（学費，教科書代，文房具代など），②滞在費用（宿泊費，食費，交通費など），③渡航関係費用（ビザ費用，航空券代，海外旅行者保険費用）などがかかる。

*アメリカでは，大学の学費は公立か私立か，4年制か2年制かなどでかなり幅がある。また，その他の経費も留学する地域，住居の形態（学生寮・ホームステイ・アパートほか），食事の方法（外食・自炊）など，生活スタイルで出費額が大きく違う。往復の旅費を除いた1学年間（9ヶ月，夏休み期間などを除く）の費用は$10,000から$70,000。具体的には，私立大学の場合，学費が1学年間で$20,000から$30,000。部屋代，食費が$7,000から$10,000程度，さらに交通費や雑費に$3,000程度。なお，上記費用を負担できる財政証明がないと大学入学は許可されないので，見通しをきちんと立てる必要がある。

*オーストラリアに留学する際には，オーストラリアでの生活費および学費を賄うことができる証拠を提出する必要がある。移民法が指定する生活費の基準レートは，ビザを申請する学生が1年にA$18,000で，大学の学費は年間$A9,000から$A14,000。また，宿泊に必要な費用は，ホームステイの場合，

で働くための準備期間が少ないのも事実です。また，前述の New Graduate Program への参加ができないため，就職活動が次に説明する大学編入ルートよりも厳しくなる可能性があります。

次に，日本で学士を持っていない方ですが，この場合，オーストラリアの大学を卒業する必要があります。オーストラリアの大学には「コンバージョンコース」があり，日本の正看護師は日本での教育や経験を認められて単位を移行することにより，コンバージョンコースへの入学が認められます。その後1〜2年で卒業して正看護師資格取得に必要な学士を取得できます。オーストラリアの大学に編入するわけです。ただし，看護学校卒業後，長期間経過している場合は，修了に3年かかることもあります。

この大学編入ルートは期間が長く，費用もその分かかります。しかし，看護師資格と学士の両方を取得できるところは魅力です。また，オーストラリアの事情について理解する時間を得ることもできます。ただし，たくさんあるコンバージョンコースのなかで，オーストラリア看護・助産協会から，現地の学士と同等の教育課程と認可されているコースを選び，あとで困ることがないようにするためには，各大学のコース内容に留意する必要があります。

以上から，オーストラリアでは比較的簡単に看護師資格が取得できるように思いがちですが，問題が2つあります。一つはここ数年，制度の変更が相次いでいることです。制度の変更については随時チェックしていく必要がありますし，影響を受けにくいという意味では大学編入ルートのほうが安全だと考えられます。そしてもう一つは非常に高い英語力を求められることです。オーストラリアでは，看護師登録に必要な英語レベルは，IELTS アカデミック 7.0 または OET B です。IELTS アカデミック 7.0 は TOEFL-iBT に換算すると 100／120 という非常に高いスコアになります。アメリカに比較しても高いハードルです。以上から，オーストラリアの看護師資格取得のポイントは，まずは英語力です。日本，あるいは現地の語学学校などを利用して，計画的に英語力を養っていく必要があります。最後に，オーストラリアでの看護師資格取得を図示しておきます。

図3　審査ルート

```
日本での看護師資格＋3年以上の実務経験＋
Curriculum Vitae（CV　英文履歴書）＋日本で
の看護学士号＋IELTS アカデミック 7.0 また
は OET B で審査を受ける
        ↓ スコアが足りない場合
          は現地の語学学校で半
          年から1年半学習
現地の大学・専門学校での短期プログラム（本登
録のための実習）
        ↓
オーストラリア看護・助産協会に登録
        ↓
     就　職
        ↓
     永住権取得
```

図4　大学編入ルート

```
IELTS アカデミック 6.5 と同等の英語力
        ↓
現地の大学に編入・卒業
        ↓
オーストラリア看護・助産協会に登録
IELTS アカデミック 7.0 または OET B スコア提出が必要
        ↓
New Graduate Program にて就職／永住権取得
        ↓
看護師として就職
```

食事込みで週に A$110 から 270，大学の寮の場合，A$150 から 280。

■IELTS アカデミック
英語熟練度を測る英語検定の1つで，ケンブリッジ大学 ESOL Examinations，ブリティッシュ・カウンシル，IDP Education Australia が協同で運営。Academic Module（大学や他の高等教育機関へ出願用の英語テスト）と General Training Module（一般的な生活，仕事や，移住関係に関わる英語のテスト）の2種類がある。オーストラリア，イギリス，カナダ，ニュージーランド他でほぼ全ての大学が受け入れている。

■OET（Occupational English Test）
オーストラリアで考案された医療系の語学力判定テスト。医師，看護師，薬剤師等，それぞれの分野の現場で必要とされる英語力を判定するために採用される。

アメリカ看護師資格試験受験体験記

倉橋　夏代さん

プロフィール：都立看護専門学校卒業後，都立病院で17年勤務。平成20年に退職し，4月からアメリカ留学（H.22.11月 NCLEX受験，同年12月 NCLEX合格）。平成22年12月に帰国。病院勤務と並行して受験勉強をして，平成23年10月千葉大学看護学部3年次編入学試験合格。

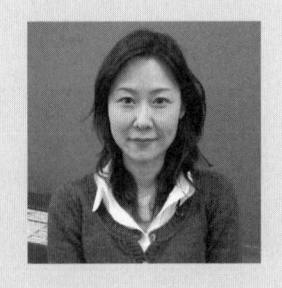

「海外で看護師としてキャリアアップしてみたい」と希望する人は少なくないでしょう。実際にそれを実現させている方のブログなどを読むと，憧れの思いで「よし，私も！」という気持ちになりますよね。私の親友である元同僚（現在ハワイで常勤のRN）も，その決意のもと10年前に渡米しました。そして私もいつしかそれに続きたいと思うようになっていたのですが……。

アメリカにおける看護師を取り巻く環境（免許取得，就職状況，労働ビザなど）は，10年以上前と比べると大きく様変わりしています。ですから，刻々と変化するあらゆる看護師事情について，自主的に正確な最新の情報を収集し，渡米に向けて準備することが肝要です。ここで私のNCLEX受験体験といくつかの参考情報を紹介させていただきます。

私は留学にむけて準備し始めていた時点で，「たとえNCLEXに合格したとしても，労働ビザや永住権の取得が困難極まりない，とにかく就職先がない」という厳しい現状を知っていたので，アメリカでRNになることが実現可能なものとは思えなくなっていました。それでも，人生において一つの経験として英語で看護を学んでみたい，NCLEXに挑戦してみたいという思いは強く，3年以内の米国滞在という期限を決めて渡米しました。

当時の私の英語力は，現地の語学学校でいえば中級レベル程度のものでした。語学学校では，途中で転校したこともあったため，上級クラスを終了するまでに1年かかりました。その後2カ月ほどTOEFLのクラスを受講し，渡米後1年3カ月目にコミュニティカレッジ（2年生の大学）に入学することができました。そこにはNursing Courseもあったのですが，コース担当教員に相談したところ2～3年の待機期間があること，またコースに入るための必修科目として数学などのクラスも履修が必要であることなどの説明を受けました。残りの限られた留学期間のなかで，カレッジにおいて優先的に学びたい科目や滞在費用などを考えると，Nursing Courseに入ることを諦めざるをえませんでした。そのため，NCLEX受験の準備の一環として，Biology（解剖生理学，病理学など）やHealth education，English，などのクラスを3セメスター（1年半）かけて受講することにしました。それと並行して，Adult school※でMedical Terminology（医療専門用語）のクラスも受講していました。語学学校時代にはさほど英語力が向上した実感はありませんでしたが，カレッジでの膨大な量の読み書きと聴講が，いつしか英語力のスキルアップにつながっていました。

NCLEXの実質的な勉強は，カレッジに入学した頃から練習問題を使って自己学習の形で始めました。初めの頃は1ページをこなすのに1時間以上もかかっていましたが，カレッジでの英文読解力が鍛えられていくにつれ，練習問題をこなしていくスピードもアップしていきました。カレッジで3セメスター終了後，NCLEX受験に向けて本格的に準備するためにKaplanという学校のNCLEX-RN prep. courseを受講し，そこで4カ月間，講義参加とテキスト，コンピューターを使用した莫大な量の練習問題をこなした後，NCLEX受験に臨みました。2週間後，合格通知を受け取ることができましたが，RNのライセンスを発行してもらうのに必要とされるSSNを持っていなかった私は，合格通知のみを手に帰国することとなりました。

アメリカでRNとしての就職までには至りませんでしたが，NCLEXへの挑戦は自分の人生においてとても貴重な経験となりました。NCLEX受験準備を通して改めて看護を学び直すチャンスがあったことで，さらに深く看護を学びたいという思いに至り，現在の看護大学への編入という道につながりました。その意味では，一つのキャリアアップのきっかけになったと言えるかもしれません。また異国生活を通して，単一民族国家である日本では経験できないような異文化を体感することで，

様々な価値観への理解ということも学ぶことができたような気がします。

海外（特にアメリカで）でのRNとしての就労，永住権取得はますます厳しい状況となっており，それらを実現させるには相当な労力と気力，費用と時間を要し，かなりの覚悟が問われます。一番残念なのは，ビザや永住権といった，自分の努力ではどうにもならない問題があることです。これらの厳しい現状を十分に理解したうえで，自分なりのキャリアアップを目指してハードルの高いものへ挑戦することは，決して無駄ではないと信じています。現状に満足することなく，常に成長し続けていける自分でありたいですね。

では最後に，海外（北米）で看護師を目指すにあたり，心得ておかなければならない留意点を参考までにいくつか挙げておきます。ただし，実際に自分でも正確な情報を得るための努力は惜しまないで下さいね。

1. NCLEX受験資格取得について（州ごとのBRNの規定を参照）

2010年4月，California Board of Registered Nursingの規定改定により，カリフォルニア州でNCLEX受験を希望する者は，受験資格審査の申請にあたりSSN（Social Security Number）の提示が義務化されました。つまり，SSNを持たない留学生は何らかの形でSSNを取得しない限りNCLEX受験資格が与えられないことになったのです。SSNは米国内で収入のある人が取得できるものですが，学生ビザ（F1-VISA）で渡米した人は米国内での就労は違法になります。留学生がSSNを取得する方法としては，学内でのアルバイト（合法）を見つける，営利目的の学校（語学学校のようなもの）が開いている留学生対象のNCLEXコースに高額な費用を払って申し込む（10カ月～1年間のプログラムを組んでいるところが多い）などが考えられます。

2. CGFNSまたはBRNによる受験資格審査で「単位不足」と判定された場合

特に旧カリキュラムで履修した人の場合，精神科の履修時間不足が指摘されることが多いようです。CGFNSやBRNから不足単位の履修可能な大学を紹介されるようですが，科目によっては実習も含まれ，当然ながら大学レベルの授業についていて行け，臨床で使えるだけの英語力が即求められます。またこの不足分の単位を履修するための時間と滞在費，授業料が余分にかかってくることになります。

3. UniversityやCollegeのNursing Courseへの編入や入学

各学校によって状況は異なると思いますが，小規模の2年制大学によってはwaiting listがあり，選抜されるまでに2～3年を要するところもあるようです。選抜には成績も関係してくるので，待機中に履修しておくべき必修科目については高いGPAをキープしておく必要があります。編入を希望する大学の受け入れ状況を事前によく把握しておく必要があります。一方，4年制大学では一定の条件を満たせば入学許可が得られ，看護学部への入学も可能であることが考えられます。現地で大学を卒業すればビザスクリーンも免除され，就労にも有利なため，この方法が一番確実と言えるでしょう。

4. 就職

現在は，外国人看護師どころかアメリカ国籍をもつ人でさえ，現地での看護師経験のない新人の就職は厳しい状況です。しかも，短大卒レベルでは就職もほとんどないと聞きます。今後は4大卒のBSN（Bachelor of Science in Nursing＝看護学学士）保持者を優先採用するという流れもさらに強くなっていくようです。以前は，OPTの期間内にビザスポンサーとなってくれる病院を就職先として探し，その後，自力で永住権や労働ビザを取得するという方法が一般的であったようですが，現在はアメリカ経済の不況により，ビザスポンサーになってくれる病院は皆無に等しいと考えられます。

5. ビザ，永住権

外国人看護師の場合，移民法により現在も永住権や労働ビザを取得するのに数年かかる状況が続いており，OPTで与えられた1年間の労働許可の期限切れで帰国を余儀なくされる人も多いようです。また，ビザスクリーンのための弁護士に支払う高額な費用，ビザスクリーンにパスするための高い英語力を身につけることの苦労など，看護師免許を取得できたからと言って，永住権，労働ビザを取得するのは容易ではありません。

※ Adult school
アメリカ政府公認の学校で，語学の勉強（無料）や職業訓練（格安）など，様々な講座を大人向けに開講している。

第9章　准看護師から正看護師になる

9-1　准看護師と正看護師

　正看護師が国家資格免許であるのに対し，准看護師は都道府県知事免許となっています。また，准看護師は「医師，歯科医師または看護師の指示を受けて，傷病者もしくは褥婦に対する療養上の世話または診療の補助を行うことを業する者」と定義されています。

　看護師の専門性と質の高さを保障するために，准看護師の養成教育は縮小，廃止される方向にあり，全日制高校の衛生看護科も正看護師になるための専攻科との一貫制による看護師養成所に移行しつつあります。一方，最近の不安定な経済・雇用状況から，資格を取って安定した仕事に就くために，准看護師学校に入学する大学・短期大学卒業者が多くなりつつあります。しかし，高度化する現在の医療現場においては，高い教育が求められること，上記定義によると准看護師は看護師の指示を受ける立場にありキャリアアップが難しいこと，平均給与や年収が看護師よりも低いことなどから，准看護師資格取得後に正看護師を目指す人は今後も増加すると思われます。

　厚生労働省の平成20年保健・衛生行政業務報告によると，看護師と准看護師の実人員は次のとおりです。看護師が年々増加している一方で，准看護師の数は平成14年度以降，やや減少傾向にあります（表1参照）。

表1　看護師と准看護師の実人員の変遷

	H10	H18	H20	H18とH20の比較
看護師	594,447	811,972	877,182	+65,210 (8.0%)
准看護師	391,374	382,149	375,042	-7,107 (1.9%)

9-2　准看護師から正看護師になるためには

　准看護師から正看護師になるためにはいくつかの方法がありますが，最も一般的なのは，専門学校か短期大学の2年課程，いわゆる進学コースに進むことです。2年課程には学業にだけ専念して2年間学ぶコースと，働きながら3年間かけて学ぶ昼間定時制と夜間定時制があります。これらのコースはいずれも学校に通って学ぶ必要がありますが，正看護師を目指しても近くに学校がなかったり，家庭等の事情で通学できない人もいると思います。そのような人には自宅等で学習して正看護師の受験資格を得る方法があります。

　平成16年度から准看護師として10年以上の臨床経験を持つ人を対象にして，2年課程の通信教育が開始されています。平成23年12月現在，全国に24校の通信制看護師学校・養成所があります（表2参照）。これらの学校・養成所に入学し，所定の単位を修得すれば，看護師国家試験の受験資格が得られます。通信制の単位数は2年課程の他のコースと同じですが，教育方法が通学制と異なっています。通信学習については，印刷教材，放送等による授業を行った上で，添削指導を行うこととされています。

通信学習における単位認定は，入学した学校で取得した科目の単位だけではなく，放送大学が開講している科目の単位を取得したものも認められています。

また，10年以上の実務経験のある准看護師は，臨床実践については十分な経験を有しているとみなして，臨床実習は紙上事例演習（ペーパーペイシェント），病院見学実習及び面接授業を行うことに代えるとしています。つまり，病院等において実際に患者を対象にした実習は行わなくても良い，ということになります（表3参照）。

表2　2年課程通信制看護師学校養成所

都道府県	学校・養成所名	電話番号
北海道	札幌医療科学専門学校	011-661-3360
	北海道立衛生学院	011-611-0292
青森県	八戸看護専門学校	0178-28-4028
宮城県	東北福祉看護学校	022-727-2422
福島県	国際メディカルテクノロジー専門学校	024-956-0160
埼玉県	上尾中央看護専門学校	048-771-6212
千葉県	木更津看護学院	0438-23-9361
東京都	聖母看護学校	03-3950-0173
	東京衛生学園専門学校	03-3763-9585
新潟県	日本福祉医療専門学校ニフィス	025-261-2202
石川県	金沢看護専門学校	076-251-9570
岐阜県	平成医療専門学校	058-234-0002
愛知県	愛西学園弥冨看護学校	0567-68-2319
大阪府	大病協看護専門学校	06-6567-2308
兵庫県	神戸常盤短期大学	078-611-3333
和歌山県	和歌山県病院協会立和歌山看護専門学校	073-480-3278
山口県	日本医療学園附属東亜看護学院	0832-56-7111
徳島県	徳島県立看護学院	088-633-6623
香川県	穴吹医療カレッジ	087-823-2133
福岡県	福岡看護専門学校	092-607-3235
	麻生看護医療専門学校	0948-25-6080
熊本県	熊本看護専門学校	096-355-4401
大分県	別府大学付属看護専門学校	0977-66-6191
鹿児島県	鹿児島中央看護専門学校	099-226-1201

表3　2年課程通信制の教育内容・単位・教育方法

区分	教育内容	通信学習		病院見学実習及び面接授業	
		単位数	レポート数	単位数	レポート数
基礎分野	科学的思考の基盤	合わせて7	7		
	人間と人間生活の理解				
	単位（時間数）	7（315）			
専門基礎分野	人体の構造と機能	合わせて10	10		
	疾病の成り立ちと回復の促進				
	社会保障制度と生活者の健康	4区4			
	単位（時間数）	14（315）	14		
専門分野	基礎看護学	7	7		
	在宅看護論	3	3		
	成人看護学	3	3		
	老年看護学	3	3		
	小児看護学	3	3		
	母性看護学	3	3		
	精神看護学	3	3		
	単位（時間数）	25（750）	25		
	臨地実習		紙上事例演習		
	基礎看護学	2	3事例程度	1	
	在宅看護論	1	3事例程度	1	
	成人看護学	2	3事例程度	1	各専門7分野ごとに病院見学実習2日及び面接授業3日
	老年看護学	1	3事例程度	1	
	小児看護学	1	3事例程度	1	
	母性看護学	1	3事例程度	1	
	精神看護学	1	3事例程度	1	
	単位数（時間数）	9	21事例程度	7	
		16（720）			

データ編【全国看護系大学完全データ〈編入・大学院・専攻科〉】

データを読む際の注意点〈必ずお読みください〉

この資料は，看護系大学の平成24年度（平成23年4月〜平成24年3月実施分）編入試験要項，専攻科・別科入試要項，大学院入試要項（博士後期課程除く）と，各大学へのアンケート等をもとに作成しています。内容については，平成25年度以降変更になることがありますので，必ず最新の要項または各大学ホームページでご確認ください。

編入学募集の有無と専攻科・別科，修士課程，博士前期課程，博士後期課程，専門職大学院の有無を記しました。
〈略号〉 編入：編入学試験　専攻科：専攻科　別科：別科　修士：修士課程　博士前期：博士前期課程　博士後期：博士後期課程　専門職：専門職大学院

設置されている課程で取得できる資格を記載しました。なお，学部欄に記載してある資格は，1年次から入学した学生が取得できる資格です。略号は以下のとおりです。
看…看護師，保…保健師，助…助産師，養一…養護教諭一種，高…高校教諭一種
（選）…選択者対象で，希望者が定員を超える場合は選抜あり

社会人選抜とは，社会人のみを対象とした選抜を表し，個別審査とは，大卒以外の人にも個別の審査を行い，出願を認める制度があることを表します。

「短大」は，「短期大学卒業者（見込含む）」，「学士」は「四年制大学卒業者（見込含む）」を表します。また，「専門」は，「専修学校の専門課程（修業年限が2年以上，総授業時数が1700時間以上であるもの）を修了した者（見込含む）」を表し，出願できる場合には，出願できる修業年限（「2年以上」と「3年以上」がある）を記載しています。

専門看護師（受験資格）については，取得できる種類を略号で示しました。
〈略号〉 がん…がん看護学　精…精神看護学　老…老年（老人）看護学　母…母性看護学　慢…慢性疾患看護学　急…急性・重症患者看護学　感…感染症看護学　地…地域看護学　小…小児看護学　在…在宅看護学　家…家族支援
なお，大学院での名称は必ずしも上記と同じではありません。
〈ex〉 急性・重症患者看護学 ⇒ クリティカル看護学

〔サンプルページ：○○○大学〕

公立　東京　編入　専攻科　修士　博士前期

〒166-8542　杉並区高円寺4-45-10
☎○○○-△△△-××××（入試課）
最寄駅　中央線快速高円寺駅

資格 学部（1年次入学）／専攻科／博士前期
看　保（選）／助／専

編入
看護学部看護学科
◆ 平成25年度編入学者が取得できる資格
　保健師　助産師　養護教諭一種　※平成24年1年次入学者（編入生は26年度）より本格化となる。
　○※　×　×

◆ 教育目標・カリキュラムその他の特徴
地域社会の保健・医療・福祉に貢献できる看護専門職を養成。教養科目と専門科目の融合をはかり，段階的な看護学実習を進めることができるカリキュラムを編成。

◆ 編入生への対応・単位認定方法・認定単位数
編入生のみ選択可能な特別科目を設置。専門学校・短大と共通する専門科目は一括認定。平均認定単位数は80〜89単位。

◆ 編入学試験情報（平成24年度）（H23年4月〜H24年3月）
募集人員	一般選抜：5名（うち市内優先枠1名以内） 社会人特別選抜：5名（うち市内優先枠1名以内）
出願資格	短大　専門　大卒　看護系のみ。 　　　　2年以上
試験科目	英語　小論　専門　面接　※看護の専門的知識を問わず内容を含む。 ○　　　○　　○　　○
試験日程	（試験日）9/2　（出願期間）8/4〜8/11
実績 志願者→合格者	H21：68（34）→32（19）　H22：67（33）→36（19） H23：64（37）→24（19）　H24：35（8）→11（5）
学費	入学料：423,000円　授業料：535,800円
独自の奨学金制度	なし
（備考）	別途社会人特別選抜実施

専攻科　助産学専攻科
◆ 入学試験情報（平成24年度）（H23年4月〜H24年3月）
募集人員	15名（市内優先枠6名含む）
出願資格	学士　専4　看護師免許取得者，看護師国家試験受験資格取得（見込）。
試験科目	英語　小論　専門　面接　※英文による出題を含む。 ○　　　○　　○　　○　※和辞書1冊持込可。
試験日程	（試験日）10/15　（出願期間）9/26〜9/30
実績 志願者→合格者	H21：76→15　H22：57→15　H23：57→15 H24：64→15
学費	入学料：169,200円　授業料：535,800円
独自の奨学金制度	なし

大学院
看護学研究科看護学専攻（博士前期課程）
◆ 平成24年度選抜制度・取得できる資格
一般	社会人	個別審査	専門看護師（受験資格）	保健師	助産師
○	○	○	母・慢・急・小	×	×

◆ 教育目標・カリキュラムその他の特徴
専門知識・技術と科学的視野をもった高度専門職業人，研究者，教育者の育成を目指す。
多様な方法論の基礎を学ぶ「研究方法科目」，看護実践の基盤となる領域を特化した専門分野である「基盤看護学領域」，看護実践に関わる領域を特化した専門分野である「実践看護学領域」を設けている。

◆ 教育研究分野
基盤看護学領域（基礎看護学，看護管理学，看護キャリア開発学），実践看護学領域（地域・在宅看護学，老年看護学，ウィメンズヘルス看護学・助産学，精神看護学，慢性病看護学，急性期看護学，がん看護学，小児看護学）

◆ 有職者への対応
長期履修制度あり。夜間，土曜に講座を設置。

◆ 入学試験情報（平成24年度）（H23年4月〜H24年3月）
募集人員	20名
出願資格	学士　大3　専4　短大・専3（2）等 　　　　　　　　　　　　　　個別審査 ※看護師，保健師又は助産師の資格を有する者（5年以上の実務経験があること，他に具体的認定基準あり。）
試験科目	英語　小論　専門　面接　※英和辞書持込可 ○※　　○　　○※　○　※専攻分野から出願，志望する1分野を選択。
試験日程	（試験日）8/26 （出願資格審査期間）7/15〜7/22（「個別審査」） （出願期間）8/5〜8/12
実績 志願者→合格者	H21：14（12）→14（12）　H22：26（21）→16（14） H23：29（27）→18（16）　H24：48（39）→23（9） ※（　）は社会人含数。
学費	入学料：423,000円　授業料：535,000円
独自の奨学金制度	なし

書類審査は省略しています。また，英語試験については辞書持込が可の場合のみ，その旨記載していますが，電子辞書は原則として禁止されています。

平成23年度のものを参考に掲載していますが，改定されていることがあります。国公立大学は入学料及び授業料を，私立大学は原則，入学手続時納入金及び初年度納入金を記載しています。諸会費等が含まれていないケースもありますので，最新の要項または各大学ホームページで確認してください。

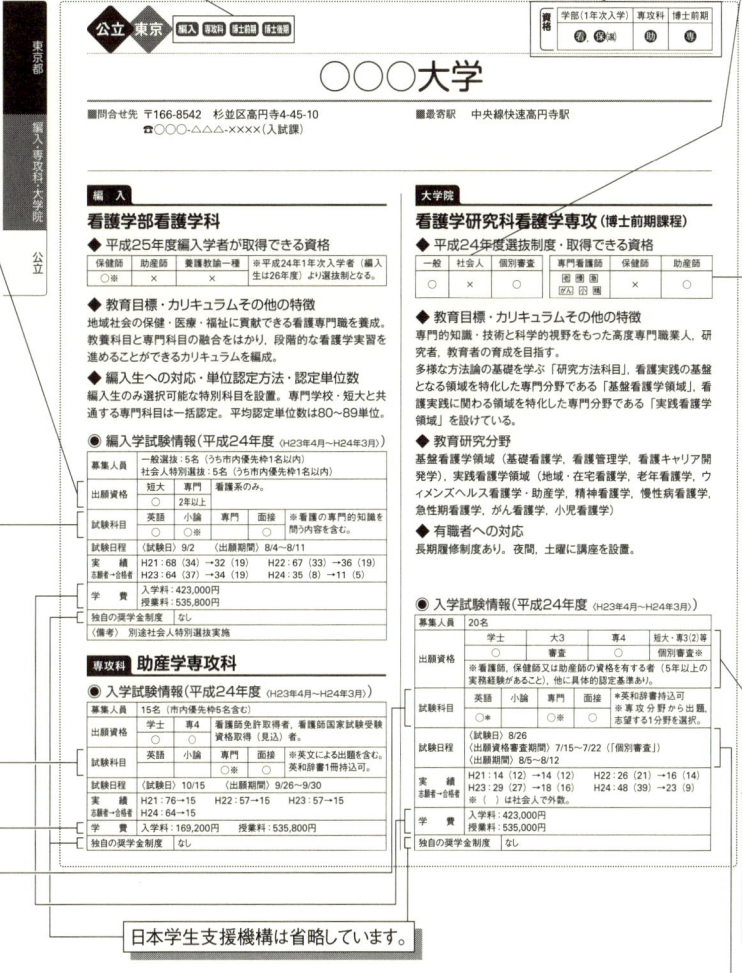

日本学生支援機構は省略しています。

「学士」は「四年制大学卒業者（見込含む）」，「大3」は「大学に3年以上在学し，本大学院において所定の単位を優れた成績をもって修得したと認めた者」，「専4」は「専修学校の専門課程（修業年限は4年以上であることその他文部科学大臣が定める基準を満たす者に限る）で文部科学大臣が別に指定するものを文部科学大臣が定める日以降に修了した者（見込含む）」，「短大・専門3(2)等」は「本大学院において，個別の入学資格審査により，大学を卒業した者と同等以上の学力があると認めた者で22歳に達した者」を表します。また，受験できるかどうか審査によりわかる場合には「審査」「個別審査」を記載しています。「外国において所定の課程を修了した者」「文部科学大臣の指定した者」「大学院に入学した者で，本大学院において，大学院における教育を受けるにふさわしい学力があると認めた者」は省略しています。

あらかじめ出願前に指導教員と事前相談が必要となる事があります。詳細は最新の要項または各大学ホームページでご確認ください。

国立 北海道	編入	修士		資格	学部(1年次入学)	修士
					看, 保(選), 助(選)	専

旭川医科大学

■問合せ先　〒078-8510　旭川市緑が丘東2条1丁目1番1号
☎0166-68-2214
（旭川医科大学教務部入試課入学試験係）

■最寄駅　JR函館本線旭川駅

編入

医学部看護学科

◆ 平成25年度編入学者が取得できる資格

保健師	助産師	養護教諭一種	※1：平成24年度1年次入学者より選択制となるが編入生（平成25年度）は全員履修できる予定
○※1	×※2	×	※2：学部に課程があるが編入生は取得できない

◆ 教育目標

1. 幅広い教養とモラルを養うことにより，豊かな人間性を形成する。2. 生命の尊厳と医の倫理をわきまえる能力を養い，病める人を思い遣る心を育てる。3. 全人的な医療人能力や高度な専門知識を得るとともに，生涯に亘る学習・研究能力を身につける。4. 幅広いコミュニケーション能力を持ち，安全管理・チーム医療を実践する資質を身につける。5. 地域・僻地住民の医療や福祉を理解し，それらに十分貢献しうる意欲と能力を獲得する。6. 積極的な国際交流や国際貢献のための幅広い視野と能力を習得する。

◆ カリキュラムその他の特徴

1学年から専門領域の体験・学習を導入し，学習への動機付けを意図した斬新型デザインとなっている。学年の進行に合わせて，各学年における到達すべきレベル目標を明確にしている。また，本学の卒業生としての到達目標も明確に提示し，自ら効果的に学べるようにしている。

◆ 編入生への対応／単位認定方法・認定単位数

編入生用の時間割がある。認定済みの授業についても聴講を認める。英語のみ1科目ずつ認定，他は一括認定。平均認定単位数は80〜89単位。

● 編入学試験情報（平成24年度）〈H23年4月〜H24年3月〉

募集人員	10名（3年次）				
出願資格	短大	専門	大2以上	学士	看護系のみ。※要事前相談8/24まで
	○	2年以上	○※	○※	
試験科目	英語	小論	専門	面接	*辞書持込可
	○*		○	○	
試験日程	〈試験日〉10/1　〈出願期間〉9/5〜9/9				
実績 志願者→合格者	H21：13→10　H22：24→10　H23：17→10　H24：16→10				
学費	入学料：282,000円　　授業料：535,800円				
独自の奨学金制度	あり				

大学院

医学系研究科看護学専攻（修士課程）

◆ 平成24年度選抜制度・取得できる資格

一般	社会人	個別審査	専門看護師	保健師	助産師
○	×	○	がん	×	×

◆ 教育目標

1. 豊かな人間性，優れた研究能力，高い倫理観を備えた，看護学教育者・研究者の育成
2. 看護専門職者として，優れた問題解決能力を発揮し，指導的役割を担える人材の育成
3. 看護学の取組を通して，地域社会における保健・医療・福祉に貢献できる人材の育成

◆ 教育研究領域

・修士論文コース：生体防御学，看護教育学，精神保健看護学，地域保健看護学，健康教育開発学，小児・家族看護学，母性看護学・助産学，老年看護学，成人看護学
・高度実践コース：がん看護学

◆ 有職者への対応

長期履修制度あり。昼夜開講制を導入し，現職のまま修学できる。

● 入学試験情報（平成24年度）〈H23年4月〜H24年3月〉

募集人員	16名（高度実践コース・がん看護学領域2名以内）				
出願資格	学士	大3	専4	短大・専3(2)等	
	○	個別審査	○	個別審査	
社会人	一般選抜と社会人特別選抜を一本化し，より多くの社会人が受験できるよう試験科目を工夫している				
試験科目	英語	小論	専門	面接	※1：がん看護学領域は英語を含む。英和辞書持込可。※2：口述試験
	○	○※1		○※2	
試験日程	〈試験日〉1次：11/2　2次：3/1　〈出願資格審査期間〉1次：9/12〜9/16　2次：1/23〜1/27（個別審査）　〈出願期間〉1次：10/7〜10/14　2次：2/13〜2/17				
実績 志願者→合格者	H21：19→16　H22：14→13　H23：16→16　H24：18→17				
学費	入学料：282,000円　　授業料：535,800円				
独自の奨学金制度	あり				

| 国立 | 北海道 | 編入 | 修士 | 博士後期 |

資格	学部(1年次入学)	修士
	看	保 (H26予定), 助 (H26予定)

北海道大学

■問合せ先 〒060-0812 札幌市北区北12条西5丁目
☎011-706-3318
(医学系事務部保健科学研究院事務課教務担当)

■最寄駅 JR札幌駅南北線北12条駅,東豊線北13条東駅

編入

医学部保健学科看護学専攻

◆ 平成25年度編入学者が取得できる資格

保健師	助産師	養護教諭一種	※平成26年度から大学院に移行の予定で平成25年度編入生から取得できなくなる。今後の編入試験の実施は検討中。
×※	×※	×	

◆ 教育目標
社会の多様なニーズに対応できる高度な看護実践能力と国際的視野を持った看護師を育成する。

◆ カリキュラムその他の特徴
先進諸国との交流や途上国への援助など,これまで以上に広い国際的視野が求められることから,外国語や教養科目などの全学教育や国際保健学などの専門科目を通じて国際性を涵養する教育を行う。

◆ 編入生への対応／単位認定方法・認定単位数
出身校での履修科目内容を1科目ずつ確認して認定。平均認定単位数は50～59単位。

● 編入学試験情報(平成24年度 〈H23年4月～H24年3月〉)

募集人員	10名 (3年次)			
出願資格	短大	専門	看護系のみ。	
	○	2年以上		
試験科目	英語	小論	専門	面接
	○	○	○	
試験日程	〈試験日〉1次:9/1 2次:1/28 〈出願期間〉1次:7/19～7/22 2次:1/4～1/10			
実績 志願者→合格者	H21:25→10 H22:29→4 (含2次) H23:19→1 H24:11→0 (含2次)			
学費	入学料:282,000円 授業料:535,800円			
独自の奨学金制度	なし			

大学院

保健科学院保健科学専攻看護学コース
(修士課程)

◆ 平成24年度選抜制度・取得できる資格

一般	社会人	個別審査	専門看護師	保健師	助産師
○	○	○	×	×※	×※

※平成26年度より保健師・助産師教育課程を大学院に移行する予定。

◆ 教育目標
看護学および関連領域における最新の知識と技術,倫理的判断力,企画評価能力およびグローバルな視野を備えた教育・研究を担う学識豊かな人材を育成する。

◆ 教育研究分野
看護管理学,臨床看護学,地域看護学,看護教育学,回復期看護学,母子看護学
※平成26年度より特定看護師(仮称)養成課程設置予定。

◆ カリキュラムその他の特徴
高度な実践応用能力を涵養するために,フィールドにおける実践的演習を行う「実践演習」を配置。

◆ 有職者への対応
土曜・夜間に講座を設置。長期履修制度あり。

● 入学試験情報(平成24年度 〈H23年4月～H24年3月〉)

募集人員	26名 (保健科学専攻) ※社会人特別選抜含む。			
出願資格	学士	大3	専4	短大・専3(2)等
	○	審査	○	個別審査
社会人	上記のいずれかに該当し,平成24年4月時点で,医療・保健・福祉施設,教育研究機関,官公庁,企業等において2年以上の専門的な実務経験を有し,入学後も継続する者			
試験科目	英語	小論	専門	面接
	○*	○※		○
	*辞書持込不可 ※専門			
試験日程	〈試験日〉8/30 〈出願資格審査期間〉6/29～7/5 (「大3」「個別審査」) 〈出願期間〉7/14～7/22			
実績 志願者→合格者	H21:8 (2) → 5 (1) H22:2 (3) → 2 (2) H23:9 (4) → 3 (1) H24:13 (3) → 10 (3) ※ ( ) は社会人で外数。			
学費	入学料:282,000円 授業料:535,800円			
独自の奨学金制度	なし			

札幌医科大学

公立 北海道 専攻科 博士前期 博士後期
資格 学部(1年次入学) 専攻科 博士前期
看,保(選) 助 専

- ■問合せ先　〒060-8556　札幌市中央区南1条西17丁目
  ☎011-611-2111　内線2377
  （事務局学務事務部学務課　主査（大学院））
- ■最寄駅　JR函館本線・千歳線・札沼線「札幌駅」

大学院

保健医療学研究科看護学専攻（博士課程前期）

◆ 平成24年度選抜制度・取得できる資格

一般	社会人	個別審査	専門看護師	保健師	助産師
○	○	○	補 小 急	×	×

◆ 教育目標
国際的で幅広い視野と多様な価値観に培われた人格形成を目的としている。

◆ 教育研究領域（分野）
看護学実践（修士論文コース）女性健康看護学、小児健康看護学、地域看護学、成人健康看護学、精神看護学、老年健康看護学（平成24年度入試は募集なし）〔専門看護師コース〕小児看護、クリティカルケア看護、精神看護 看護教育学・管理学（看護教育学、看護管理学）

◆ カリキュラムその他の特徴
専攻独自の専門科目と理学療法学・作業療法学専攻との共通科目及び専攻分野の研究（看護学特別研究及び看護学課題研究）から構成し、専門分野と同時に基礎分野の幅広い学習・研究活動ができる選択科目を編成している。

◆ 有職者への対応
長期履修制度。土曜に講座を多く設置。夜間講座設置。

● 入学試験情報（平成24年度）〈H23年4月～H24年3月〉

募集人員	12名（社会人特別選抜含む）			
出願資格	学士	大3	専4	短大・専3(2)等
	○	審査	○	個別審査
社会人	上記出願資格のいずれかに該当する者で、出願時において3年以上の実務経験を有する者。			
試験科目	英語	小論	専門	面接 ＊辞書持込可
	○＊			○
試験日程	〈試験日〉1次：9/10 2次1/21　〈出願資格審査期間〉1次：7/5～7/15 2次：10/31～11/11（「大3」「個別審査」）　〈出願期間〉1次：8/1～8/12 2次：12/2～12/15			
実　績 志願者→合格者	H21:1 (6) →0 (4)　H22:2 (8) →2 (5)　H23:2 (6) →1 (5)　H24:3 (5) →3 (3) ※（ ）は社会人で外数。			
学　費	入学料：282,000円　授業料：535,800円			
独自の奨学金制度	なし			

専攻科　助産学専攻科

● 入学試験情報（平成24年度）〈H23年4月～H24年3月〉

募集人員	20名（一般入試：10名　推薦入試：10名）			
出願資格	学士	専4	看護師を有するまたは出願時に看護師国家試験の受験資格を有する（見込）女性。入学時には看護師国家試験に合格していること	
	○	○		
試験科目	英語	小論	専門	面接
		○	○	○
試験日程	〈試験日〉推薦12/3 一般1/28　〈出願期間〉推薦11/1～11/14 一般12/5～12/19			
実　績	H24：33→20　※H24開設。志願者→合格者			
学　費	入学料：169,200円　授業料：535,800円			
独自の奨学金制度	なし			

〈備考〉　助産師の他に受胎調整実地指導員申請資格取得可。

名寄市立大学

公立 北海道 編入
資格 学部(1年次入学)
看,保(選)

- ■問合せ先　〒096-8641　名寄市西4条北8丁目1番地
  ☎01654-2-4194（代表）
  （教務課広報入試係）
- ■最寄駅　JR名寄駅からバス

編　入

保健福祉学部看護学科

◆ 平成25年度編入学者が取得できる資格

保健師	助産師	養護教諭一種
○	×	×

◆ 教育目標
1. 人間の基本的権利を尊重し、人間を全人的に広く理解し行動できる人材を育む。2. 科学的根拠に基づいた看護の実践的判断ができる人材を育む。3. 対象となる人々の生活の質（QOL）を考慮して、主体的、自律的に看護を実践できる人材を育む。4. 地域社会の保健・医療・福祉ニーズを明確に捉え、住民および関係職種の人々と連携・協働し、保健・医療・福祉の統合、向上に取り組める人材を育む。5. 主体的に学習する能力と自ら研究する態度を持ち、継続的に自己研鑽する人材を育む。6. 異文化を理解するとともに多様な価値観を認識し、国際的視野を持って活動できる人材を育む。

◆ カリキュラムその他の特徴
栄養・看護・社会福祉の3学科で学部を構成することを活かし、「連携教育科目」が設定されている。

◆ 編入生への対応／単位認定方法・認定単位数
履修方法及び単位認定については、個々に異なるため教務課に相談し計画を立てること。

● 編入学試験情報（平成24年度）〈H23年4月～H24年3月〉

募集人員	5名（3年次）			
出願資格	短大	専門	看護師免許取得者又は看護師国家試験受験資格取得者のみ。	
	○	2年以上		
試験科目	英語	小論	専門	面接 ＊辞書1冊持込可
	○＊	○		○
試験日程	〈試験日〉9/9　〈出願期間〉8/23～9/1			
実　績 志願者→合格者	H21：0→0　H22：1→1　H23：1→1　H24：1→0			
学　費	入学料：210,000円　授業料：535,800円			
独自の奨学金制度	なし			

札幌市立大学

公立 北海道 編入 専攻科 博士前期 博士後期

資格	学部(1年次入学)	専攻科	博士前期
	看, 保(選)	助	専

■問合せ先 〒060-0011 札幌市中央区北11条西13丁目
☎011-726-2500(桑園担当課入試担当)

■最寄駅 JR函館線・札沼線桑園駅

編入

看護学部看護学科

◆ 平成25年度編入学者が取得できる資格

保健師	助産師	養護教諭一種	平成25年度編入生は平成23年度
○	×	×	1年次入学生と同じカリキュラム。

◆ 教育目標
医療の高度化・複雑化に対応できる知識や技術の育成。人間性を尊重し地域に貢献できるスペシャリストの育成。

◆ カリキュラムその他の特徴
他学部(デザイン学部)との連携。隣接する市立病院で現代医学の現場を肌で学ぶことができる。

◆ 編入生への対応／単位認定方法・認定単位数
入学時に編入生向けガイダンス実施。

● 編入学試験情報(平成24年度)〈H23年4月～H24年3月〉

募集人員	10名 (3年次)				
出願資格	短大	専門	看護系のみで看護師免許又は国家試験受験資格を有している者(見込含む)。		
	○	2年以上			
試験科目	英語	小論	専門	面接	※論述試験
			○※	○	
試験日程	〈試験日〉9/10 〈出願期間〉8/12～8/18				
実 績 志願者→合格者	H21:23→11 H22:(非公表) H23:(非公表) H24:(非公表)				
学 費	入学料:282,000円 (市内者:141,000円) 授業料:535,800円				
独自の奨学金制度	なし				

専攻科 助産学専攻科

● 入学試験情報(平成24年度)〈H23年4月～H24年3月〉

募集人員	10名				
出願資格	学士	専4	看護師資格を有する又は出願時に看護師国家試験の受験資格を有する女性(見込含む)。入学時には看護師国家試験に合格していることが必要。		
	○	○			
試験科目	英語	小論	専門	面接	
		○	○	○	
試験日程	〈試験日〉9/10 〈出願期間〉8/12～8/18				
実 績 志願者→合格者	H22:12→10 H23:28→10 H24:35→11				
学 費	入学料:169,200円 (市内者:84,600円) 授業料:535,800円				
独自の奨学金制度	なし				

大学院

看護学研究科看護学専攻(博士前期課程)

◆ 平成24年度選抜制度・取得できる資格

一般	社会人	個別審査	専門看護師	保健師	助産師
○	○	○	精 小 急	×	×

※他に認定看護管理者受験資格(実務経験5年以上)。

◆ 教育目標
人間に対する深い洞察力、倫理性、問題解決能力の向上と看護学を発展させることができる高度看護実践者、研究者・教育者を養成し、地域社会で活躍できる人材を育成する。

◆ 教育研究分野(領域)
実践看護学分野(地域生活看護学、母子看護学、成人看護学、精神看護学、看護技術学)
看護マネジメント分野(看護教育・管理学)
※実践看護学分野で修士論文コースの他に専門看護師(CNS)コースを併設。(精神看護学、小児看護学、急性期看護学)

◆ 有職者への対応
昼夜開講制、長期履修学制度を導入。

● 入学試験情報(平成24年度)〈H23年4月～H24年3月〉

募集人員	18名(一般・社会人・私費外国人留学生含む)※H24 2次募集あり				
出願資格	学士	大3	専4	短大・専3(2)等	
	○	審査	○	個別審査※	
	看護系大学卒業者あるいは看護師免許を有する者 ※看護系				
社会人	一般の出願資格を満たし、保健・医療・社会福祉施設、教育・研究機関、官公庁、企業等における常勤の実務経験を入学時において通算3年以上有する者				
試験科目	英語	小論	専門	面接	面接は口頭試問含む
	○*		○	○	*英和辞書1冊持込可
試験日程	〈試験日〉1次:10/1 (2次):3/3 〈出願資格審査期間〉1次:7/25～7/29 事前相談7/25～8/25 2次:1/6～1/13 事前相談11/28～2/2 〈出願期間〉1次:8/26～9/2 2次:2/3～2/10				
実 績 志願者→合格者	H22:7(14)→5(13) H23:6(15)→5(12) H24:24→19 ※H22開設。( )は社会人で外数。				
学 費	入学料:282,000円 (市内者:141,000円) 授業料:535,800円				
独自の奨学金制度	なし				
〈備考〉	平成24年度より大学院博士後期課程を設置、これまでの修士課程を博士前期課程として再組織。				

私立 北海道 修士 専門職院

資格	学部(1年次入学)	修士	専門職大学院
	看	専	助

天使大学

■問合せ先 〒065-0013　札幌市東区北13条東3-1-30
☎011-741-1051（総務課入試担当）

■最寄駅　JR札幌駅から地下鉄南北線「北12条」駅又は地下鉄東豊線「北13条東」駅

大学院

看護栄養学研究科看護学専攻（修士課程）

◆ 平成24年度選抜制度・取得できる資格

一般	社会人	個別審査	専門看護師	保健師	助産師
○	×	×	がん	×※	×

※2016年度からの予定。

◆ 教育目標
①看護学の専門的知識と技術の向上を目的とした最新の知見を教授する。
②高い倫理観を有し看護専門分野の発展に貢献できる，専門職業人を育成する。
③地域の保健医療福祉分野でリーダーとして貢献できる人材を育成する。
④国内外の教育・研究成果を積極的に取り入れ，看護学の発展に貢献できる人材を育成する。

◆ 教育研究領域
実践型〔上級実践看護師〕コース（ホスピス・緩和ケア看護学），修士論文コース（公衆衛生看護学，精神看護学）
※ホスピス・緩和ケア看護学コースはがん看護専門看護師（CNS）教育機関として認定。看護学の修士取得（見込）者を対象に，1年制のがん看護専門看護師コースを募集。

◆ 有職者への対応
長期履修制度あり。

● 入学試験情報（平成24年度〈H23年4月～H24年3月〉）

募集人員	ホスピス・緩和ケア看護学コース：4名 ※別途がん看護専門看護師養成特別入試あり：若干名。公衆衛生看護学コース：2名　精神看護学コース：2名			
出願資格	学士	大3	専4	短大・専3(2)等
	○		○	個別審査
	〈ホスピス・緩和ケア〉看護師免許を有し，実務経験3年以上。〈公衆衛生〉看護師ならびに保健師免許（又は国家試験受験資格）取得者。〈精神〉看護師免許（又は国家試験受験資格）取得者。〈がん看護専門看護師養成特別入試〉修士（看護学）の学位取得（見込）者のみ。			
試験科目	英語	小論	専門	面接
	○*	○	○	○
	*英和辞書持込可 特別入試は書類審査と面接のみ。			
試験日程	〈試験日〉前期：9/25　後期：1/21 〈出願期間〉前期：9/5～9/16　後期：1/10～1/16 ※がん看護専門看護師養成特別入試は後期のみ。			
実　績 志願者→合格者	H21：4→4　H22：1→1　H23：4→4 H24：2→2			
学　費	入学手続時納入金：900,000円 初年度納入金：1,700,000円			
独自の奨学金制度	あり			

専門職大学院

助産研究科助産専攻（専門職学位課程）

◆ 平成24年度選抜制度・取得できる資格

一般	推薦	社会人	個別審査	専門看護師	保健師	助産師
○	○※	○※	×	×	×	○

※助産基礎分野のみ。

◆ 教育研究領域
助産基礎分野，助産教育分野

◆ 教育課程の特色
①少人数教育②院生と教員，院生同士による双方向教育③質・量ともに充実した実習・インターンシップ④実践例に基づく教育⑤メントーシップ（入学時から院生一人ひとりを専任教員が担当し支援する）とプリセプターシップ（臨床実習期間中に優れた実務経験を持つ指導者，専任教員等が助産実践の指導者として，又役割モデルとなり，アイデンティティ形成，役割獲得の支援をする）による教育

● 入学試験情報（平成24年度〈H23年4月～H24年3月〉）

募集人員	助産基礎分野：30名（推薦10名，一般前期15名，一般後期5名） 助産教育分野：10名　※助産基礎は社会人含む。			
出願資格	学士	大3	専4	短大・専3(2)等
	○			個別審査
	〈助産基礎〉看護師免許又は看護師国家試験受験資格取得者のみ。推薦は学科長又は指導教員が推薦する者，別途条件あり。〈助産教育〉助産師の資格を有し，助産師として臨床経験が5年以上の者。			
社会人	〈助産基礎分野〉上記出願資格のいずれかに該当し，看護師又は保健師の免許を有し，3年以上の看護関連の実務経験を有する者			
試験科目	英語	小論	専門	面接
	○*	○	○	○
	*英和辞書持込可 左記は助産基礎一般。社会人は小・面。推薦は小・英・面（天使大出身者小・面）。助産教育は小・面。			
試験日程	〈試験日〉〔推薦〕9/25　〔一般・社会人〕前期：10/15　後期：1/21 〈出願期間〉〔推薦〕9/5～9/16　〔一般・社会人〕前期：9/26～10/7　後期：1/10～1/16 ※推薦及び社会人入試は助産基礎分野のみ。			
実　績 志願者→合格者	H21：〈助基〉前期：5（4）→3（4）　後期：2（4）→1（3）　推薦：12→12　〈助教〉前期：6→6　後期：2→2 H22：〈助基〉前期：12（8）→11（6）　後期：1（1）→1（1）　推薦：7→6　〈助教〉前期：4→4　後期：2→1 H23：〈助基〉前期：11（6）→8（4）　後期：3（2）→1（1）　推薦：13→12　〈助教〉前期：2→1　後期：1→1　2月：1→1 H24：〈助基〉前期：13（1）→11（2）　後期：2（0）→1（0）　推薦：8→7　〈助教〉前期：3→3　後期：1→1 ※（　）は助産基礎の社会人で外数。			
学　費	入学手続時納入金：907,000円　初年度納入金：1,707,000円			
独自の奨学金制度	あり			

〈備考〉日本で唯一の「助産師のための専門職大学院」と「助産教育者の養成課程」。修業年限：助産基礎は2年，助産教育は1年6か月

日本赤十字北海道看護大学

私立 北海道 修士

資格：学部(1年次入学) 看, 保(選) / 修士 助, 専

- ■問合せ先 〒090-0011 北見市曙町664-1
- ☎0157-66-3311
  （学生支援課入試係）
- ■最寄駅 JR北見駅・柏陽駅

大学院

看護学研究科看護学専攻修士課程
（看護学分野・助産学分野）

◆ 平成24年度選抜制度・取得できる資格

一般	社会人	個別審査	専門看護師	保健師	助産師
○	○※	○	がん	×	○

※推薦に含む。

◆ 教育目標
高度の実践能力を備え、同時に広い視野に立って教育・研究能力を発揮する、専門看護職者の養成を目指す。

◆ 教育研究分野
〈看護学分野〉
論文コース：基礎看護学、成人看護学、精神看護学、地域看護学、がん看護学
専門看護師（CNS）コース：がん看護学
〈助産学分野〉
助産形成コース、助産キャリアアップコース、助産論文コース

◆ 有職者への対応
昼夜開講制、土曜開講、長期履修制度

◉ 入学試験情報（平成24年度〈H23年4月～H24年3月〉）

募集人員	16名（看護学分野、助産学分野計、推薦含む）				
出願資格	学士	大3	専4	短大・専3(2)等	
	○			個別審査※	
	専門看護師コースは専門看護分野の実務経験3年以上　助産形成コースは看護師免許取得（見込）者、助産キャリアアップコース・助産論文コースは入学時に助産師として3年以上の実務経験を有する者。 ※資格・実務経験の規定あり				
社会人	看護学分野は推薦入学試験として募集。出願資格を有した上で、看護師として実務経験2年以上、看護部長・看護師長等の推薦。				
試験科目	英語	小論	専門	面接	推薦入学は小論文・面接
			○	○	
試験日程	〈試験日〉前期：9/11　後期：2/26 〈出願資格審査期間〉前期：8/8～8/18　後期：1/10～1/19（個別審査） 〈出願期間〉前期：8/15～9/2　後期：2/1～2/5 ※推薦入学は前期のみ。				
実績	非公表				
学費	入学手続時納入金：900,000円　初年度納入金：1,300,000円				
独自の奨学金制度	日本赤十字社看護師同方会奨学金あり				
〈備考〉別途推薦入学実施。看護学分野：上記「社会人」参照、基準あり。助産学分野：上記出願資格を有した上でコースにより基準あり。					

▷ **専門学校から大学に3年次編入した先輩にうかがいました。**

Nさん
専門学校修了後、群馬大学医学部保健学科看護学専攻に3年次編入。平成24年3月に卒業。4月から企業立の病院に勤務

Nさんは専門学校の3年生の時に受験して、群馬大学に3年次編入されたわけですが、最初に編入を志望した理由を教えてください。
　専門学校の実習で、看護師は患者と同時に家族も看護していく必要があると思い、家族看護の学びを深めたいと考えて大学編入を目指しました。

編入して良かったことはなんでしょうか。
　専門学校では看護の勉強だけで手一杯で大変でしたが、編入では時間の余裕もあり、総合大学だったことから、看護以外のこともいろいろと勉強できました。看護の専門科目は単位を認定されましたが、自分の興味のある専門科目は聴講が可能で、学びを深めることができました。新たに単位を取ることはできませんが、テストがないので負担は少なかったです。また、勉強以外にもよかったことがありました。たとえば部活に所属して、他学部の人とも情報を共有できたので、視野が広がりました。

逆に残念だったことはありますか。
　看護学部のキャンパスと一般教養の授業を受けるキャンパスが違うことです。看護の必修の授業と受けたい教養の授業の時間が重なるなど、受けられない教養科目もありました。それから、ボランティアなどの募集がたくさんありましたが、群馬という土地柄、車がないと行けない所が多くて、なかなか参加することができなかったのが残念でした。

入学後の単位取得について、教えてください。
　私は専門学校での一般教養は16単位しかありませんでしたが、一般教養が一括30単位、専門科目が65単位、合計で上限の95単位を認めてもらえました。残りは、一般教養が4単位、専門科目は27単位取得すればよかったので、時間的に余裕がありました。しかし、今後、教養科目の一括認定はやめるという話も耳にしました。制度の変更には注意した方がよいと思います。

卒業研究について教えてください
　研究室は第3希望まで出すことができます。3年生の1月くらいに希望を出し、2月上旬に決定します。希望を出す前に相談会を実施する研究室もあります。私は在宅看護学研究室で、訪問看護師やケアマネジャーにインタビューをしたり、利用者さんの元へ訪問看護師と同行訪問させていただいて、研究を進めました。熱心に指導してくださる教授であったため、学会でも発表させていただきました。それに、講演会や学会にも参加させていただき、とても貴重な経験になりました。研究室によって忙しさが全く異なります。私の研究室はしっかり指導していただくので、大変でしたが本当に勉強になりました。

進路の選択などについて、お願いします。
　大学卒業後は、まず、臨床経験を積むために看護師で働く予定だったので、3年生の3月くらいから東京などで開催される合同説明会に参加し、病院を絞って、実際に病院見学やインターシップに参加しました。その結果、私は企業立の病院を選びました。理由は、急性期から終末期、緩和ケアまでそろっており、様々な経験ができるのではないかと考えたためです。また、病院ではなかなか保健師の業務をすることができませんが、企業ということで保健師の採用もしており、同じ敷地内には健康管理室もあります。ゆくゆくは保健師としても働くことができるのではないかと考えたため、選びました。研修時間をゆっくり取ってくれることも魅力でした。

今後の抱負をお願いします。
　まずは臨床で経験を積み、病院から在宅へ戻る人の継続看護を学び、将来的には病気を持ちながらも在宅で生活する療養者や家族を支援できる保健師になりたいと考えています。

北海道医療大学

私立 北海道 編入 修士 博士

資格：学部（1年次入学）看, 保(選) / 修士 専

■問合せ先　〒061-0293　石狩郡当別町金沢1757
　　　　　　☎0133-22-2113（入試広報課）
■最寄駅　JR学園都市線北海道医療大学駅

編入

看護福祉学部看護学科

◆ 平成25年度編入学者が取得できる資格

保健師	助産師	養護教諭一種	※平成25年度は全員履修可。平成26年度以降は保健師コース（人数制限あり）に進まなければ履修不可。
○※	×	×	

◆ 教育目標
看護専門職として必要な知識・技術を身につけ，心豊かな人間性を持ち，保健・医療・福祉・教育等地域のヒューマンサービスに関連する領域の人々と連携できる協調的実践能力を持った人材の養成。

◆ カリキュラムその他の特色
看護福祉学部の中に看護学科・臨床福祉学科の2学科があり，基本理念である「看護と福祉の連携・統合」を積極的に展開するために，共通する4領域（「人間」「環境」「健康」「実践」）を設定し，両学科の密接な関連付けが行われている。専門性の高いケアが期待されている分野で，がん看護を必修とし，WOC看護，クリティカルケア，感染管理などを選択科目として設置している。

◆ 編入生への対応／単位認定方法・認定単位数
編入コーディネーターがいる。地域看護学実習を編入生用に組んでいる。全学教育科目（大卒：15～24単位，大卒以外：8～24単位），専門教育科目は65単位認定。平均認定単位数は70～79単位（平成24年度）。

● 編入学試験情報（平成24年度〈H23年4月～H24年3月〉）

募集人員	I期：7名　II期：3名（3年次。社会人含む）				
出願資格	短大	専門	看護系卒・修了（見込）者で看護師資格を有する（見込）者。進学課程（2・3年制）修了者も可。社会人特別選抜は加えて，卒業後，保健・医療・社会領域で実務経験通算3年以上。			
	○	2年以上				
試験科目	英語	小論	専門	面接	社会人は小論文・面接
			○	○	
試験日程	〈試験日〉I期：11/13　II期：1/30 〈出願期間〉I期：10/11～10/26　II期：1/6～1/13
実　績 志願者→合格者	H21：5（3）→5（3）　H22：2（4）→2（3） H23：3（2）→2（3）　H24：3（1）→2（1） ※（ ）は社会人で外数。
学　費	入学手続時納入金：1,025,000円 初年度納入金：1,750,000円
独自の奨学金制度	あり

大学院

看護福祉学研究科看護学専攻（修士課程）

◆ 平成24年度選抜制度・取得できる資格

一般	社会人	個別審査	専門看護師	保健師	助産師
○	○	○	母 成 老 精 がん 感	×	×

◆ 教育目標
高度専門職業人として看護・福祉の実践に寄与する人材，並びに研究者としての基礎的能力を備えた人材を育成する。

◆ 教育研究領域（分野）
基礎・統合領域（基礎看護学，看護管理学，地域・在宅看護学，感染看護学）／発達・障害領域（小児看護学，母性看護学，成人看護学，老年看護学，精神看護学，がん看護学）
〈CNS・NP養成コース〉（履修希望者のみ）
CNS（専門看護師）：母性看護学，成人看護学，老年看護学，精神看護学，がん看護学，感染看護学
NP（ナース・プラクティショナー）：CNS養成コースのうち成人看護学，老年看護学，感染看護学のいずれかの専攻を希望する者

◆ カリキュラム上その他の特徴
看護・福祉領域に関して高度な教育・研究を進め，ケアの実行者としての能力習得に加え，健全な保健医療福祉サービスシステムの維持と改革に必要な実践的な問題発見・解決能力と現実的な問題に対応して研究開発能力を発揮できる人材づくりを目指しており，CNSやNPコースを設置し，研究者としての基礎的能力を備えた人材養成に加えて，高度専門看護師の育成も行っている。

◆ 有職者への対応
長期履修制度。夜間講座設置。土曜日に講座を多く設置。

● 入学試験情報（平成24年度〈H23年4月～H24年3月〉）

募集人員	15名（うちNP養成コース5名。社会人含む）			
出願資格	学士	大3	専4	短大・専3(2)等
	○			個別審査※
	※看護学を専攻した者又は看護師免許を有し卒業（修了）した者。社会人別途規定あり。 CNS養成コース，NP養成コースは，看護師免許を有し，5年以上看護職に従事している者			
社会人	大卒，看護系短大又は看護系専門学校卒（具体的規定あり）で，看護師免許を有し，5年以上看護職に従事している者			
試験科目	英語	小論	専門	面接
	○* （一般のみ）	○ （社会人のみ）	○※ （一般のみ）	○
	*辞書持込可。※志望研究分野の科目1科目選択。NP養成コースは一般・社会人とも別途選択試験（NP状況設定問題）あり。			
試験日程	〈試験日〉第1回：9/27　第2回：1/24 〈出願期間〉第1回：9/1～9/22　第2回：1/6～1/19 ※第1回入試結果により，第2回では募集しない研究分野がある。
実　績 志願者→合格者	H21：12（10）→7（8）　H22：11（7）→8（7） H23：7（13）→4（12）　H24：7（13）→5（12） ※は社会人で外数。
学　費	入学手続時納入金：620,000円　　初年度納入金：1,035,000円
独自の奨学金制度	あり

国立 青森 編入 博士前期 博士後期　　資格 学部（1年次入学） 看, 保(選), 助(選), 高(選)

弘前大学

■問合せ先　〒036-8564　青森県弘前市本町66番1
☎0172-39-5911・5913
（保健学研究科学務グループ）

■最寄駅　JR奥羽本線または五能線・弘南鉄道弘前駅

編入

医学部保健学科看護学専攻

◆ 平成25年度編入学者が取得できる資格

保健師	助産師	養護教諭一種	高校教諭一種	
○※1	○※2	×	○	※1：平成25年度入学の編入生までは全員取得可。※2：選択（人数制限あり）

◆ 教育目標
問題解決能力を駆使して主体的に看護を行う専門的実践力の基礎，保健医療福祉の現状や社会情勢を広く視野に入れて看護学を発展させる創造力及び研究能力の基礎，合わせて専門職の責任としての自己啓発及び教育的能力を育成する。

◆ カリキュラムその他の特徴
看護学以外の専攻分野との役割や他職種との連携を共通で学び，演習する機会がある。被ばく医療にも力を入れて放射線防護の基礎，放射線領域のリスクマネジメントが講義内容に含まれる。教職選択がある強みを生かし，看護教育概論，看護教育方法論が必修科目になっている。ネット環境を活用し自己学習を促進するため，e-learningを取り入れている。

◆ 編入生への対応／単位認定方法・認定単位数
編入生担当の教員がいる。他学部・他専攻の授業履修も認める。出身校での履修科目内容を1科目ずつ確認して認定。平均認定単位数は80〜89単位。

● 編入学試験情報（平成24年度〈H23年4月〜H24年3月〉）

募集人員	10名（3年次）				
出願資格	短大	専門	学士	看護系のみ。	
	○	2年以上	○		
試験科目	英語	小論	専門	面接	
	○	○	○	○	
試験日程	〈試験日〉1次：9/24　2次：12/10 〈出願期間〉1次：8/22〜8/26　2次：11/21〜11/25				
実　績 志願者→合格者	H21：15→12　　H22：20→10　　H23：20→10 H24：15→ 8				
学　費	入学料：282,000円　　授業料：535,800円				
独自の奨学金制度	あり				

大学院

保健学研究科保健学専攻看護学領域
（博士前期課程）

◆ 平成24年度選抜制度・取得できる資格

一般	社会人	個別審査	専門看護師	保健師	助産師
○	○	○	×	×	×

◆ 教育目標
高度専門職・技術を持つ人材の育成。管理実践能力を持ち，指導的立場を担える人材の育成。地域で活躍している保健医療専門職の能力開発。教育・研究者の育成。

◆ 教育研究分野
看護学の基礎概念となる課題を取り上げる「基礎看護・看護教育学分野」と，各ライフステージにおける健康の維持・増進及び健康回復のための「地域保健看護学分野」の2分野から構成。

◆ カリキュラムその他の特徴
専門分野の知識を包括的に理解し，医療の場では根拠をもって実戦し，問題の本質を見抜き解決できる能力を身につける。

◆ 有職者への対応
昼夜開講制度。長期履修制度。

● 入学試験情報（平成24年度〈H23年4月〜H24年3月〉）

募集人員	25名（保健学専攻計・1期2期合計数）			
出願資格	学士	大3	専4	短大・専3(2)等
	○	審査	○	個別審査※
	※最終学歴の教育水準，成績，実務経験の内容を総合的に勘案。			
社会人	一般選抜の出願資格のいずれかに該当し，医療・保健・福祉施設，教育研究機関，官公庁，企業等で3年以上（H24.3月現在）の実務経験を有する者。			
試験科目	英語	小論	専門	面接
	○*	○※		○
	*辞書持込可　※保健医療全般			
試験日程	〈試験日〉第1期：8/27　第2期：1/21 〈出願資格認定申請期間〉1期：7/25〜7/29　2期：12/19〜12/22（「大3」「個別」） 〈出願期間〉1期：8/17〜8/19　2期：24/1/10〜1/13			
実　績 志願者→合格者	H21：17（10）→17（10）　　H22：18（12）→18（10） H23：11（14）→11（13）　　H24：6→6 ※H21〜23は専攻計で（ ）は社会人で外数。H24は看護学領域			
学　費	入学料：282,000円　　授業料：535,800円			
独自の奨学金制度	あり			

公立	青森	編入	博士前期	博士後期		資格	学部(1年次入学)	博士前期
							看, 保(選), 助(選) ※保, 助同時不可。	専

青森県立保健大学

■問合せ先　〒030-8505　青森市浜館字間瀬58-1
　　　　　☎017-765-2144
　　　　　（事務局教務学生課入試担当）

■最寄駅　青い森鉄道東青森駅(JR奥羽本線・津軽線青森駅から八戸方面行き乗車,隣駅)

編入

健康科学部看護学科

◆ 平成25年度編入学者が取得できる資格

保健師	助産師	養護教諭一種
○	○	×

◆ 教育目標
①看護の対象を総合的に理解し，あらゆる健康レベルに応じ科学的知識に基づいた援助を実践できる能力を高める。
②医療の高度化・専門化・多様化に対応できる看護の知識を習得し，それを実践に生かす能力を高める。
③他の保健医療福祉関係職等と連携・協力し，県民のライフスタイルに応じた課題及びニーズに主体的に取り組むための問題解決能力を高める。
④社会の変化，看護の進展に対応して積極的に実践・研究し，将来看護の分野において指導的役割を担える基礎を養う。

◆ カリキュラムその他の特色
看護学科1学年あたりの定員100名に対し教員数が42名と充実している。

◆ 編入生への対応／単位認定方法・認定単位数
単位認定方法・認定単位数は個別に判断している。

● 編入学試験情報（平成24年度〈H23年4月～H24年3月〉）

募集人員	一般：6名　指定校推薦：4名（3年次）			
出願資格	短大	専門	看護系のみで看護師国家試験合格者又は受験資格を有する（見込）者のみ。	
	○	2年以上		
試験科目	英語	小論	専門	面接	※英文読解を含む
	○	○※		○	
試験日程	〈試験日〉8/27　〈出願期間〉7/19～7/22			
実　績 志願者→合格者	H21：24→10　H22：11→11　H23：14→10 H24：10→10			
学　費	入学料：338,400円（県内者：225,600円） 授業料：535,800円			
独自の奨学金制度	なし			

大学院

健康科学研究科健康科学専攻看護学分野
（博士前期課程）

◆ 平成24年度選抜制度・取得できる資格

一般	社会人	個別審査	専門看護師	保健師	助産師
○	○	○	国小園	×	×

◆ 教育目標・カリキュラムその他の特徴
保健医療福祉分野における人間性豊かな研究者，教育者や高度な知識技術を有する実践者を育成する。

◆ 教育研究領域
基礎看護，成人看護，小児看護，母性看護，地域看護，看護管理，看護教育，家族看護，国際看護等
・CNS（専門看護師）コース（小児・家族看護学領域，周産母子看護学領域，クリティカルケア看護学領域）

◆ 有職者への対応
昼夜開講制，長期在学コースあり。

● 入学試験情報（平成24年度〈H23年4月～H24年3月〉）

募集人員	15名（社会人含む研究科全体）			
出願資格	学士	大3	専4	短大・専3(2)等
	○	審査	○	個別審査※
	※学会・論文発表，職務上の業績，研修又は継続教育修了等の具体的要件あり。			
社会人	一般選抜の出願資格を満たし，実務経験を3年以上有する者で，入学年の3月31日までに満22歳に達する者。			
試験科目	英語	小論	専門	面接	＊英和辞書持込可
	○＊			○	
試験日程	〈試験日〉1期：9/10　2期：2/4 〈出願資格審査期間〉1期：7/25～7/29　2期：12/26～1/6 （「大3」「個別審査」） 〈出願期間〉1期：8/22～8/26　2期：1/16～1/20			
実　績	非公表			
学　費	入学料：338,400円（県内者：225,600円） 授業料：535,800円			
独自の奨学金制度	なし			

岩手県立大学

公立 / **岩手** / 編入 / 博士前期 / 博士後期

資格：学部（1年次入学）看, 保(選), 助(選), 養一(選), 高(保健)(選) ／ 修士 専

■問合せ先　〒020-0193　岩手県岩手郡滝沢村滝沢字巣子152-52
☎019-694-2014
（教育研究支援室入試グループ）

■最寄駅　JR東北本線・田沢湖線・山田線　盛岡駅よりいわて銀河鉄道に乗換、滝沢駅下車

編入

看護学部看護学科

◆ 平成25年度編入学者が取得できる資格

保健師	助産師	養護教諭一種
○	×	×

◆ 教育目標
看護の実践を基本とした高度な専門的知識・技術，幅広い教養とともに，看護の援助を必要とする人々の立場に立ち，科学的に判断し，主体的な看護を展開する能力を養う。

◆ カリキュラムその他の特徴
特徴的な科目：災害看護，国際看護

◆ 編入生への対応／単位認定方法・認定単位数
専門学校・短大と共通する専門科目及び語学・一般教養は一括認定。認定済みの単位についても希望があれば聴講を認める。平均認定単位数は30～39単位。

● 編入学試験情報（平成24年度〈H23年4月～H24年3月〉）

募集人員	10名（一般選抜：7名　推薦入試：3名）			
出願資格	短大	専門	看護系のみ。進学課程（2・3年制）修了者受験可（学校教育法第90条第1項に規定する者のみ）。	
	○	2年以上		
試験科目	英語	小論	専門	面接
	○		○	○
試験日程	〈試験日〉9/8　〈出願期間〉8/22～8/25			
実績 志願者→合格者	H21：17 (2) →8 (2)　H22：22 (0) →7 (0) H23：13 (1) →7 (0)　H24：5 (3) →3 (1) ※（　）は社会人で外数。			
学費	入学料：338,400円（岩手県内住民：225,600円） 授業料：535,800円			
独自の奨学金制度	なし			

〈備考〉推薦入試は岩手県内の看護系短大・専修学校卒業（修了）見込者で学長又は校長が責任を持って推薦できる者。試験科目は小論文（英語含む）・面接。

大学院

看護学研究科看護学専攻（博士前期課程）

◆ 平成24年度選抜制度・取得できる資格

一般	社会人	個別審査	専門看護師	保健師	助産師
○	○	○	小慢がん	×	×

◆ 教育目標
高度な知識と研究的視点をもった優れた看護実践者，看護管理者，看護教育者などの人材育成。

◆ 教育研究領域
基礎・管理看護学（看護実証病態学・看護援助学・看護管理学），母子看護学（母性・女性健康看護学・小児看護学・学校保健看護学），成人・老年看護学（成人看護学・老年看護学），地域看護学（地域保健看護学・家族看護学・精神保健看護学）
・専門看護師（CNS）コース…小児看護，慢性疾患看護，がん看護

◆ カリキュラムその他の特徴
高度な実践を提供する看護師育成のため「小児看護」「慢性看護」「がん看護」の専門看護師の教育課程を開講。

◆ 有職者への対応
長期履修制度あり。柔軟な講座開講日時を設定。

● 入学試験情報（平成24年度〈H23年4月～H24年3月〉）

募集人員	1次・2次　各15名（社会人・外国人留学生含む）			
出願資格	学士	大3	専4	短大・専3(2)等
	○	審査	○	個別審査
社会人	一般選抜の出願資格のいずれかに該当し，医療・保健・福祉施設・教育機関，研究機関，官公庁，企業又は団体等において3年以上の専門的な実務経験を有する者（要事前確認）			
試験科目	英語	小論	専門	面接　社会人は専門科目・小論文・面接
	○		○	○
試験日程	〈試験日〉1次：9/17　2次：2/11 〈出願資格審査期間〉1次：7/28～8/10　2次：1/4～1/6 （「大3」「個別審査」「社会人」「外国人留学生」） 〈出願期間〉1次：8/23～8/26　2次：1/18～1/20			
実績 志願者→合格者	H21：2 (9) →1 (8)　H22：6 (10) →4 (10) H23：3 (8) →1 (8)　H24：0 (7) →0 (5) ※（　）は社会人で外数。			
学費	入学料：338,400円（岩手県内住民：225,600円） 授業料：535,800円			
独自の奨学金制度	あり			

東北大学

国立 宮城 編入 博士前期 博士後期

資格 学部（1年次入学）：看, 保（H26年度より院に移行予定）, 助(選) ／ 博士前期：専

- ■問合せ先　〒980-8575　仙台市青葉区星陵町2-1
  - ☎022-717-7905（医学部教務室保健学科教務係）
  - ☎022-717-8010（医学系研究科教務室大学院係）
- ■最寄駅　JR仙台駅地下鉄南北線北四番町駅

編入

医学部保健学科看護学専攻

◆ 平成25年度編入学者が取得できる資格

保健師	助産師	養護教諭一種
○※1	○※2	×

※1：平成26年度編入生より取得できなくなる。
※2：選抜制

◆ 教育目標

①対象の身体・心理・社会的ニーズに合わせた看護を実践する上での必要な知識・技術・態度の修得。②健康の保持増進、疾病の予防・治療と回復及び終末期における看護問題を正しくとらえ解決する能力を養う。③人間の存在のあり方を深く理解する人材を育成する。④人間関係の基本となる知識を身につけ、対象の自立に向けた援助ができる人材を育成する。⑤社会の変動に伴うヘルスニーズを見極め、地域特性に応じた看護の役割を理解し、継続看護を提供できる能力を養う。⑥保健医療チームの中でリーダーシップ及びメンバーシップの役割を理解し、責任を果たす能力を養う。⑦生命の尊厳を理解し、対象の人権の擁護者としての看護の哲学と倫理観を身につけた人材を育成する。⑧看護識者として自己評価ができ、自ら学習を継続し専門職業人として生涯成長しつづけていくことができる能力を養う。

◆ 編入生への対応／単位認定方法・認定単位数

出身校での履修科目内容を1科目ずつ確認して認定する。

● 編入学試験情報（平成24年度〈H23年4月～H24年3月〉）

募集人員	看護学専攻　16名（3年次）				
出願資格	短大	専門	学士		看護関係学科卒業（見込）者で看護師国家試験に合格した者もしくは受験資格取得見込の者。
	○	2年以上	○		
試験科目	英語	小論	専門	面接	※TOEICまたはTOEFLのスコアを提出、筆記試験にかえる
	※	○	○	○	
試験日程	〈試験日〉9/27　〈出願期間〉8/22～8/31				
実績 志願者→合格者	H21：31→10　H22：38→3　H23：21→2　H24：9→0				
学費	入学料：282,000円　授業料：535,800円				
独自の奨学金制度	なし				

大学院

医学系研究科保健学専攻看護学コース（博士課程〈前期2年の課程〉）

◆ 平成24年度選抜制度・取得できる資格

一般	社会人	個別審査	専門看護師	保健師	助産師
○	×	○	がん・小	※	×

※平成26年度より保健師課程を開設予定。

◆ 教育目標

高度な専門性を有し、指導的な立場に立つ看護職、看護学の発展に貢献できる研究者又は教育者の育成。

◆ 教育研究領域（分野）

基礎・健康開発学（看護アセスメント学、看護教育・管理学、老年保健看護学、地域ケアシステム看護学、地域保健学、国際看護管理学）、家族支援看護学（成人看護学、がん看護学、緩和ケア看護学、小児看護学、精神看護学、周産期看護学、ウィメンズヘルス看護学）

◆ カリキュラムその他の特徴

看護学コースは、生活の質（QOL）向上を大切にする医療人の育成、異分野融合による総合的な教育、そして東北地方の医療機関との連携も考慮した地域医療の教育を特色としている。

◆ 有職者への対応

長期履修制度あり。夜間に講座を設置している。

● 入学試験情報（平成24年度〈H23年4月～H24年3月〉）

募集人員	24名（保健学専攻）				
出願資格	学士	大3	専4	短大・専3(2)等	
	○	審査	○	個別審査	
試験科目	英語	小論	専門	面接	※筆記試験（辞書持ち込み不可）又はTOEIC・TOEFL・IELTSのスコア提出。
	○※	○	○	○	
試験日程	〈試験日〉9/1　〈出願審査書類提出期間〉6/6～6/10　〈出願期間〉7/21～8/1				
実績 志願者→合格者	H21：13→11　H22：21→16　H23：15→13　H24：13→12				
学費	入学料：282,000円　授業料：535,800円				
独自の奨学金制度	なし				

宮城大学

公立 宮城 編入 博士前期 博士後期

資格 学部（1年次入学）: 看, 保(選), 養一(選) ※保, 養一同時履修不可。 博士前期: 専

■問合せ先 〒981-3298　黒川郡大和町学苑1-1
☎022-377-8333
（教務部入試担当）

■最寄駅　JR仙台駅からバス

編入

看護学部看護学科

◆ 平成25年度編入学者が取得できる資格

保健師	助産師	養護教諭一種
○	×	×

◆ 教育目標
科学的な思考力と実践的なスキルを備え，かつ人間性豊かな看護職を養成する。

◆ カリキュラムその他の特徴
地域の多彩な施設，専門家の協力を得ながら，少人数グループによる段階的かつ総合的な臨地実習を行う。

◆ 編入生への対応／単位認定方法・認定単位数
各人に対し出身学校における履修授業科目，成績証明書等に記載された成績を考慮して行う。

● 編入学試験情報（平成24年度〈H23年4月～H24年3月〉）

募集人員	10名（3年次）			
出願資格	短大	専門	看護系出身で，看護師免許取得（見込）者又は看護師国家試験受験資格者。	
	○	2年以上		
試験科目	英語	小論	専門	面接
	○	○	○	○
試験日程	〈試験日〉9/15　〈出願期間〉8/22～8/29			
実　績 志願者→合格者	H21：25（4）→10（1）　H22：23（4）→11（1） H23：23（5）→12（3）　H24：24（10）→11（2） ※（　）は社会人対象AO編入で外数。			
学　費	入学料：564,000円（県内者：282,000円） 授業料：535,800円			
独自の奨学金制度	なし			

〈備考〉　別途AO編入実施で，看護職（保健師・助産師・看護師）として通算3年以上就業。書・小・面。

大学院

看護学研究科（博士前期課程）

◆ 平成24年度選抜制度・取得できる資格

一般	社会人	個別審査	専門看護師	保健師	助産師
○	○	○	老 地 小 感	×	×

◆ 教育研究領域（分野）
地域看護学（地域保健看護・地域支援活動），生活看護学（母性発達看護・小児発達看護・成人健康看護・老年健康看護・精神保健看護），看護実践論（WOC看護実践・感染看護・看護管理・先端助産実践）

◆ カリキュラムその他の特徴
現任看護職と学部進学者との相互作用効果を生み出す教育を行う。専門分野を基軸とした責任ある複数指導体制により研究指導を行う。

◆ 有職者への対応
夜間や土曜日，日曜日，長期休業期間の開講や必要に応じて，コンピューターネットワークを利用した指導を行う。長期履修制度あり。

● 入学試験情報（平成24年度〈H23年4月～H24年3月〉）

募集人員	10名（社会人含む）			
出願資格	学士	大3	専4	短大・専3(2)等
	○	審査	○	個別審査
社会人	一般選抜の出願資格を満たし，看護師，保健師，助産師のうち1つ以上の資格を有する者，5年以上の実務経験がある者。			
試験科目	英語	小論	専門	面接
	○*	○	○	○
	＊英和辞書持込可 社会人は英語なし			
試験日程	〈試験日〉1次：9/29　2次：2/4 〈出願資格審査期間〉1次：7/22まで　2次：11/30まで （「大3」「個別審査」） 〈出願期間〉1次：8/22～8/29　2次：1/17～1/24			
実　績 志願者→合格者	H21：10（9）→10（9）　H22：16（13）→12（9） H23：14（11）→12（9）　H24：13（12）→10（10) ※（　）は社会人で外数。			
学　費	入学料：564,000円（県内者：282,000円） 授業料：535,800円			
独自の奨学金制度	なし			

秋田大学

国立 秋田 編入 博士前期 博士後期

資格 学部(1年次入学): 看, 保(選), 助(選) / 博士前期: 専

- ■問合せ先 〒010-8543 秋田市本道1-1-1
  ☎018-884-6505
  （医学系研究科・医学部学務課保健学科担当）
- ■最寄駅 JR羽越本線・奥羽本線秋田駅

編入

医学部保健学科看護学専攻

◆ 平成25年度編入学者が取得できる資格

保健師	助産師	養護教諭一種	※平成26年度編入生より選択制となる。
○※	×	×	

◆ 教育目標

豊かな感性, 高い教養と倫理性, 医療に関する幅広い専門知識と高度な技術を身に着け国民の健康と医療・福祉に貢献できる医療技術者, 並びに教育・研究の発展に寄付できる創造性豊かな人材を育成すること。

◆ カリキュラムその他の特徴

・語学, 実習を重視し, 家族看護, リエゾン看護などにも力を入れている。障害者福祉援助実習も行っている。
・附属病院が隣接しており効率的な実習ができる。

◆ 編入生への対応／単位認定方法・認定単位数

編入生担当の教員がいる。編入生用のプログラムがある。出身校での履修科目内容を1科目ずつ確認して認定。平均認定単位数80～89単位。

● 編入学試験情報（平成24年度）〈H23年4月～H24年3月〉

募集人員	10名（3年次）			
出願資格	短大	専門	看護系のみ。	
	○	2年以上		
試験科目	英語	小論	専門	面接
	○	○	○	○
試験日程	〈試験日〉 1次：8/27 2次：12/3 〈出願期間〉 1次：8/16～8/19 2次：11/14～11/18			
実績 志願者→合格者	H21：20→12 H22：24→14 H23：37→15 H24：13→12			
学費	入学料：282,000円 授業料：535,800円			
独自の奨学金制度	なし			

大学院

医学系研究科保健学専攻看護学領域
（博士前期課程）

◆ 平成24年度選抜制度・取得できる資格

一般	社会人	個別審査	専門看護師	保健師	助産師
○	○	○	がん	×	×

◆ 教育目標・カリキュラムその他の特徴

少子高齢化社会において地域に生活している対象の自立を支援するためのコ・メディカルスタッフの育成を目指し, リハビリテーション領域と連携した共通科目を設定。保健・医療・福祉チームにおいて高度な知識と技術に基づくケアが実践でき, 指導的・管理的役割を担う看護者, 看護学の発展に寄与できる教育者, 研究者の育成を目指し, 平成22年度よりがん看護専門看護師（CNS）コースを開講。

◆ 教育研究分野

基礎看護学分野／臨床看護学分野（がん看護CNSコース含む）

◆ 有職者への対応

夜間・土曜に講座を設置している。長期履修制度あり。

● 入学試験情報（平成24年度）〈H23年4月～H24年3月〉

募集人員	12名（保健科学専攻）※社会人特別選抜含む			
出願資格	学士	大3	専4	短大・専3(2)等
	○	審査	○	個別審査
	※病院等における臨床実務, 大学又は短大の研究生として在籍, 短大又は高専の専攻科に在籍, 教育職又は研究職として在籍した実務経験が必要。			
社会人	志望する領域・分野に係る実務経験を有し, 一定の業績等を有する者。試験は小論文と面接。			
試験科目	英語	小論	専門	面接
	○*	○※		○
	*辞書持ち込み可。 ※保健医療全般			
試験日程	〈試験日〉 9/30 〈出願資格認定申請期間〉 8/22～8/25 「大3」「個別審査」 〈出願期間〉 9/8～9/14			
実績 志願者→合格者	H21：16→14 H22：17→13 H23：14→13 H24：12→12			
学費	入学料：282,000円 授業料：535,800円			
独自の奨学金制度	なし			

日本赤十字秋田看護大学

私立 秋田 | 編入※・修士 ※H25より看護学部編入中止。
資格：学部（1年次入学）看,保／修士 専

- ■問合せ先　〒010-1493　秋田市上北手猿田字苗代沢17-3
　☎018-829-3759（学務課入試係）
- ■最寄駅　JR秋田駅からバス

大学院

看護学研究科看護学専攻（修士課程）

◆ 平成24年度選抜制度・取得できる資格

一般	社会人	個別審査	専門看護師	保健師	助産師
○	○	○	がん	×	○

◆ 教育目標・カリキュラムその他の特徴

人道（Humanity）を基本的理念とする建学の精神に則り，広く精深な学識と，看護学の学術的・実践的研究を教授することにより，その奥義を究め，より高度な専門性を以て社会に貢献できる有意な人材を育成する。本地域での健康問題に鑑み，「がんと生活」「健全な次世代」を標榜し，関連する4分野を開講。

◆ 教育研究分野

〈基盤看護学分野〉感染制御学，食看護学，〈がん看護学分野〉がん看護学（がん看護専門看護師（CNS）教育を併設），〈健康生活支援看護学分野〉小児看護学，成人老年看護学，地域看護学，〈助産学分野〉助産学（助産師国家試験の受験に必要な単位を取得する授業科目を選択できる）

◆ 有職者への対応

長期履修制度。昼夜開講制。土曜日に講座を多く設置。

● 入学試験情報（平成24年度）〈H23年4月～H24年3月〉

募集人員	12名（一般，社会人，赤十字推薦合計）			
出願資格	学士	大3	専4	短大・専3(2)等
	○			個別審査
	がん看護CNS教育を選択する者は3年以上の看護師の実務経験が必要。また，助産師国家試験の受験に必要な単位が取得できる授業科目を選択する者は，看護師資格を有すること。			
社会人	官公庁，教育機関，病院，企業などの職員として勤務しており，入学後もその身分を保持する者。			
試験科目	英語	小論	専門	面接
	○※	○	○	○
	※「社会人特別選抜」及び「赤十字推薦選抜」で出願は免除。			
試験日程	〈試験日〉Ⅰ期：9/10　Ⅱ期：1/28　〈出願資格審査期間〉Ⅰ期：7/11～7/15　Ⅱ期：11/1～11/11（「個別審査」，他大学院生）　〈出願期間〉Ⅰ期：8/26～9/1　Ⅱ期：1/10～1/19			
実績 志願者→合格者	H23：2（11）→1（11）　H24：2（13）→1（11）　※H23開設。（）は社会人で外数。			
学費	入学手続時：入学金300,000円　初年度納入金：1,150,000円（*1,350,000円）分納（4月）：575,000円（*725,000円）※*印は助産師国家試験の受験に必要な単位を取得できる科目選抜の場合。別途テキスト代，諸会費あり。			
独自の奨学金制度	あり			

福島県立医科大学

公立 福島 | 編入※・修士 ※H25より看護学部編入中止。
資格：学部（1年次入学）看,保,助（選）／博士前期 専

- ■問合せ先　〒960-1295　福島市光が丘1
　☎024-547-1806・1807（編入：事務局学生課看護学部教務係　大学院：大学院看護学研究科担当）
- ■最寄駅　JR東北本線福島駅,金谷川駅からバス

大学院

看護学研究科看護学専攻（修士課程）

◆ 平成24年度選抜制度・取得できる資格

一般	社会人	個別審査	専門看護師	保健師	助産師
○	×	○	がん 精 小	×	×

◆ 教育目標

1. 高度な専門知識・技術と卓越した実践能力を持つ看護専門職者を育成する。
2. 看護援助方法論の開発と研究を担う看護専門職者を育成する。
3. 看護専門職のキャリア開発プログラムを構築できる看護教育者を育成する。

◆ 教育研究領域

がん看護学，生態看護学，精神看護学，母性看護学，小児看護学，地域看護学

※がん看護学，精神看護学，小児看護学，地域看護学はCNS（専門看護師）コースあり。地域看護学CNSコースは在宅看護専門看護師申請準備中（希望者がいれば申請）。

◆ カリキュラムその他の特徴

共通科目，専門科目，共通選択科目の履修に加えて，研究コースには「看護特別研究（修士論文6単位）」があり，CNSコースには，看護課題研究4単位が課される。

◆ 有職者への対応

長期履修制度あり（CNSコースは適用されない）。

● 入学試験情報（平成24年度）〈H23年4月～H24年3月〉

募集人員	15名			
出願資格	学士	大3	専4	短大・専3(2)等
	○		○	個別審査
試験科目	英語	小論	専門	面接
	○*		○	○
	*英和辞書持込可			
試験日程	〈試験日〉秋期：10/22　冬期：1/28　〈出願資格審査期間〉秋期：9/9～9/16　冬期：12/9～12/16（「個別審査」）　〈出願期間〉秋期：10/3～10/11　冬期：1/6～1/13　※秋期で定員を満たした場合は，冬期実施なし。			
実績 志願者→合格者	H21：14→12　H22：19→11　H23：17→14　H24：14→9			
学費	入学料：564,000円（県内者：282,000円）　授業料：535,800円			
独自の奨学金制度	あり			

国立 山形 　編入　博士前期　博士後期

資格：学部（1年次入学）　看　保(選)又は助(選)　※H24から助産師コース設置。　修士　専

山形大学

■問合せ先　〒990-9585　山形市飯田西2-2-2
　　　　　　☎023-628-5049
　　　　　　（医学部入試担当）

■最寄駅　JR佐沢線・奥羽本線・仙山線山形駅

編入

医学部看護学科

◆ 平成25年度編入学者が取得できる資格

保健師	助産師	養護教諭一種
○※1	×※2	×

※1：選択制。
※2：平成26年度から可（定員越えれば選抜）。

◆ 教育目標

近年の急速に高度化，専門化しつつある医療は，専門職からなるチーム医療によりはじめて可能になるものである。チーム医療のなかでも，看護の重要性が特に注目されており，この分野にかかわる看護専門職の育成・資質の向上を図ることが急務となっている。本学の編入学制度は，短期大学の看護に関する学科の卒業生又は看護に関する専修学校の専門課程の修了者に対し，3年次編入学学生として受け入れ，看護専門教育を行うことを目的とする。

◆ 編入生への対応／単位認定方法・認定単位数

出身校での単位習得状況に応じ，入学時に既修得単位の認定を行う。本学の卒業認定に必要な基盤教育科目及び専門教育科目ごとに，その不足分を2年間で修得するよう個別の履修計画を作成し，これに従い学習を行う。

● 編入学試験情報（平成24年度〈H23年4月〜H24年3月〉）

募集人員	5名（3年次）				
出願資格	短大	専門	看護系出身のみ。		
	○	2年以上			
試験科目	英語	小論	専門	面接	＊英和・和英辞書持込可
	○＊	○	○	○※	※口述試験含む
試験日程	〈試験日〉8/29　〈出願期間〉7/26〜7/29				
実　績 志願者→入学者	H21：20→8　H22：9→2　H23：16→3　H24：12→3				
学　費	入学料：282,000円　　授業料：535,800円				
独自の奨学金制度	なし				

大学院

医学系研究科看護学専攻（博士前期課程）

◆ 平成24年度選抜制度・取得できる資格

一般	社会人	個別審査	専門看護師	保健師	助産師
○	○	○	囲小囲	×	×

◆ 教育目標

(1) 看護専門職者の養成
(2) 新しい看護研究領域の開発と研究教育者の養成。

◆ 教育研究分野（領域）

基礎看護学（基礎看護学，看護管理学，看護病態機能学），臨床看護学（母子看護学，成人・老年看護学〈急性期・慢性期〉，精神看護学），地域看護学（地域・在宅看護学）
※別途小児看護，老人看護，在宅看護の専門看護師コースがある。

◆ 有職者への対応

長期履修学生制度あり。職業を有する者並びにその他やむを得ない事情のある者が対象。

● 入学試験情報（平成24年度〈H23年4月〜H24年3月〉）

募集人員	16名（社会人含む）				
出願資格	学士		大3	専4	その他
	○		入学資格審査	○	入学資格審査
社会人	一般入試の出願資格のいずれかに該当し，志願する教育・研究領域に係る3年以上の実務経験を有する者。				
試験科目	英語	小論	専門	面接	＊辞書持込可。社会人は専門・面接で，業績も評価の対象。
	○＊		○	○	
試験日程	〈試験日〉8/26　〈入学審査書類提出期間〉6/20〜6/24（「大3」「その他」）　〈出願期間〉7/26〜7/29				
実　績 志願者→入学者	H21：16→15　H22：14→12　H23：15→13　H24：16→13				
学　費	入学料：282,000円　　授業料：535,800円				
独自の奨学金制度	なし				

公立 山形 編入 修士

資格 学部(1年次入学)
看, 保(選), 助(選)
※保, 助同時履修不可。

山形県立保健医療大学

■問合せ先 〒990-2212 山形市上柳260
☎023-686-6688
(教務学生課担当)

■最寄駅 JR山形駅,羽前千歳駅,南出羽駅

編入

保健医療学部看護学科

◆ 平成25年度編入学者が取得できる資格

保健師	助産師	養護教諭一種	※編入後選抜。平成26年度編入学者から取得できなくなる。
○	○※	×	

◆ 教育目標
「人間尊重」を基本理念として,他者を尊重し,喜びや痛みを分かちあえる共感能力と科学的知識に裏付けられた論理的思考や倫理的判断力を身につけ,高度化・多様化する社会の変化に対応し,看護を通して地域社会に貢献できる人材の育成。

◆ カリキュラムその他の特徴
人間・社会・健康に関する幅広い知識を基盤にして,チーム医療の概念や看護の役割と責務に関する理論と基礎的な技術を学習。臨地実習では最近の技術を学び,人々の健康状態や生活実態に応じた看護ケアの実践能力を修得する。また,医療施設のみならず地域医療や在宅医療および福祉関連施設における看護実践に必要とされるカリキュラムが組まれている。

◆ 編入生への対応/単位認定方法・認定単位数
各人ごとに,出身校のカリキュラムとその履修状況等に基づき認定。平均認定単位数は70~79単位。

● 編入学試験情報(平成24年度 〈H23年4月~H24年3月〉)

募集人員	10名(3年次)				
出願資格	短大	専門	学士	看護系学科卒・修了(見込)者	
	○	2年以上	○		
試験科目	英語	小論	専門	面接	※看護学全般(地域看護学・助産学除く),専門基礎科目
	○	○	○※	○	
試験日程	〈試験日〉9/7 〈出願期間〉8/18~8/24				
実 績 志願者→合格者	H21:29→10 H22:27→15 H23:24→17 H24:17→15				
学 費	入学料:564,000円(県内者:282,000円) 授業料:535,800円(前期・後期に分けて半額ずつ)				
独自の奨学金制度	なし				
〈備考〉	平成25年度は定員変更(10名→4名)文部科学省申請中。				

大学院

保健医療学研究科保健医療学専攻
(修士課程)

◆ 平成24年度選抜制度・取得できる資格

一般	社会人	個別審査	専門看護師	保健師	助産師
○	○	○	×	×	×

◆ 教育課程の特色
研究指導に結びつく専門科目の他に,看護学,理学療法学及び作業療法学分野に共通して必要と考えられる共通科目と各分野の視野を広げるための専門支持科目を設定し,科目相互の結びつきを高める構成としている。

◆ 教育研究分野(領域)
看護学分野(基礎・病態看護学,母子看護学,地域看護学)

◆ 有職者への対応
夜間講座設置。

● 入学試験情報(平成24年度 〈H23年4月~H24年3月〉)

募集人員	12名(理学療法・作業療法分野と社会人含む)			
出願資格	学士	大3	専4	短大・専3(2)等
	○	審査	○	個別審査
社会人	一般選抜の出願資格を満たし,看護師,保健師又は助産師の免許を有し,3年以上の実務経験を有する者。			
試験科目	英語	小論	専門	面接 *英和辞書持込可
	○*		○	○
試験日程	〈試験日〉8/31 〈出願資格審査期間〉7/22~7/28(「大3」「社会人」「個別審査」) 〈出願期間〉8/10~8/17			
実 績 志願者→合格者	H21:5→5 H22:4→4 H23:5→5 H24:9→9 ※実績に社会人含む。			
学 費	入学料:564,000円(県内者:282,000円) 授業料:535,800円(前期・後期に分けて半額ずつ)			
独自の奨学金制度	なし			

筑波大学

国立 茨城 編入 博士前期 博士後期

資格 学類(1年次入学): 看, 保(選), 養一(選) / 博士前期: 専

- ■問合せ先 〒305-8577 つくば市天王台1-1-1
  ☎029-853-6007(教育推進部入試課)
  029-853-2230・2231(教育推進課大学院入試担当)
- ■最寄駅 JRつくばエクスプレスつくば駅,JR常磐線ひたち野うつくし駅,荒川沖駅,土浦駅

編入

医学群看護学類

◆ 平成25年度編入学者が取得できる資格

保健師	助産師	養護教諭一種	※1:平成26年度から選択制(予定)。※2:H24年度1年次入学より廃止。編入生は未定。※3:選抜制で人数制限あり(予定)。
※1	※2	※3	

◆ 教育目標

1. 基本的人権を擁護する立場で行動できる能力と,様々な人間の状況や感情を受容し共感できる豊かな人間性を養う。2. 看護専門職に必要な知識・技術を習得し,科学的な根拠に基づく適切な判断で主体的な看護活動ができる能力を養う。3. 複雑な社会情勢の変化や科学・技術の発達に適応できる能力と高い倫理性に基づいた行動ができる能力を養う。4. 人々の健康生活を援助し,高いQOLの実現に貢献できる能力を養う。5. 保健・医療・福祉などの関連領域の人々と連携し,必要に応じてリーダーシップを発揮できる能力を養う。6. 研究的素質を養うとともに,生涯にわたり自己学習を継続できる能力を養う。7. 国際性を志向し,積極的に国際医療保健活動に対応できる能力を養う。

◆ カリキュラムその他の特徴

基礎科目,専門基礎科目,専門科目が上記教育目標を基盤として構成されている。総合大学である特長を活かし,時間的に可能な限り,他学類あるいは他学群の授業を受けることができる。

● 編入学試験情報(平成24年度)〈H23年4月~H24年3月〉

募集人員	10名(3年次)				
出願資格	短大	専門	看護関係学科卒・修了(見込)者で看護師免許取得者又は国家試験受験資格取得者のみ。		
	○	3年課程			
試験科目	英語	小論	専門	面接	※英文で出題
		○※	○	○	
試験日程	〈試験日〉7/7~8 〈出願期間〉5/24~5/31				
実 績 志願者→合格者	H21:44→10 H22:37→11 H23:39→10 H24:36→13				
学 費	入学料:282,000円 授業料:535,800円				
独自の奨学金制度	あり				

大学院

人間総合科学研究科看護科学専攻(博士前期課程)

◆ 平成24年度選抜制度・取得できる資格

一般	社会人	個別審査	専門看護師	保健師	助産師
○	○	○	がん 精*	×	※

※平成26年度より学部から移行。*慢性疾患看護申請中。

◆ 教育目標

学際的および国際的な視点に基づき,看護について科学的に分析し,研究者として研鑽する姿勢をもち,看護の高度な専門的知識・技術・実践能力を育成する。また,看護学教育を支える看護教育者に必要な基礎的な能力を育成する。

◆ 教育研究領域

実践看護学領域(がん看護・精神看護専門看護師教育課程あり),健康システム看護学領域(慢性看護専門看護師教育課程申請中)

◆ 有職者への対応

一部の授業を平日夜間に開講している。

● 入学試験情報(平成24年度)〈H23年4月~H24年3月〉

募集人員	15名(社会人特別選抜若干名含む)				
出願資格	学士	大3	専4	短大・専3(2)等	
	○	審査	○	個別審査	
社会人	上記のいずれかに該当し,入学時に保健・医療・福祉関連の領域で概ね3年以上の実務経験を有する者。				
試験科目	英語	小論	専門	面接	※社会人のみ。一般は出願時に800字の小論文提出。
	○	○※	○	○	
試験日程	〈試験日〉8/24,25 〈出願資格審査期間〉7/1まで(「大3」「個別審査」) 〈出願期間〉7/19~7/21				
実 績 志願者→合格者	H21:18(9)→15(4) H22:18(7)→15(4) H23:15(4)→11(4) H24:17(4)→13(3) ※( )は社会人で外数。				
学 費	入学料:282,000円 授業料:535,800円				
独自の奨学金制度	なし				

公立 茨城 編入 博士前期 博士後期　　資格 学部(1年次入学):看,保　博士前期:専

茨城県立医療大学

■問合せ先　〒330-0394　稲敷郡阿見町阿見4669-2
　　　　　☎029-840-2111・2107
　　　　　（事務局教務課）

■最寄駅　JR常磐線土浦駅・荒川沖駅

編入

保健医療学部看護学科

◆ 平成25年度編入学者が取得できる資格

保健師	助産師	養護教諭一種	※平成26年度より助産専攻科設置予定。
○	×※	×	

◆ 教育目標
人間性，専門性，創造性，社会性，協調性，自発性を兼ね備えた看護師・保健師を育成する。

◆ カリキュラムその他の特徴
チーム医療の充実。リハビリ専門の付属病院を有し，早期から充実した実習を行うことができる。

◆ 編入生への対応／単位認定方法・認定単位数
認定済みの授業についても希望があれば聴講を認める。平均認定単位数70単位程度。

● 編入学試験情報（平成24年度〈H23年4月～H24年3月〉）

募集人員	若干名（3年次）				
出願資格	短大	専門	看護系学科卒業（見込）者のみ。		
	○	2年以上			
試験科目	英語	小論	専門	面接	左記以外に理科（物理・化学・生物から1）
	○	○	○	○	
試験日程	〈試験日〉9/10　〈出願期間〉8/22～8/26				
実績 志願者→合格者	H21：11→3　H22：8→4　H23：9→3 H24：8→3				
学費	入学料：564,000円（県内生：282,000円） 授業料：535,800円				
独自の奨学金制度	なし				

大学院

保健医療科学研究科看護学専攻（博士前期課程）

◆ 平成24年度選抜制度・取得できる資格

一般	社会人	個別審査	専門看護師	保健師	助産師
○	×	○	老 小	×	×

◆ 教育目標
新時代のリハビリテーション医療を担う高度医療専門職の育成。

◆ 教育研究領域（分野）
基礎看護学，地域看護学，臨床看護学（母性看護学，小児看護学，成人看護学，老人看護学）※小児看護学と老人看護学は修士論文コースと専門看護師を目指す「CNS」コースの2コース。

◆ カリキュラムその他の特徴
理学療法学・作業療法学専攻等他専攻と共通の「共通科目」と，看護学専攻の「専門科目」から構成，共通科目では保健医療に関わる高度専門職として要求される人間・社会・環境に関する理解を深め，専門科目の基盤を形成する。

◆ 有職者への対応
対象者を問わず，ほとんどの講義を夜間に行っている。

● 入学試験情報（平成24年度〈H23年4月～H24年3月〉）

募集人員	6名（必要に応じて2次募集実施）				
出願資格	学士	大3	専4	短大・専3(2)等	
	○		○	個別審査※	
	※看護師，保健師，助産師の資格取得後，医療・保健・福祉施設，教育研究機関，官公庁，企業等において2年以上の実務経験を有すること。				
試験科目	英語	小論	専門	面接	*英和辞書持込可
	○*	○	○	○	
試験日程	〈試験日〉1次：9/4　2次：2/5 〈出願資格審査期間〉1次：7/1～7/6　2次：12/1～12/6（「個別審査」） 〈出願期間〉1次：8/8～8/12　2次：1/6～1/12				
実績 志願者→合格者	H21：4→4　H22：5→3　H23：3→2 H24：7→5				
学費	入学料：564,000円（県内生：282,000円） 授業料：535,800円				
独自の奨学金制度	なし				

茨城キリスト教大学

私立 茨城 修士

資格 学部（1年次入学） 看, 保選, 養一 修士

■問合せ先 〒319-1295 日立市大みか町6-11-1
☎0294-54-3212（入試広報部直通） フリーダイヤル0120-56-1890
■最寄駅 JR常磐線大甕（おおみか）駅隣接

大学院

看護学研究科看護学専攻（修士課程）

◆ 平成24年度選抜制度・取得できる資格

一般	社会人	個別審査	専門看護師	保健師	助産師
○	○	○	慢※	×	×

※認定申請予定。

◆ 教育目標・カリキュラムその他の特徴

①社会の保健医療ニーズに応える高度専門職業人の育成。②高度専門能力を支える実践看護学研究やその教育の担い手の育成。③慢性疾患患者の在宅医療システムの開発。④専門職業人の自立とキャリア形成。⑤Evidence based Nursingを支える基礎看護科学研究やその教育の担い手の育成。

◆ 教育研究分野（領域）

基礎看護学分野（基盤実証看護学），実践看護学分野（生活支援看護学，発達支援看護学，精神看護学）
※慢性疾患専門看護師（CNS）教育課程を設置。

◆ 有職者への対応

昼夜間開講制。3年間の長期履修制度。

● 入学試験情報（平成24年度〈H23年4月〜H24年3月〉）

募集人員	6名（Ⅰ期・Ⅱ期）			
出願資格	学士	大3	専4	短大・専3(2)等
	○	審査		個別審査
	保健師，助産師，看護師のいずれかの資格を有する者（取得見込みの者含む）。			
社会人	出願時点で専修学校の専門課程を修了し，看護職として3年以上の勤務歴を有する現職者。			
試験科目	英語	小論	専門	面接	※英語の基礎学力判定を含む。
	○※	○	○	○	
試験日程	〈試験日〉Ⅰ期：10/15 Ⅱ期：3/10 〈出願資格審査期間〉Ⅰ期：9/16まで Ⅱ期：2/10まで（全出願者） 〈出願期間〉Ⅰ期：9/26〜10/5 Ⅱ期：2/17〜3/2			
実績 志願者→合格者	H23：3（4）→3（4） H24：1（4）→1（4） ※（ ）は社会人で外数。			
学費	入学手続時納入金 757,000円 初年度納入金：1,307,000円			
独自の奨学金制度	あり			

国際医療福祉大学

私立 栃木 修士 博士

資格 学部（1年次入学） 看, 保選, 養一（大田原保健医療学部のみ） 修士 専, 助

■問合せ先 〒324-8501 大田原市北金丸2600-1 大田原キャンパス
☎0287-24-3200（入試事務室）
■最寄駅 JR那須塩原駅より大田原市営バスで国際医療福祉大学下車，JR西那須野駅から大田原市営バスまたは東野バスで国際医療福祉大学下車

大学院

医療福祉学研究科保健医療学専攻（修士課程）

◆ 平成24年度選抜制度・取得できる資格

一般	社会人	個別審査	専門看護師	保健師	助産師
○	○	○	精地	×	○

◆ 教育研究分野（領域・コース）および特徴

看護学分野（看護管理・開発学，看護援助学，感染管理・感染看護学，基礎看護学，リプロダクティブヘルス看護学，小児看護学，がん看護学，老年看護学，精神看護学，在宅看護学，地域看護学，看護クオリティマネジメント），ナースプラクティショナー養成分野（ナースプラクティショナー養成），助産学分野（実践コース・修士論文コース）

〈看護学分野〉精神看護地域看護の専門看護師教育課程あり。〈ナースプラクティショナー養成分野〉・〈助産学分野実践コース〉助産師国家試験受験資格が取得できる。他に有資格者のスキルアップを目指すコース，修士論文を作成し研究者，教育者を目指すコースがある。

・特徴…共通科目が豊富で医療の他職種に関するものについても広く履習できる。

◆ 有職者への対応

昼夜開講・長期履修制度あり。

● 入学試験情報（平成24年度〈H23年4月〜H24年3月〉）

募集人員	100名（専攻全体。助産学分野20名，ナースプラクティショナー養成分野10名）			
出願資格	学士	大3	専4	短大・専3(2)等
				個別審査
	ナースプラクティショナー養成分野は社会人入試のみ。助産学分野は看護師国家資格（国家試験受験資格）または助産師国家資格を有する者。			
社会人	看護学分野：職務経験3年以上。ナースプラクティショナー養成分野：看護師としての実務経験5年以上。助産学分野：看護師あるいは助産師の国家資格を持ち看護関連の実務経験3年以上。			
試験科目	英語	小論	専門	面接	小論文は分野に関する専門的なテーマ。ナースプラクティショナー養成分野は左記に加え専門。助産学一般入試は左記に加え英語（辞書持込可）・専門（母性看護学）
		○		○	
試験日程	〈看護学〉第1回：11/4（9/1〜10/24） 第2回：2/9（11/5〜1/30） 第3回：3/2（2/10〜2/20） 〈ナースプラクティショナー養成〉第1回：1/14（12/1〜1/3） 第2回：2/10（1/16〜1/30） 〈助産学〉第1回：9/17（8/22〜9/5） 第2回：2/10（1/16〜1/30） ※試験日（出願期間）の順。出願資格審査（個別審査）は出願と同時に行う			
実績 志願者→合格者	H21：5（75）→3（60）　H22：1（64）→1（59） H23：7（54）→5（45）　H24：3（53）→2（49） ※（ ）は社会人で外数。専攻（3分野）合計。			
学費	看護学（専門看護師コース除く），ナースプラクティショナー養成1,300,000円（800,000円），看護学（専門看護師コース）1,400,000円（900,000円），助産（修士論文コース）1,600,000円（950,000円），助産（実践コース）1,800,000円（1,150,000円） ※初年度納入金（分割の場合の入学手続時納入金）の順。残りの分割分は9月で，助産学は650,000円，その他は500,000円。			
独自の奨学金制度	なし			

自治医科大学

私立 栃木 博士前期 博士後期
資格 学部(1年次入学): 看, 保, 助(選) / 博士前期: 専

- ■問合せ先 〒329-0498　下野市薬師寺3311-159
- ☎0285-58-7447
- （看護学務課）
- ■最寄駅　JR宇都宮線自治医大駅

大学院

看護学研究科看護学専攻（博士前期課程）

◆ 平成24年度選抜制度・取得できる資格

一般	社会人	個別審査	専門看護師	保健師	助産師
○	×	○	母小精急がん	×	×

◆ 教育目標・カリキュラムその他の特徴

高度な看護の実践に加えて、保健・医療・福祉サービスを地域社会のニーズに適応させて、その効果的提供が図れる優れた行政的能力を有する人材や調節的指導的役割を果たす人材の育成、及び地域社会のニーズを受けて病院等において組織機能を向上拡大させて経営の安定化に貢献することのできる看護管理者並びに実践現場において人々のニーズに対応した看護サービスを提供するために看護技術を改善・開発できる上級看護職者を育成することを目標とする。

◆ 教育研究分野（領域）

実践看護学（母子看護学，健康危機看護学，がん看護学）
地域看護管理学（老年・地域看護管理学，看護技術開発学）

◆ 有職者への対応

週末・夏期冬季に集中して開講することがある。長期履修制度あり。

● 入学試験情報（平成24年度〈H23年4月～H24年3月〉）

募集人員	8名			
出願資格	学士	大3	専4	短大・専3(2)等
	○		○	個別審査※
	※看護系の短大・専修学校・各種学校等を修了し、看護師・保健師又は助産師として実質3年以上の実務経験がある者。			
試験科目	英語	小論	専門	面接 ＊英和・和英・英英辞書持込可
	○＊	○	○	○
試験日程	〈試験日〉10/15　〈出願資格審査期間〉9/5～9/12（個別審査）　〈出願期間〉10/3～10/11			
実　績	非公表			
学　費	入学金：282,000円　授業料：535,800円			
独自の奨学金制度	あり			

群馬県立県民健康科学大学

公立 群馬 修士
資格 学部(1年次入学): 看, 保(選)

- ■問合せ先 〒371-0052　前橋市上沖野323-1
- ☎027-235-1211
- （事務局教務係）
- ■最寄駅　JR前橋駅からバス

大学院

看護学研究科看護学専攻（修士課程）

◆ 平成24年度選抜制度・取得できる資格

一般	社会人	個別審査	専門看護師	保健師	助産師
○	○	○	×	×	×

◆ 教育研究領域

看護教育学領域，実践看護学領域

◆ カリキュラムその他の特徴・教育目標

我が国の看護系大学院で初めて、院内教育をコーディネートできる看護職者、つまりスタッフ・ディベロップメント（SD）を担える人材、大学や専門学校など看護職養成機関の看護学教員のファカルティ・ディベロップメント（FD）を支援できる人材の養成を目指した看護教育領域を設置している。

◆ 有職者への対応

夜間授業，春期・夏期休業期間における集中授業受講制度、長期履修制度あり。

● 入学試験情報（平成24年度〈H23年4月～H24年3月〉）

募集人員	一般選抜：8名　社会人特別選抜：若干名			
出願資格	学士	大3	専4	短大・専3(2)等
	○	審査	○	個別審査
社会人	上記「一般選抜」の出願資格のいずれかに該当し、保健・医療・福祉施設、教育研究機関、官公庁又は企業において専門的な実務経験を有する者。			
試験科目	英語	小論	専門	面接　＊辞書持込可
	○＊	○	○	○
試験日程	〈試験日〉1次：9/3　2次：12/17　〈出願資格審査期間〉1次：7/19～7/28　2次：11/7～11/11（「大3」「個別審査」）　〈出願期間〉1次：8/8～8/19　2次：11/22～12/2　※1次選抜で募集人員に満たなかった場合、2次募集を行う。			
実　績 志願者→合格者	H21：0（10）→0（8）　H22：2（8）→2（6）　H23：0（8）→0（8）　H24：0（6）→0（4）　※（　）は社会人で外数。			
学　費	入学料：282,000円（県内者：141,000円）　授業料：535,800円			
独自の奨学金制度	なし			

獨協医科大学

私立 栃木　編入　専攻科　修士

資格　学部(1年次入学) 看, 保　専攻科 助

■問合せ先　〒321-0293　下都賀郡壬生町北小林880
☎編入：0282-87-2108（学務部入試課）
　大学院：0282-87-2489（教務部学生課）

■最寄駅　東武宇都宮線おもちゃのまち駅

編入

看護学部看護学科

◆ **平成25年度編入学者が取得できる資格**

保健師	助産師	養護教諭一種	※平成23年度から助産師専攻科を開設。
○	×※	×	

◆ **教育目標・カリキュラムその他の特徴**

①看護の対象を総合的に理解し，豊かな感性と倫理観を備え，科学的な知識に基づいた援助が実践できる能力を高める。②生涯にわたり専門性を高めていくための主体的学修能力を養う。③看護・医療・福祉に関わる者としてチームにおける協働意識を持ち，それに基づいた態度を養う。④看護の発展や看護の質の向上に貢献できる臨床看護実践能力を育成する。／大学病院に隣接した教育環境を最大限に活用し，さらに医学部教育からの刺激を強みとしていけるようなカリキュラムの構築。

◆ **編入生への対応／単位認定方法・認定単位数**

編入担当の教員がいる。出身校での履修科目内容を1科目ずつ確認して認定。平均認定単位数は60～69単位。

● **編入学試験情報（平成24年度〈H23年4月～H24年3月〉）**

募集人員	20名（3年次）			
出願資格	短大	専門	看護師免許を有する者又は卒業・修了見込の者。進学課程（2・3年制）修了者，看護大学校出身者も出願可。	
	○	3年以上		
試験科目	英語	小論	専門	面接
	○	○		○
試験日程	〈試験日〉9/8　〈出願期間〉8/15～8/31			
実　績 志願者→合格者	H21：20→18　H22：19→14　H23：20→14 H24：15→8			
学　費	初年度納入金：1,850,000円　※別途委託徴収金：65,000円。			
独自の奨学金制度	あり			

専攻科　助産学専攻科

● **入学試験情報（平成24年度〈H23年4月～H24年3月〉）**

募集人員	10名			
出願資格	学士	専4	看護師資格を有する者または看護師国家試験受験資格取得（見込み）者（入学時には合格していること）。	
	○	○		
試験科目	英語	小論	専門	面接
	○	○	○	○
試験日程	〈試験日〉9/23　〈出願期間〉9/1～9/16			
実　績	H23：2→2　H24：17→10　※志願者→合格者			
学　費	入学金：100,000円　授業料：850,000円　※その他実習費等。			
独自の奨学金制度	あり			

大学院

看護学研究科看護学専攻

◆ **平成24年度選抜制度・取得できる資格**

一般	社会人	個別審査	専門看護師	保健師	助産師
○	○	○	×	×	×

◆ **教育目標**

患者及びその家族，保健医療福祉関係者をはじめ，広く社会一般の人々から信頼され，専門的知識，能力と研究的思考能力を備え，看護実践，看護管理，看護教育・研究を通して，看護の質と向上と今日の知識基盤社会を支え，看護学とその学際的発展に寄与することができる人材を育成する。

◆ **教育研究分野**

共通科目10科目，専門科目（基盤・機能看護学〈基礎看護学特論Ⅰ・Ⅱ，基礎管理学特論Ⅰ・Ⅱ，生体防御・感染看護学特論Ⅰ・Ⅱ，看護教育学，シミュレーション教育論，基盤・機能看護学演習Ⅰ・Ⅱ〉，実践看護学〈女性健康看護学特論Ⅰ・Ⅱ，慢性看護学特論Ⅰ・Ⅱ，集学的がん治療看護学特論，がん終末期看護学特論，老年看護学特論，老年施設看護特論，地域看護学特論，在宅看護学特論，アディクション看護学，リエゾン精神看護，実践看護学演習Ⅰ・Ⅱ〉，研究科目（特別研究Ⅰ・Ⅱ）で構成。

◆ **有職者への対応**

昼夜開講講義，必要に応じ集中講義を導入する。長期履修制度あり。

● **入学試験情報（平成24年度〈H23年4月～H24年3月〉）**

募集人員	10名（分野による定員は設けない）			
出願資格	学士	大3	専4	短大・専3(2)等
	○	個別審査※		個別審査※
	※看護師，保健師，助産師のいずれかの免許を有し，3年以上の看護関連の実務経験を有する者で，次のいずれかに該当する者。①大学に3年以上に在学した者。②査読のある学術雑誌へ掲載，または学会の発表経験を有する者。③勤務先の所属長の推薦を受けることができる者。			
試験科目	英語	小論	専門	面接　*辞書持込可
	○*		○	○
試験日程	〈試験日〉第Ⅰ期：1/28　第Ⅱ期：2/28 〈出願資格審査期間〉12/12～12/19（個別審査） 〈出願期間〉第Ⅰ期：1/4～1/23　第Ⅱ期：1/27～2/21			
実　績 志願者→合格者	H24：14（12）→12（10） ※（ ）は社会人で外数。H24年度開設。			
学　費	入学手続時納入金：200,000円　初年度納入金：800,000円			
独自の奨学金制度	あり			

群馬大学

国立 群馬 編入 博士前期 博士後期

資格	学部（1年次入学）	博士前期
	看, 保(選), 助(選) ※保, 助同時履修不可。	専

- ■問合せ先　〒375-8511　前橋市昭和町3-39-22
  ☎編入027-220-8908～8910　大学院027-220-7797
  （学務課入学試験係）
- ■最寄駅　JR両毛線前橋駅

編入

医学部保健学科看護学専攻

◆ 平成25年度編入学者が取得できる資格

保健師	助産師	養護教諭一種	※平成26年度以降取得不可（予定）。
○※	○※	×	

◆ 教育目標
医療・保健の現場で看護の専門性を発揮できる能力と国際看護協力が実践できる能力を育成。

◆ カリキュラムその他の特徴
①人間の身体的・精神的側面，人間を取り巻く社会環境についての学習，②看護学の基礎理論や方法論の学習と看護実践能力の修得，③人間のライフサイクル各期における健康の保持増進を図るための知識と援助技術の修得，④看護活動の場の拡大に対応した看護実践能力の修得，⑤健康障害者の看護を実践する知識と援助技術，態度の修得から構成。先駆的に臨床と連携して看護専門外来を開設・運営し，卒後のキャリア開発の教育も目指している。

◆ 編入生への対応／単位認定方法・認定単位数
出身校での履修科目内容を1科目ずつ確認して認定。

● 編入学試験情報（平成24年度）〈H23年4月～H24年3月〉

募集人員	10名（3年次）（保健計。H24，2次募集あり）			
出願資格	短大	専門	看護系のみ。進学課程（2・3年制）修了者も出願可。	
	○	2年以上		
試験科目	英語	小論	専門	面接
	○	○	○	○
試験日程	〈試験日〉1次：8/19　2次：12/9 〈出願期間〉1次：7/12～7/15　2次：11/22～11/25			
実　績 志願者→合格者	H21：42→13　H22：42→15　H23：28→10 H24：35→6			
学　費	入学料：282,000円　授業料：535,800円			
独自の奨学金制度	なし			

大学院

保健学研究科保健学専攻（博士前期課程）

◆ 平成24年度選抜制度・取得できる資格

一般	社会人	個別審査	専門看護師	保健師	助産師
○	○	○	がん 老人 慢性	×	×

◆ 教育目標
1) 全人的医療を理解し，高度な専門知識と技術を有する者。2) 専門分野での教育や研究を実践するための基礎的な能力を有する者。3) 地域の保健医療・福祉専門職として活躍が実践できる者。4) 国際的な保健医療・福祉分野の活動が実践できる者。

◆ 教育研究分野（看護学）
基礎看護学分野（基礎看護学，看護管理学，看護教育学），応用看護学分野（慢性看護学，がん看護学，精神看護学，母性看護学・助産学，小児看護学），地域・国際看護学分野（老年看護学，在宅看護学，地域看護学，国際看護学），専門看護師（CNS）コース：がん・老人・慢性疾患看護

◆ カリキュラムその他の特徴
学生は所属するユニットのユニットコア科目と所属するユニットの他分野の専門教育科目を取得することにより，保健学に関する横断的知識・技術を修得できる。

◆ 有職者への対応
昼夜開講制，土日の集中講義，長期履修学生制度

● 入学試験情報（平成24年度）〈H23年4月～H24年3月〉

募集人員	50名（保健学専攻計） 社会人入試，専門（CNC）養成コース（がん看護5名程度，老年看護3名程度，慢性看護3名程度）含む			
出願資格	学士	大3	専4	短大・専3(2)等
	○	審査	○	個別審査
社会人	上記出願資格のいずれかに該当し，平成24年3月末までに医療・保健・福祉施設，教育研究機関，官公庁，企業等において3年以上の実務経験（通算可）があり，入学後も引き続きその身分を有する者で満25歳に達する者。			
試験科目	英語	小論	専門	面接
	○*			○※
	*辞書持込可 ※専門知識，研究計画等に関する試問含む			
試験日程	〈試験日〉9/18 〈出願資格審査期間〉8/5まで（個別審査。「大3」は要問合せ） 〈出願期間〉8/23～8/26			
実　績 志願者→合格者	H21：11（15）→9（11）　H22：6（14）→6（8） H23：4（16）→4（15）　H24：6（20）→4（12） ※上記は看護学分野。（　）は社会人で外数。			
学　費	入学料：282,000円　授業料：535,800円			
独自の奨学金制度	なし			

桐生大学

私立 群馬 編入 別科
資格 学部（1年次入学）看,保(選),養一 別科 助

■問合せ先 〒379-2392　みどり市笠懸町阿左美606-7
☎0277-48-9107（入試広報課）
■最寄駅　東武桐生線阿左美駅

編入

医療保健学部看護学科

◆ 平成25年度編入学者が取得できる資格

保健師	助産師	養護教諭一種	平成26年度より※1：選択性となり詳細未定。※2：別科助産専攻で取得可。
○※1	×※2		

◆ 教育目標
あらゆる人々との人間関係がつくれる基礎的能力、看護アセスメント・計画・立案及び評価能力、さまざまな健康問題を解決するための実践能力、保健医療福祉チームでの協働・連携能力、生涯にわたり自己研鑽を続けられる基本的能力を身につけ、実践の場でそれらを活用できる看護師を育成

◆ カリキュラムその他の特徴
現代のニーズにあわせた4つの専門領域（「看護の基本」「健康問題別看護」「地域・在宅看護」「看護の統合と発展」）を設定し、これらを相互に学びながら健康の維持・回復づくり、緩和ケアなどの支援方法なども探究する。同じ学部に属する栄養学科との共通科目を学ぶことで、互いの領域についても触れることが可能である。また英語やポルトガル語など語学や国際看護論など、人間理解とコミュニケーション能力を育成する科目が充実している。さらに1年次から実習科目を配置し、看護の学びへの意識を高め、同じキャンパスにある助産師育成施設の進学により、助産師への道もひらける、という特徴を有する。

◆ 編入生への対応／単位認定方法・認定単位数
編入生担当の教員、事務職員共に指定した科目を履修するよう指導。出身校での履修科目内容を1科目ずつ確認して認定。平均認定単位数は60～69単位

● 編入学試験情報（平成24年度〈H23年4月～H24年3月〉）

募集人員	10名（一般3名、推薦7名）3年次			
出願資格	短大	専門	学士	左記の看護師養成校出身で、看護師免許取得（見込）者のみ進学課程（2年・3年）修了者も出願可
	○	2年以上	○	
試験科目	英語	小論	専門	面接
		○		○
試験日程	〈試験日〉2/28　〈出願期間〉2/6～2/23			
実　績 志願者→合格者	H22：6→6　H23：7→7　H24：7→5 ※平成22年度より実施。			
学　費	入学手続時納入金：1,000,000円　初年度納入金：1,750,000円　※別途諸経費あり。			
独自の奨学金制度	あり			

〈備考〉別途推薦入学実施。

別科　助産学専攻

● 入学試験情報（平成24年度〈H23年4月～H24年3月〉）

募集人員	20名（推薦10名含む）				
出願資格	一般：大学入学資格を有し平成24年4月1日時点で看護師免許を有する（見込）者 ※推薦入試は募集要項等参照				
試験科目	英語	小論	専門	面接	※一般入試のみ
		○	○※	○	
試験日程	〈試験日〉推薦：12/14　一般：2/7　〈出願期間〉推薦：11/21～12/8　一般：1/16～1/31				
実　績 志願者→合格者	H21：93→30　H22：67→30　H23：67→21　H24：58→20				
学　費	入学時納入金（前期分）：1,150,000円　初年度納入金1：,600,000円				
独自の奨学金制度	なし				

〈備考〉平成13年に当時の桐生短期大学に専攻科助産学専攻を新設、平成22年から桐生大学別科助産専攻に改組。

群馬パース大学

私立 群馬 修士
資格 学部（1年次入学）看,保(選)

■問合せ先 〒370-0006　高崎市問屋町1-7-1
☎027-365-3370（入試広報課）
　027-365-3360（代表）
■最寄駅　JR上越線・両毛線高崎問屋町駅

大学院

保健科学研究科保健科学専攻（修士課程）

◆ 平成24年度選抜制度・取得できる資格

一般	社会人	個別審査	専門看護師	保健師	助産師
○	×	○	×	×	×

◆ 教育目標
高度な専門知識、能力を有する実践者の育成、保健医療分野において、リーダーシップを発揮する指導者の育成、実践分野において、研究能力、教育能力を発揮する実践者・指導者の育成。

◆ 教育研究領域
基礎保健科学領域／臨床保健科学領域／地域保健科学領域

◆ カリキュラムその他の特徴
群馬県の中心高崎市にある本学は、JR高崎問屋町駅から直進徒歩8分の好立地にあり、県内外を問わず通学が可能。

◆ 有職者への対応
昼夜開講制。土曜日講座を多く設置している。

● 入学試験情報（平成24年度〈H23年4月～H24年3月〉）

募集人員	6名（3領域計）			
出願資格	学士	大3	専4	短大・専3(2)等
	○		○	個別審査
	保健師・助産師・看護師・理学療法士の免許取得（見込）者。			
社会人	大卒と同等以上の学力があると認めた者で、保健師・助産師・看護師・理学療法士の資格者として実務経験3年以上の者。			
試験科目	英語	小論	専門	面接
	○*		○	○
	*英文要約で辞書・電子辞書持込可			
試験日程	〈試験日〉A日程：10/1　B日程：11/26　C日程：2/18　〈出願資格審査期間〉A日程：8/1～8/26　B日程：9/26～10/21　C日程：1/4～1/23（「社会人」「個別審査」）　〈出願期間〉A日程：9/12～9/26　B日程：11/7～11/21　C日程：1/30～2/13			
実　績	非公表			
学　費	入学手続時納入金：575,000円　初年度納入金：1050,000円			
独自の奨学金制度	なし			

私立 群馬 編入 修士

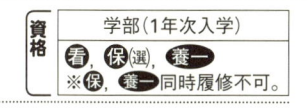

資格
学部（1年次入学）
看, 保(選), 養一
※保, 養一同時履修不可。

高崎健康福祉大学

■問合せ先 〒370-0033　高崎市中大類町501
☎027-352-1291（保健医療学部事務室）

■最寄駅　JR高崎駅東口よりスクールバスまたは市内循環バスぐるりん

編入

保健医療学部看護学科

◆ 平成25年度編入学者が取得できる資格

保健師	助産師	養護教諭一種	平成26年度編入学入学者から※1：選抜制　※2：保健師課程との同時履修不可
○※1	×	○※2	

◆ 教育目標
高い倫理感に基づき，常に患者さんの立場に立って物事を考え，同時に医療現場における他職種との連携を図ることができる豊かな人間性と実践力を兼ね備えた看護師の養成。

◆ カリキュラムその他の特徴
看護師のための専門教育を短大や専門学校で受けてきた学生が，これまで獲得してきた知識や経験に加えて学士課程として必要な内容を盛り込んである。

◆ 編入生への対応／単位認定方法・認定単位数
学部生とは別に授業を開講している。出身校での履修科目内容を1科目ずつ確認して認定。平均認定単位数の上限は84単位。

● 編入学試験情報（平成24年度〈H23年4月〜H24年3月〉）

募集人員	5名（3年次）				
出願資格	短大	その他	※1：3年課程 ※2：看護師養成所3年課程		
	○※1	○※2			
試験科目	英語	小論	専門	面接	※800字以内の記述問題
	○	○※		○	
試験日程	〈試験日〉10/15　〈出願期間〉9/26〜10/7				
実　績 志願者→合格者	H21：7→2　H22：14→6　H23：3→2 H24：5→2				
学　費	入学手続時納入金：1,007,790円 初年度納入金：1,717,790円				
独自の奨学金制度	あり				

大学院

保健医療学研究科看護学専攻（修士課程）

◆ 平成24年度選抜制度・取得できる資格

一般	社会人	個別審査	専門看護師	保健師	助産師
○	×	○	×	×	×

◆ 教育目標
「チーム医療を推進して人々の健康寿命の延伸に貢献する」という設置の理念の下，医療や看護の高度な知識と技術を有して，チーム医療のキーパーソンとして他の医療専門職者と対等の立場で，健康寿命の延伸に貢献できる指導的高度医療専門職の育成を主とし，国際医療援助への深い理解と洞察力をも兼ね備えた保健医療専門職の育成，保健医療専門職を育成する教育者の育成あるいは保健医療の発展に貢献できる研究者の育成を教育目標としている。

◆ 教育研究分野（領域）
健康推進科学（健康教育科学），臨床看護学（自立支援看護学・家族支援看護学・看護管理学），国際保健医療学（国際保健学），健康推進科学（健康教育科学・看護技術学）

◆ カリキュラムの特徴
高度で先端的医療知識技術を取得し，チーム医療を推進していく中心的役割を担うことのできる看護系専門職，国際分野で活躍できる看護系専門職，チーム医療保健医療を担う看護系専門職の教育ができる看護系教育専門職あるいは保健医療の発展に寄与することのできる専門職を育成するカリキュラム。

◆ 有職者への対応
夜間及び週末時間割での授業を行う。

● 入学試験情報（平成24年度〈H23年4月〜H24年3月〉）

募集人員	6名（社会人含む）				
出願資格	学士	大3	専4	短大・専3(2)等	
	○			個別審査	
	臨床看護学分野志望者は左記いずれかの他に保健医療施設における実務経験3年以上を有する者。				
試験科目	英語	小論	専門	面接	*辞書持込可 ※英文読解
	○*	○	○	○	
試験日程	〈試験日〉第1回：12/17　第2回：2/29 〈出願資格審査期間〉第1回：12/1〜12/12　第2回：2/6〜2/14（「個別審査」） 〈出願期間〉第1回：12/1〜12/12　第2回：2/13〜2/24 ※第2回募集は第1回募集で定員に満たない場合にのみ実施。平成24年2月中旬以降，要問合わせ。出願前に要事前面談。第1回は12/1まで，第2回は2/15まで。				
実　績 志願者→合格者	H24：1（8）→1（8） ※（　）は社会人で外数。平成24年度より開設。				
学　費	入学手続時納入金：582,470円　初年度納入金：1,082,470円				
独自の奨学金制度	あり				

公立 埼玉 編入 修士

資格	学部（1年次入学）
	看, 保(選), 助(選), 養一(選)
	※保, 助, 養一はいずれか1つを選択。

埼玉県立大学

■問合せ先　〒343-8540　越谷市三野宮820
　　　　　☎048-973-4117（事務局教務・入試担当）

■最寄駅　東武伊勢崎線せんげん台駅からバス

編入

保健医療福祉学部看護学科

◆ 平成25年度編入学者が取得できる資格

保健師	助産師	養護教諭一種	※1：平成26年度より編入生取得不可。※2：平成26年度より編入生（一般）取得不可。
○※1	○※2	×	

◆ 教育目標
1. 人間の存在を多面的に理解し，基本的人権を尊重して行動できる豊かな人間性と倫理性を養う。2. 看護の諸問題を科学的に探究し，看護学の発展に向けて自ら努力できる能力を育成する。3. 人間を身体的・精神的・社会文化的・霊的側面から総合的にとらえ，あらゆる人々の健康と生活の質を高める看護を実践できる能力を養う。4. 看護の専門性を認識し他職種と協働して人々の健康を支える能力を育成する。5. 地域における保健医療福祉ニーズに，看護職の立場から的確に対応し，地域の人々とともに問題解決ができる基礎的能力を養う。6. 国際的な視野をもって看護活動できる能力を養う。

◆ カリキュラムその他の特徴
・学生一人一人の成長を支援するために，担任制度・ポートフォリオ評価・進路支援活動等を行い，丁寧な教育指導体制をとっている。
・平成24年度入学生（編入は平成26年度入学生）からは，①臨床看護系（看護師）②公衆衛生看護系（看護師＋保健師）③助産系（看護師＋助産師）④学校看護系（看護師＋養護教諭一種）の4つのコースから1つを選択。編入生（一般）は①のみ，A選抜生は③を選択可。

◆ 編入生への対応／単位認定方法・単位認定数
編入生担当の教員がいる。認定済みの授業も希望があれば聴講可。出身校と共通する専門科目は一括認定。平均認定単位数は80～89単位。

● 編入学試験情報（平成24年度）〈H23年4月～H24年3月〉

募集人員	40名：一般選抜30名／※A選抜（県内産科医療施設推薦）10名			
出願資格	短大	専門	※別途A選抜あり。埼玉県内産科医療施設の所属長が推薦する者で看護職経験3年以上，県内在住・勤務等の要件あり。	
	○	2年以上		
試験科目	英語	小論	専門	面接	A選抜・一般選抜共通
		○		○	
試験日程	〈試験日〉10/9　〈出願期間〉9/2～9/8				
実　績 志願者→合格者	H21：191→48　H22：171→37　H23：120→33 H24：147→41				
学　費	入学料：423,000円（県内者：211,500円） 授業料：621,000円				
独自の奨学金制度	なし				

大学院

保健医療福祉学研究科保健医療福祉学専攻看護学専修（修士課程）

◆ 平成24年度選抜制度・取得できる資格

一般	社会人	個別審査	専門看護師	保健師	助産師
○	○	○	×	×	×

◆ 教育目標
（1）施設，地域，行政などの現場でリーダー又は管理者として中心的な役割を果たし，活躍できる人材の育成。（2）保健医療福祉の諸課題について，現場で実践した内容を体系的に整理するとともに，発信できる能力を持つ人材の育成。（3）現場で身につけた実践的な知識，技術，経験を科学的に分析，検証し，さらに専門職としてのキャリアアップを図る人材の育成。

◆ 教育・研究領域
・看護基盤科学：実践の基盤とする・看護実践科学：看護実践を提供するための評価，研究，開発，協同について学ぶ・看護学演習：実践と理論を関連させ，科学的根拠に基づき，質の高い看護サービスを提供できる実践的能力及び問題解決能力養成

◆ 有職者への対応
・サテライトキャンパスの設置（JR北浦和駅徒歩3分）・土曜，夜間開講・長期履修制度（4年を上限）

● 入学試験情報（平成24年度）〈H23年4月～H24年3月〉

募集人員	保健福祉学専攻（リハビリテーション学専修・健康福祉科学専修含む）20名			
出願資格	学士	大3	専4	短大・専3(2)等
	○		○	個別審査※
	※次のいずれかの基準を満たす者①保健医療福祉に関する国家資格を有し2年以上の実務経験あり②短大・高専・専修学校（2年以上）を卒業し保健医療福祉分野で2年以上の実務経験あり			
社会人	上記一般選抜の出願資格のいずれかに該当し，平成24年3月31日現在，保健医療福祉の分野で3年以上実務経験のある者。（非常勤，パート，アルバイト勤務経験も含むが，勤務時間等規定あり）			
試験科目	英語	小論	専門	面接	*辞書持込不可 ※一般と社会人とで配点が異なる。
	○*		○	○	
試験日程	〈試験日〉9/4 〈出願資格審査期間〉7/4～7/8（個別審査） 〈出願期間〉7/25～7/29				
実　績 志願者→合格者	H22：9→9　H23：17→6　H24：8→7				
学　費	入学料：423,000円（県内者：211,500円） 授業料：621,000円				
独自の奨学金制度	なし				

私立　埼玉　編入　修士

資格：学部（1年次入学）看, 保(選) ／ 修士 専

埼玉医科大学

■問合せ先　〒350-1241　日高市山根1397-1
☎編入 042-985-8340（保健医療学部入試事務室）
大学院 042-984-4801（保健医療学部事務室大学院担当）

■最寄駅　JR八高線毛呂駅・東武越生線東毛呂駅

編入

保健医療学部看護学科

◆ 平成25年度編入学者が取得できる資格

保健師	助産師	養護教諭一種
○※	×	×

※平成26年度より選択制。

◆ 教育目標
深い人間理解に基づき，看護に求められる社会的使命を遂行し，生涯にわたり自らの人間性と看護実践の能力の研鑽に努めることのできる人材育成。

◆ カリキュラムその他の特徴
「看護は人間をみる」を基本とし，生活している人間の理解，看護の対象としての人間の理解を深め，看護専門職者に必要な基本的知識・技術・態度の修得を目指す。3～4年次にかけては集中的に看護学実習が行われ，理論と実践の統合をめざした一貫性のある教育を行う。

● 編入学試験情報（平成24年度〈H23年4月～H24年3月〉）

募集人員	10名（3年次）				
出願資格	短大 ○	専門 ○	看護系で看護師免許取得（見込）者。		
試験科目	英語 ○*	小論 ○	専門 ○	面接 ○	*辞書持込可
試験日程	〈試験日〉9/25　〈出願期間〉9/5～9/20				
実績 志願者→合格者	H21：20→10　H22：27→14　H23：5→4　H24：7→5				
学費	初年度納入金（入学手続時）：1,943,790円				
独自の奨学金制度	あり				

大学院

看護学研究科看護学専攻（修士課程）

◆ 平成24年度選抜制度・取得できる資格

一般	社会人	個別審査	専門看護師	保健師	助産師
○	○	○	がん	×	×

◆ 教育目標
①看護者として成熟した人材形成に向けての人材の育成　②科学的思考力を有する人材の育成　③看護の専門性を発揮できる実践力ある人材の育成

◆ 教育研究分野（領域）
高度実践看護学（成人看護学〈がん看護学，クリティカルケア看護学〉，小児看護学，精神保健看護学）
生活支援看護学（基礎看護学・看護管理学，地域活動看護学）

◆ カリキュラムその他の特徴
①研究実績を積んだ専門の担当教員　②社会人のための学習環境の整備　③充実した附属病院群

◆ 有職者への対応
昼夜開講制，サテライトキャンパス，長期履修生制度

● 入学試験情報（平成24年度〈H23年4月～H24年3月〉）

募集人員	第1回：7名　第2回：3名（第2回の募集領域は第1回の合格状況で決定）				
出願資格	学士 ○	大3 個別審査	専4 ○	短大・専3(2)等 個別審査※	
	※短大，高専，専修学校，各種学校の卒業者等で，看護師，保健師，助産師のいずれかの資格を有し取得後の実務経験3年以上，かつ査読のある学術雑誌への掲載または学会の発表経験を有する者。				
社会人	上記出願資格のいずれかに該当し，看護師，保健師，助産師のいずれかの免許を有し，入学時点で5年以上の実務経験を有する者。				
試験科目	英語 ○*	小論 ○	専門	面接 ○	*辞書持込可 社会人は小論文・面接
試験日程	〈試験日〉第1回：9/10　第2回：1/21　〈出願資格審査期間〉第1回：8/12まで　第2回：12/22まで（個別審査）　〈出願期間〉第1回：8/22～9/6　第2回：1/5～1/17				
実績	非公表				
学費	入学金：300,000円　授業料：700,000円（分納可）　施設設備費：200,000円				
独自の奨学金制度	あり				

目白大学

私立 埼玉 修士 ｜ 資格：学部（1年次入学） 看，保(選)

- ■問合せ先 〒351-0102　埼玉県和光市諏訪2-12
  ☎048-260-7001（埼玉病院キャンパス事務室）
- ■最寄駅 東武東上線成増駅，または和光市駅からバス，東京メトロ有楽町線・副都心線
  地下鉄成増駅，または和光市駅からバス，西武池袋線大泉学園駅からバス

大学院

看護学研究科看護学専攻（修士課程）

◆ 平成24年度選抜制度・取得できる資格

一般	社会人	個別審査	専門看護師	保健師	助産師
○	○	○	×	○	×

◆ 教育目標

独立行政法人国立病院機構埼玉病院の敷地内に設置されており，地域住民の健康をキーワードに，専門家・住民などの人的資源を充分に活用し，地域に根ざした保健医療を創出する能力を学修することを目指している。

◆ 教育研究分野

看護マネジメント，コミュニティ看護学，ウィメンズヘルス看護学

◆ カリキュラムその他の特徴

看護学という幅広い学問領域の中でも特に3つの分野を柱とした教育課程を編成している。いずれかを選択し，各自の経歴やキャリア目標に応じたコースワークを通じて，高度な知識・技術を身につけていく。また各研究の共通基盤となる知的体系を習得するための基幹科目や特別講義を多数設置。

◆ 有職者への対応

学外で実施される「実習」を除く通常授業は，平日夜間と土曜日の受講だけで修了に必要な単位を修得できる。セメスター制を導入しており，仕事の繁閑期に合わせた科目履修ができる。夜間に講座を設置している。

● 入学試験情報（平成24年度）〈H23年4月～H24年3月〉

募集人員	一般5名　社会人特別10名				
出願資格	学士	大3	専4	短大・専3(2)等	
	○		○	個別審査	
	日本の保健師・助産師・看護師のいずれかの資格を有する（見込）者。				
社会人	上記出願資格のいずれにも該当する者で，出願時点で看護職として，5年以上の勤務歴を有する現有職者。				
試験科目	英語	小論	専門	面接	＊辞書1冊持込可
	○＊		○	○	社会人は小論文・専門・面接
試験日程	〈試験日〉I期：10/8　II期：2/18　III期：3/10				
	〈出願資格審査期間〉I期：9/12～9/20　II期：1/23～1/31　III期：2/13～2/21（個別審査）				
	〈出願期間〉I期：9/12～10/3　II期：1/23～2/13　III期：2/13～3/5				
実　績 志願者→合格者	H21：2（17）→2（12）　　H22：0（15）→0（15）				
	H23：3（15）→3（13）　　H24：1（13）→1（12）				
	※（　）は社会人で外数。				
学　費	入学手続春学期納入金：〈修士論文〉839,930円（759,930円）〈上級実践〉842,000円（762,000円）				
	初年度納入金：〈修士論文〉1,187,430円（1,107,430円）〈上級実践〉1,189,500円（1,109,500円）				
	（　）は目白大卒。				
独自の奨学金制度	なし				

千葉県立保健医療大学

公立 千葉 編入 ｜ 資格：学部（1年次入学） 看，保，助(選)

- ■問合せ先 〒261-0014　千葉市美浜区若葉2-10-1
  ☎043-296-2000
  （学生支援課）
- ■最寄駅 JR総武線幕張駅，JR京葉線海浜幕張駅，京成電鉄京成幕張駅

編　入

健康科学部看護学科

◆ 平成25年度編入学者が取得できる資格

保健師	助産師	養護教諭一種
○	×	×

◆ 教育目標

総合的な人間理解を基盤とした高い倫理観をもち，人間への高い関心と思いやりをもって看護を提供できる人材を育成する。

◆ カリキュラムその他の特徴

看護の対象である人間を多様な側面から総合的にとらえる能力と感性を養い，人間性を豊かにしていくとともに，看護学と看護実践について段階的に修得し，卒業後のキャリアアップにつなげられるように，全体として系統的で統合性を配慮した教育課程として編成している。

本学の特徴的な「特色科目」は，学科の枠を超えたチーム活動を通じてた多職種間で連携・協働して一人ひとりの健康状態にあった健康生活を支援する方法論等を実践的に学ぶ。

◆ 編入生への対応／単位認定方法・認定単位数

編入生担当の教員がいる。出身校での履修科目を1科目ずつ確認して認定。平均認定単位数は70～75単位。

● 編入学試験情報（平成24年度）〈H23年4月～H24年3月〉

募集人員	10名（3年次）				
出願資格	短大	専門	看護系のみ		
	○	2年以上			
試験科目	英語	小論	専門	面接	※英文読解含む
		○※	○	○	
試験日程	〈試験日〉11/20				
	〈出願期間〉11/1～11/7				
実　績 志願者→合格者	H23：19→17　　H24：23→7				
学　費	入学料：423,000円（県内者：282,000円）				
	授業料：535,800円				
独自の奨学金制度	なし				

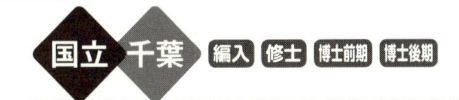

千葉大学

国立　千葉　編入／修士／博士前期／博士後期

資格	学部（1年次入学）	博士前期（看護学専攻）
	看, 保, 助（選）	専

■問合せ先　〒260-8672　千葉市中央区亥鼻1-8-1
☎043-226-2381・2452・2453
（看護学部学務係）

■最寄駅　JR千葉駅または京成電鉄京成千葉駅からバス

編入

看護部看護学科

◆ 平成25年度編入学者が取得できる資格

保健師	助産師	養護教諭一種	※平成26年度入学編入生の必修科目について検討中。
○※	×	×	

◆ 教育目標

多様な人々との連携・協働の中で看護実践の根拠や看護専門職としての役割を明確にしながら社会の要請に積極的に応え，人類の健康・福祉に主体的に貢献できるナース・サイエンティストを養成する。

◆ カリキュラムその他の特徴

医学部，薬学部と3学部合同で行う専門職連携教育。災害看護，国際看護，End-Of-Life-Care（終生期看護）にも力を入れている。看護の教員が多い。多様な実習室，領域毎の資料室。

◆ 編入生への対応／単位認定方法・認定単位数

他学部・他専攻の授業も希望があれば履修可。出身校での履修科目を1科目ずつ確認して認定。平均認定単位数は50～59単位。

● 編入学試験情報（平成24年度）〈H23年4月～H24年3月〉

募集人員	10名（3年次）				
出願資格	短大	専門	※1：看護学科卒（見込）者 ※2：看護師になるために必要な課程を修了（見込）者		
	○※1	2年以上※2			
試験科目	英語	小論	専門	面接	※看護学
		○	○※	○	
試験日程	〈試験日〉9/6　〈出願期間〉8/10～8/12				
実績 志願者→合格者	H21：69→10　H22：90→11　H23：80→11 ※H24はHP等で確認。				
学費	入学料：282,000円　授業料：535,800円				
独自の奨学金制度	なし				

大学院

看護学研究科看護学専攻（博士前期課程）／看護システム管理学専攻（修士課程）

◆ 平成24年度選抜制度・取得できる資格

一般	社会人	個別審査	専門看護師※	保健師	助産師
○	×	○	がん　精　老　母　小	×	×

※看護学専攻。

◆ 教育目標・カリキュラムその他の特徴

本学には，博士前期（2年）後期（3年）課程と，独立専攻修士課程（3年）があるが，すべての課程において，看護実践に科学的根拠を与える基礎的理論とその応用を体系的に教授し，研究者の育成と高度な専門性を発揮できる指導者を育成する。博士前期課程には専門看護師強化コースがある。看護システム管理学専攻は看護管理者を現職のまま受け入れる。在学期間は3年としている。現場の問題をテーマに修士研究を行う。土曜日開講とし，必要に応じて集中講義を組み込む等の特色がある。

◆ 教育研究分野

【看護学専攻】基礎看護学（基礎看護学，基礎教育学，機能・代謝学，病態学），母子看護学（母性看護学，小児看護学），成人・老人看護学（成人看護学，老人看護学，精神看護学），地域看護学（地域看護学，訪問看護学，保健学）
【看護システム管理学専攻】病院看護システム管理学，地域看護システム管理学，ケア施設看護システム管理学，実践看護評価学＊，継続教育・政策管理学＊　※認定看護管理者認定審査の申請資格取得可。※＊印の2領域は追加募集で，合計5研究領域に。

● 入学試験情報（平成24年度）〈H23年4月～H24年3月〉

募集人員	看護学専攻：25名　看護システム管理学：9名（別途定員増加に伴う追加募集3名〈実践看護評価領域，継続教育・政策管理領域〉）			
出願資格	学士	大3	専4	短大・専3(2)等
	○	○	○	個別審査
	看護システム管理学専攻は看護管理者（職位にかかわらず，職場の問題をテーマに修士研究を行うことができる立場で，所属施設の長又は管理責任者から推薦された者）のみ。			
試験科目	英語	小論	専門	面接
	○＊		○※	○
	〈看護学〉左記の通り。＊英和辞書1冊持込可。＊看護学一般，左記以外に選択必須科目あり。〈看護システム管理〉小論文・選択必須科目・面接。			
試験日程	〈試験日〉9/5　＊3/5 〈出願資格審査期間〉7/4～7/7　＊2/1～2/3（ともに「大3」「個別審査」） 〈出願期間〉8/8～8/11　＊2/20～2/23 ※＊印は看護システム管理学専攻の追加募集日程。			
実績 志願者→合格者	H21：36→27　H22：34→29　H23：43→28 ※H24はHP等で確認。			
学費	入学料：282,000円　授業料：535,800円			
独自の奨学金制度	なし			
〈備考〉	附属看護実践研究指導センターあり。看護システム管理学専攻は2研究領域増加で追加募集あり。			

順天堂大学

私立 千葉 修士

資格：学部（1年次入学） 看, 保(選), 助(選)※ ※院への移行を検討中 / 修士 専

- ■問合せ先 〒279-0023 浦安市高洲2-5-1
  ☎047-355-3111（浦安キャンパス事務室）
- ■最寄駅 JR京葉線新浦安駅からバス

大学院

医療看護学研究科看護学専攻（修士課程）

◆ 平成24年度選抜制度・取得できる資格

一般	社会人	個別審査	専門看護師	保健師	助産師
○	○	○	慢 がん 感	×	※

※学部からの移行を検討中。

◆ 教育目標
高度な看護実践能力を有する看護専門職者及び教育・研究者の育成を目指す。

◆ 専攻分野
看護教育学・看護管理学・臨床呼吸病態学・成人看護学・小児看護学・高齢者看護学・地域保健学・精神看護学・感染看護学・がん看護学
※専門看護師教育課程：「慢性疾患看護」「がん看護」「感染症看護」（認可済），「小児看護」「老人看護」「精神看護」（申請に向けて開講）

◆ カリキュラムその他の特徴
・医学・医療技術，医療現場や保健医療福祉連携等に関わる科目，国際看護に関連する科目などを幅広く開講。医学研究科やスポーツ医学研究科とも連携。
・専門科目ではそれぞれの専門性を生かした研究や高度実践看護職に必要な科目が選択できる。専門看護師教育課程を整備。認定看護管理者受験資格が得られる科目も開講している。

◆ 有職者への対応
昼夜開講制

● 入学試験情報（平成24年度）〈H23年4月～H24年3月〉

募集人員	15名：前期日程8名 後期日程7名 （一般選抜・社会人選抜）			
出願資格	学士	大3	専4	短大・専3(2)等
	○※			個別審査
	※看護学又は保健学			
社会人	上記一般選抜の出願資格のいずれかに該当し，保健師・助産師・看護師免許のいずれかを有し，出願時現在3年以上の職務経験を経ている者。			
試験科目	英語	小論	専門	面接
	○*		○	○
	*辞書（2冊まで）持込可 社会人は専門・小論文・面接			
試験日程	〈試験日〉前期日程：8/28 後期日程：1/21 〈出願期間〉前期日程：8/8～8/19 後期日程：1/6～1/17			
実績 志願者→合格者	H21：3 (14) →2 (13)　H22：0 (19) →0 (17) H23：1 (17) →1 (13)　H24：2 (20) →2 (16) ※（ ）は社会人で外数。			
学費	入学手続時納入金：500,000円　初年度納入金：800,000円 ※分納期限9月末			
独自の奨学金制度	なし			

帝京平成大学

私立 千葉 編入

資格：学部（1年次入学） 看, 保(選), 助(選) ※保, 助同時履修不可。

- ■問合せ先 〒170-8445 豊島区東池袋2-51-4
  千葉キャンパス 〒290-0193 千葉県市原市うるいど南4-1
  ☎03-5843-3200（入試課）
- ■最寄駅 JR蘇我駅 ※看護学科は平成25年4月より中野キャンパスに移転。

編入

ヒューマンケア学部看護学科

◆ 平成25年度編入学者が取得できる資格

保健師	助産師	養護教諭一種	※平成26年度以降編入試験中止の予定。
○※	×	×	

◆ 教育目標
実学の精神に基づく幅広い看護に関する知識と実践能力を身につけ，創造性豊かな人間愛にあふれた看護師を育てる。

◆ カリキュラムその他の特徴
基礎的な能力を身につけさせることを第一義としている。国際化の進展に対応して国際看護，語学に力をいれている。また，看護研究にも力を入れている。

◆ 編入生への対応／単位認定方法・認定単位数
編入生用のプログラムを用意（非開講となった保健師課程カリキュラムを編入生用に開講）。出身校での履修科目を1科目ずつ確認して認定。平均認定単位数は80～89単位。

● 編入学試験情報（平成24年度）〈H23年4月～H24年3月〉

募集人員	2名（3年次）			
出願資格	短大	専門	医療系の養成施設等を卒業（見込）の者。	
	○	○		
試験科目	英語	小論	専門	面接
	○	○	○	○
試験日程	〈試験日〉1次：11/12　2次：3/13 〈出願期間〉1次：10/17～10/24　2次：2/22～2/29			
実績	非公表			
学費	入学時納入金：1,058,250円 初年度納入金：1,814,750円			
独自の奨学金制度	あり			

国立看護大学校

国立／東京／修士

資格：学部（1年次入学）看, 助(選)／修士

- ■問合せ先　〒204-8575　清瀬市梅園1-2-1
  ☎042-495-2211（代表）　内線5111・5112・5114
  （国立看護大学校事務部教務課）
- ■最寄駅　西武池袋線清瀬駅

大学院

国立看護大学校研究課程部看護学研究科 政策医療看護学専攻（修士課程相当）

◆ 平成24年度選抜制度・取得できる資格

一般	社会人	個別審査	専門看護師	保健師	助産師
○	○	○	×	×	×

◆ 教育目標

健康に関する要因を多面的に捉え，分析・考察できる能力を習得させ，効果的・効率的な看護方法を開発するとともに，科学的根拠を見出し，活用する能力を育成。こうした能力を通じて，政策医療の場における看護の質を高め，効果的・効率的看護の展開を研究し，指導・教育する人材を育成。具体的には，国立高度専門医療研究センター等の政策医療の中核を担う医療機関において，政策医療臨床看護及びその研究の指導的役割を担う看護職，国立看護大学校など中核的政策医療看護師養成施設において教育・研究を行う教員，国際医療協力における看護教育と研究の指導者を育成。

◆ 教育研究領域（専門分野）

政策的機能看護学領域（国際看護・看護教育学，看護情報・管理学），先駆的臨床看護学領域（成人看護学，精神看護学，成育看護学　長寿看護学）

◆ 有職者への対応

長期履修制度

● 入学試験情報（平成24年度〈H23年4月～H24年3月〉）

募集人員	若干名（2次・3次は看護教育学を除く）			
出願資格	学士	大3	専4	短大・専3(2)等
	○			個別審査
社会人	保健師，助産師又は看護師いずれかの免許を有し，平成24年3月31日時点で5年以上の看護業務又は看護教育業務の経験を有し一般選抜のいずれかに該当する者			

試験科目	英語	小論	専門	面接	＊英和辞書貸与
	○＊	○※1（社会人のみ）	○※1（一般のみ）	○※2	※1：国際看護・看護教育学，看護情報・管理学，成人看護学，精神看護学，成育看護学，長寿看護学の各分野から出題。第一志望分野の問題2題を回答する　※2：研究計画含む　社会人は英・小・面。

試験日程	〈試験日〉1次：8/25　2次：1/10　3次：3/6 〈出願資格審査期間〉1次：7/11～7/22　2次：11/25～12/2　3次：2/14～2/17（「個別審査」「社会人」） 〈出願期間〉1次：8/4～8/17　2次：12/13～12/20　3次：2/23～2/29
実績 志願者→合格者	H21：5（10）→2（7）　H22：4（10）→4（5） H23：4（7）→3（7）　H24：3（11）→2（10） ※（ ）は社会人で外数。
学費	入学料：282,000円　授業料：535,800円
独自の奨学金制度	なし

東京大学

国立／東京／修士・博士・専門職院

資格：学部（1年次入学）看／修士 専

- ■問合せ先　〒113-0033　文京区本郷7-3-1
  ☎03-5841-3309（東京大学医学系研究科大学院係）
- ■最寄駅　JR御茶ノ水駅御徒町駅上野駅,地下鉄本郷三丁目駅
  湯島駅根津駅東大前駅春日駅

大学院

医学系研究科健康科学・看護学専攻（修士課程）

◆ 平成24年度選抜制度・取得できる資格

一般	社会人	個別審査	専門看護師	保健師	助産師
○	×	○	がん	×	×

◆ 教育目標・カリキュラムその他の特徴

1. 特定機能病院等との連携を深め，高度な医療を受ける患者の看護に関する教育・研究を行う。2. 学際的・国際的な教育・研究活動が行える人材を育成する。

◆ 教育研究分野

看護体系・機能学，看護管理学，成人看護学，緩和ケア看護学，家族看護学，地域看護学，精神看護学，老年看護学，母性看護学・助産学，放射線健康科学，歯科保健学

※保健師コース（看護師又は保健師資格取得〈見込〉者対象でH24募集なし）・看護師コース（実務経験者対象。H24は創傷看護コース，退院支援コース，家族心理看護コース）あり。

● 入学試験情報（平成24年度〈H23年4月～H24年3月〉）

募集人員	25名（看護師コース若干名を含む。保健師コースはH24募集なし）			
出願資格	学士	大3	専4	短大・専3(2)等
	○		○	個別審査※
	※4年制大学に相当する教育施設の卒業者（修了者）等。看護師コースは実務3年以上で要看護職管理者推薦状。			

試験科目	英語	小論	専門	面接	※1：専門 ※2：口述試験（筆記試験合格者のみ）。
	○	○※1		○※2	

試験日程	〈試験日〉筆記試験8/22　口述試験8/24 〈出願資格審査期間〉6/3まで 〈出願期間〉7/1～7/8
実績	非公表
学費	入学料：282,000円　授業料：535,800円
独自の奨学金制度	非公表

〈備考〉　専門職大学院：公共健康医学専攻専門職学位課程（2年コース・1年コース）　公衆衛生分野の高度専門職業人養成並びにリフレッシュ教育を目的としている。2年コース：学部新卒者対象，1年コース：社会人対象　社会人の要件：保健医療関係の実務経験3年以上（4年制大学卒業者），2年以上（6年制大学卒業者・修士課程卒業者）　例：医師・薬剤師・保健師の資格で行政機関あるいは医療機関における常勤勤務等。

東京医科歯科大学

国立 東京 博士前期 博士後期
資格 学部(1年次入学) 博士前期
看, 保　専

- ■問合せ先　〒113-8510　文京区湯島1-5-45
- ☎03-5803-4924(東京医科歯科大学学務部入試課)
- ■最寄駅　JR・地下鉄丸ノ内線御茶ノ水駅／地下鉄千代田線新御茶ノ水駅

大学院

保健衛生学研究科総合保健看護学専攻（博士前期課程）

◆ 平成24年度選抜制度・取得できる資格

一般	社会人	個別審査	専門看護師	保健師	助産師
○	○	○	精 老 急 がん 小	×	×

◆ 教育研究分野

地域保健看護学, 在宅ケア看護学*, リプロダクティブヘルス看護学, 精神保健看護学*, 生体・生活機能看護学, 小児・家族発達看護学*, 先端侵襲緩和ケア看護学*, 高齢者看護・ケアシステム開発学*, 看護システムマネジメント学, 健康情報分析学, 健康教育学, 国際看護開発学

※*印の分野履修で専門看護師受験資格取得可。

◆ カリキュラムその他の特徴

3大講座（地域・在宅ケア看護学, 看護機能・ケアマネジメント開発学, 健康教育開発学）と上記12教育研究分野で編成。

◆ 有職者への対応

長期履修制度あり。

● 入学試験情報(平成24年度〈H23年4月～H24年3月〉)

募集人員	17名（社会人若干名含む）			
出願資格	学士	大3	専4	短大・専3(2)等
	○	○	○	個別審査
社会人	上記出願資格のいずれかの該当し, 出願時において看護職員, 検査職員, 研究者等として通算1年以上の勤務経験を有する者			
試験科目	英語	小論	専門	面接
	○		○	○
試験日程	〈試験日〉8/1　〈出願資格認定受付期間〉5/25～5/23（「大3」「個別審査」）　〈出願期間〉6/21～6/30			
実　績 志願者→合格者	H21：42→21　H22：52→19　H23：38→20　H24：41→20			
学　費	入学料：282,000円　授業料：535,800円			
独自の奨学金制度	なし			

首都大学東京

公立 東京 専攻科 博士前期 博士後期
資格 学部(1年次入学) 専攻科 博士前期
看, 保(選), 養一　助　専

- ■問合せ先　〒116-8551　荒川区東尾久7-2-10
- ☎03-3819-1211　内線223(学務課教務係)
- ■最寄駅　都電荒川線・日暮里・舎人ライナー熊野前駅

大学院

人間健康科学研究科看護科学域（博士前期課程）

◆ 平成24年度選抜制度・取得できる資格

一般	社会人	個別審査	専門看護師	保健師	助産師
○	○	○	老 小 在	×	×

◆ 教育目標・カリキュラムその他の特徴

豊かな感性をもち、看護実践の場において人間の権利と尊厳を重んじる態度が備わっている人材、看護現象を適切に把握し、現象を論理的・科学的に分析できる能力を備えた人材、他の専門職と協働し、看護の発展を推進するリーダーシップ能力を発揮できる人材、これらの人材を求めるとともに、本大学院でのその能力をさらに伸長させる。大都市における「健康」をテーマとする点で他大学院にない特色有。

◆ 教育研究分野

育成期看護学分野（母性看護学, 小児看護学）, 成熟期看護学分野（成人看護学, 高齢者看護学）, 広域看護学分野（地域・在宅看護学, 地域精神看護学, 地域看護活動評価論）, 看護倫理・管理学分野（看護倫理学, 看護管理学）　※専門看護師（CNS）コースあり（高齢者看護, 在宅看護, 小児看護）。

◆ 有職者への対応

長期履修制度、夜間その他の時間又は時期の授業等あり。

● 入学試験情報(平成24年度〈H23年4月～H24年3月〉)

募集人員	50名（他の学域と合計）			
出願資格	学士	大3	専4	短大・専3(2)等
	○	審査	○	個別審査※
社会人	※看護師, 保健師又は助産師の免許を有し, 出願時までに合計2年以上勤務していた経験がある者。一般入試の条件を満たした者で, 看護師, 保健師又は助産師の免許を有し, 出願時に勤務しており, 出願時までに合計2年以上勤務していた経験がある者。			
試験科目	英語	小論	専門	面接　*英和辞書持込可
	○*		○	○
試験日程	〈試験日〉9月入試：9/2　1月入試：1/28　〈出願資格審査期間〉9月入試：7/15～7/22　1月入試：11/28～12/2「大3」「個別審査」　〈出願期間〉9月入試：8/11～8/17　1月入試：12/16～12/21			
実　績 志願者→合格者	H21：8(6)→7(5)　H22：10(11)→5(9)　H23：9(5)→9(5)　H24：26(11)→18(9)　※（　）は社会人で外数。			
学　費	入学料：282,000円（都民：141,000円）　授業料：520,800円			
独自の奨学金制度	なし			

専攻科　助産学専攻科

● 入学試験情報(平成24年度〈H23年4月～H24年3月〉)

募集人員	10名			
出願資格	学士	専4	看護師資格を有する者又は出願時に看護師国家試験の受験資格を有する女子（見込含む）。入学時には、看護師国家試験に合格していることが必要。	
	○	○		
試験科目	英語	小論	専門	面接
			○	○
試験日程	〈試験日〉11/15　〈出願期間〉10/24～10/31			
実　績	H24：19→10　※H24開設。志願者数→合格者数の順。			
学　費	入学料：169,200円（都民：84,600円）　授業料：520,800円			
独自の奨学金制度	なし			

私立 東京 編入 博士前期 博士後期

資格	学部(1年次入学)	博士前期
	看 保(選), 助(選), 養一 ※保,助同時履修不可。	専

杏林大学

■問合せ先 〒181-8611 三鷹市新川6-20-2(三鷹キャンパス)
☎編入042-691-8613(入学センター)
大学院0422-47-5511(保健学研究科入試係)

■最寄駅 JR三鷹駅または吉祥寺駅よりバス/京王線仙川駅または調布駅よりバス/京王井の頭線吉祥寺駅よりバス

編入

保健学部看護学科

◆ 平成25年度編入学者が取得できる資格

保健師	助産師	養護教諭一種	※1:1年次は平成24年度から選抜制で全員履修できなくなる。編入は希望者で審査あり(予定) ※2:希望者で審査あり(予定)
○※1	×	○※2	

◆ 教育目標
教育・研究領域において,リーダーシップを発揮する人材育成を目指した基礎教育を行う。

◆ カリキュラムその他の特徴
実習先となる医学部付属病院が隣接している。

◆ 編入生への対応/単位認定方法・認定単位数
編入生担当の教員がいる。語学・一般教養は一括認定。出身校での履修科目内容を1科目ずつ確認して認定。平均認定単位数は50〜59(個々で異なる)。

● 編入学試験情報(平成24年度)〈H23年4月〜H24年3月〉

募集人員	2年次:2名,3年次:8名				
出願資格	短大	専門	短大は看護学科,専修学校は看護系で見込含む。共に既卒者は看護師国家試験に合格していること。		
	○	2年以上			
試験科目	英語	小論	専門	面接	左記以外に適性検査(英I・II〈20問〉,数I・A〈15問〉,物I〈15問〉,化I〈15問〉,生I〈15問〉,国(現代文)〈15問〉)の95問から科目を問わず50問を任意に選抜(マークシート式) ※口頭試問含む
				○※	
試験日程	〈試験日〉11/20 〈出願資格審査期間〉9/26〜10/24 〈出願期間〉11/1〜11/15				
実 績 志願者→合格者	H21:21→3 H22:17→2 H23:2→1 H24:7→0 ※2・3年次合計				
学 費	〈2年次〉入学手続時納入金:1,167,650円 初年度納入金:1,992,650円 〈3年次〉入学手続時納入金:1,166,790円 初年度納入金:1,991,790円				
独自の奨学金制度	あり				

大学院

保健学研究科看護学専攻(博士前期課程)

◆ 平成24年度選抜制度・取得できる資格

一般	社会人	個別審査	専門看護師	保健師	助産師
○	○	○	がん	×	×

◆教育目標
看護の専門分野における高度専門職業人,および研究・教育者に求められる高度な知識・技術を習得させるとともに,山積する諸課題や複雑・多様なニーズに柔軟に対応できる広い視野を培うこと,さらに,同分野の研究対象を科学的に分析・探求できる能力と学際的な視野を培う。

◆ 教育研究分野
基礎看護科学分野,実践看護科学分野

◆ カリキュラムの特徴
「がん看護」に関する専門看護師の養成,医療安全管理に関する現場での指導者,および急速な高齢化社会において地域での総合的な調整能力を有する看護師の養成。

◆ 有職者への対応
夜間講座設置。土曜日に講座を多く設置。

● 入学試験情報(平成24年度)〈H23年4月〜H24年3月〉

募集人員	春学期入学:6名,秋学期入学:1名(いずれも社会人含む)				
出願資格	学士	大3	専4	短大・専3(2)等	
	○	審査		個別審査	
社会人	上記一般選抜の出願資格のいずれかに該当し,学校,研究所,官公庁,会社,非営利団体等に1年以上勤務し,かつ入学後も就業を継続する者,その他本研究科が認めた者。				
試験科目	英語	小論	専門	面接	*辞書持込可 社会人は英・小・面
	○*	○	○	○	
試験日程	〈試験日〉9月入試:9/2 2月入試:2/18 〈出願資格審査期間〉9月入試:7/8〜7/15 2月入試:1/17〜1/24※社会人のみ。 〈出願期間〉9月入試:7/22〜7/29 2月入試:1/31〜2/7				
実 績 志願者→合格者	H21:0 (2) →0 (1) H22:2 (3) →2 (3) H23:2 (3) →2 (3) H24:0 (2) →0 (2) ※( )は社会人で外数。				
学 費	入学手続時納入金:751,790円 初年度納入金:1,251,790円				
独自の奨学金制度	あり				

上智大学

私立 東京 修士
資格：学部（1年次入学） 看，保(選)，養一(選)

■問合せ先 〒102-8554　千代田区紀尾井町7-1
　☎03-3238-3517（学事局入学センター）
■最寄駅　JR中央線・東京メトロ丸ノ内線・南北線四ツ谷駅

大学院

総合人間科学研究科看護学専攻（修士課程）

◆ 平成24年度選抜制度・取得できる資格

一般	社会人	個別審査	専門看護師	保健師	助産師
○	×	○	×	×	×

◆ 教育目標
1. 人間の尊厳と権利の尊重を基盤とした人間理解を深める。2.「他者のために，他者とともに生きる」ための素養を培う。3. ヒューマン・ケアリングに基づく看護実践力を養う。4. 看護・保健・医療・福祉の分野においてリーダーシップを発揮するための基礎的能力を養う。5. 変化する環境に対応し継続的・発展的に自己を向上させる学習推進力を培う。

◆ 教育研究領域
小児・家族共生支援看護学，がん・緩和ケア看護学，メンタルヘルス看護学，国際共生支援看護学

◆ カリキュラムその他の特徴
「共生」と「支援」をキーワードに，社会の健康問題や優先課題のニーズに対応する4つの領域を置き，フィールドワークを重視した実践的指導を行っている。

◆ 有職者への対応
昼夜開講制，ほとんどの科目が午後5時以降の開講となっている。

● 入学試験情報（平成24年度）〈H23年4月～H24年3月〉

募集人員	9名（9月・2月）			
出願資格	学士	大3	専4	短大・専3(2)等
	○	審査		個別審査
	上記の出願資格のいずれかに該当し，かつ下記のいずれかに該当する者　①保健師，助産師，看護師のいずれかの資格を有する（見込）者。②養護教諭免許を有する（見込）者。③看護・保健医療福祉及び国際協力活動の経験を有する者，あるいはそれを予定している者。			
試験科目	英語	小論	専門	面接
	○※1		○	○※2
	＊辞書持込可　※1：英語又はフランス語　※2：口述試験			
試験日程	〈試験日〉9月入試：9/13　2月入試：2/13 〈出願資格審査期間〉出願期間開始より1ヶ月前まで（大3・個別審査）〈出願期間〉9月入試：8/1～8/10　2月入試：1/5～1/11			
実　績 志願者→合格者	H23：1→1　H24：7→4　※H23新設			
学　費	入学金：270,000円　授業料：1,200,000円 その他（施設設備費等）：290,200円			
独自の奨学金制度	あり			

帝京大学

私立 東京 博士前期／博士後期
資格：学部（1年次入学） 看，保(選)　専攻科 助（H26より）

■問合せ先 〒173-8605　板橋区加賀2-11-1
　☎03-3964-3294
　（医療技術学部・事務部　大学院担当）
■最寄駅　JR埼京線十条駅

大学院

医療技術学研究科看護学専攻（博士前期〈修士〉課程）

◆ 平成24年度選抜制度・取得できる資格

一般	社会人	個別審査	専門看護師	保健師	助産師
○	○	○	×	×	×

◆ 教育目標・カリキュラム上の特徴
①看護実践の質的向上を目指し，専門性の高い看護ケアを開発する。
②理論や看護援助方法の妥当性を科学的に検証する。
③優れた看護実践，関連領域の知識・研究成果を活用し，研究活動を行い理論や看護援助方法の妥当性を科学的に検証・開発し，看護学の発展に寄与する。
④教育，医療，研究，行政関連機関において，社会の変革に対応できる指導的・管理的リーダーシップを発揮する。
⑤学際的・国際的な視野に立ち，学術交流，研究活動，保健医療活動に貢献する。

◆ 教育研究分野
基礎分野，成人分野，老人分野，小児分野，母性分野，看護管理学，看護教育学

◆ 有職者への対応
一般と同じで特になし。

● 入学試験情報（平成24年度）〈H23年4月～H24年3月〉

募集人員	10名			
出願資格	学士	大3	専4	短大・専3(2)等
	○			○
	看護師の資格を有する（見込）者のみ　短大又は専門学校を卒業し，看護師の資格を取得後，3年以上の臨床経験を持つ者も可			
試験科目	英語	小論	専門	面接
	○＊			○※
	＊英和辞書及び医学用語に関する英和辞書持込可。※口述試験			
試験日程	〈試験日〉1回：10/24　2回：2/27 〈出願期間〉1回：10/3～10/14　2回：2/6～2/17			
実　績 志願者→合格者	H21：2→1　H22：2→1　H23：0→0 H24：0→0			
学　費	初年度納入金：1,401,750円			
独自の奨学金制度	なし			

〈備考〉※平成26年度助産学専攻科設置予定。

私立 東京　学士 博士前期 博士後期
（博士後期は看護学専攻のみ）

資格：学部（1年次入学）看, 保(選), 養一(選) ※保, 養一同時履修不可。／博士前期：助, 専

聖路加看護大学

■問合せ先　〒104-0044　中央区明石町10-1
　☎03-5550-2294（教務部）

■最寄駅　東京メトロ日比谷線築地駅・有楽町線新富町駅

大学院

看護学研究科看護学専攻（修士課程）

◆ 平成24年度選抜制度・取得できる資格

一般	社会人	個別審査	専門看護師	保健師	助産師
○	○	○	がん 精 老 小 急 在 地	×	×

◆ 教育研究コース（分野）
〈修士論文コース〉（18の専門分野から選択）看護心理学，看護社会学，看護情報学，看護統計学，基礎看護学，看護技術学，看護教育学，看護管理学，遺伝看護学，小児看護学，急性期看護学，慢性期看護学，老年看護学，がん看護学・緩和ケア，精神看護学，在宅看護学，地域看護学，国際看護学
〈上級実践コース〉（12の専門分野から選択）看護管理学，遺伝看護学，小児看護学*，急性期看護学*，慢性期看護学，老年看護学*，がん看護学・緩和ケア*，精神看護学*，在宅看護学*，地域看護学，国際看護学，周麻酔期看護学. *日本看護系大学協議会の専門看護師教育課程の認定を受けているコース〔ただし，在宅看護学は日本看護協会の分野特定審査中〕

◆ 有職者への対応
社会人入学は在職のまま在学でき2年間のコースを3年間で学ぶ（周麻酔期看護学では受入れない）。

● 入学試験情報（平成24年度〈H23年4月～H24年3月〉）

募集人員	I期：12名　II期：3名			
出願資格	学士	大3	専4	短大・専3(2)等
	○			個別審査
	上級実践コースは入学時に看護師免許を取得していること。周麻酔期看護学希望者は手術室，救急，ICUなどの臨床経験が2年以上ある者。			
試験科目	英語	小論	専門	面接	*辞書・電子辞書持込可
	○*	○	○	○	
試験日程	〈試験日〉I期：9/21・22　II期：2/29
〈出願期間〉I期：9/1～9/8　II期：2/9～2/16
※個別審査は出願期間の3週間前までに申し出。				
実績
志願者→合格者	H21：24（9）→18（7）　H22：26（8）→21（7）
H23：26（7）→20（5）　H24：17（11）→15（6）
※（ ）は社会人で外数。				
学費	〈一般〉初年度：1,900,000円（入学時：1,150,000円）
〈社会人〉初年度：1,430,000円（入学時：915,000円）
※（ ）内のうち400,000円は入学手続時。				
独自の奨学金制度	あり				
〈備考〉　社会人入試の日程・試験科目は一般入試と同じ。平成22年度から特定看護師（仮称）調査試行事業に参加している。立教大学との単位互換制度あり。					

大学院

看護学研究科ウィメンズヘルス・助産学専攻（修士課程）

◆ 平成24年度選抜制度・取得できる資格

一般	社会人	個別審査	専門看護師	保健師	助産師
○	○	○	×	×	○

◆ 教育研究領域・特徴
ウィメンズヘルスと助産学の2つの専門分野があり各分野に修士論文コースと上級実践コースがある。助産学上級実践コース（社会人入学なし）で助産師国家試験受験資格及び受胎調節実地指導員申請資格取得可能。米国オレゴンヘルスサイエンス大学看護学部での学習機会がある。

◆ 有職者への対応
社会人入学は在職のまま在学でき2年間のコースを3年間で学ぶ（助産学上級実践コースでは認めていない）。

● 入学試験情報（平成24年度〈H23年4月～H24年3月〉）

募集人員	15名（H24は2次募集あり）			
出願資格	学士	大3	専4	短大・専3(2)等
	○			個別審査
	上級実践コースは入学時に看護師免許を取得していること。			
試験科目	英語	小論	専門	面接	*辞書・電子辞書持込可
	○*	○	○	○	
試験日程	〈試験日〉1次：9/21・22　2次：2/29
〈出願期間〉1次：9/1～9/8　2次：2/9～2/16
※個別審査は出願期間の3週間前までに申し出。				
実績
志願者→合格者	H21：33（0）→20（0）　H22：35（0）→19（0）
H23：23（1）→16（1）　H24：26（1）→17（5）
※（ ）は社会人で外数。				
学費	〈一般〉初年度：1,900,000円（入学時：1,150,000円）
〈社会人〉初年度：1,430,000円（入学時：915,000円）
※（ ）内のうち400,000円は入学手続時。				
独自の奨学金制度	あり				
〈備考〉　社会人入試の日程・試験科目は一般入試と同じ。立教大学との単位互換制度あり。					

東京医療保健大学

私立 東京　専攻科 修士 博士

資格：学部（1年次入学）看, 保（選）, 養一　専攻科 助　修士 助

■問合せ先　〔医療保健学研究科〕〒141-8648　品川区東五反田4-1-17
☎03-5421-7656（内線161）
〔看護学研究科〕〒152-8558　目黒区東が丘2-5-1
☎03-5779-5031

■最寄駅　〔医療保健学研究科〕JR山手線・東急池上線・都営浅草線五反田駅
〔看護学研究科〕東急田園都市線駒沢大学駅

大学院

医療保健学研究科医療保健学専攻看護マネジメント学コース・助産学コース・感染制御学コース・医療栄養学コース・医療保健情報学コース（修士課程）

※医療保健学研究科（感染制御学）博士課程については上記までお問合せ下さい

◆ 平成24年度選抜制度・取得できる資格

一般	社会人	個別審査	専門看護師	保健師	助産師
×	○	○	×	×	×

◆ 教育目標，カリキュラム上の特徴
「働きながら修士が取れる大学院」として，社会人で更に学びたい意欲を持つ人材を重視し，実践業務を継続しながら学べる環境づくりに配慮している。

◆ 教育研究領域
看護マネジメント学，助産学，感染制御学，医療栄養学，医療保健情報学

◆ 有職者への対応
夜間講座設置。土曜日に講座を多く設置。加えて約1週間の集中講義を年3回行っている。

● 入学試験情報（平成24年度）〈H23年4月～H24年3月〉

募集人員	25名（医療保健学専攻5コース合計）			
出願資格	学士	大3	専4	短大・専3(2)等
	○			個別審査
	平成23年3月末現在で，医療・保健施設，教育研究機関，官公庁，企業等の現場において実務経験のある社会人のみ。助産学コースは臨床経験原則5年以上の助産師を対象。			
試験科目	英語	小論	専門	面接 |＊辞書・電子辞書持込可
	○＊			○	
試験日程	〈試験日〉秋季：9/3　春季：2/11　〈出願資格審査期間〉秋季：8/11必着　春季：1/19必着（個別審査）〈出願期間〉秋季：8/12～8/18　春季：1/20～1/26			
実　績 志願者→合格者	H21：20 (5)→20 (4)　H22：30 (7)→27 (6)　H23：27 (2)→22 (2)　H24：29 (2)→26 (2)　※（ ）は博士課程で外数。			
学　費	入学手続時納入金：1,004,500円　初年度納入金：1,504,500円			
独自の奨学金制度	なし			
〈備考〉	平成24年4月，助産学コース設置。			

専攻科　助産学専攻科

● 入学試験情報（平成24年度）〈H23年4月～H24年3月〉

募集人員	15名（推薦・社会人推薦若干名含む）			
出願資格	学士	専4	・一般：看護師免許を有する（見込）者	
	○	○	※推薦，社会人推薦出願資格は募集要項等参照。	
試験科目	英語	小論	専門	面接 |※1：社会人推薦のみ
		○※1	○※2	○ |※2：一般のみ
試験日程	〈試験日〉推薦・社会人推薦：9/11　一般：10/16　〈出願期間〉推薦・社会人推薦：8/22～9/2　一般：9/26～10/7			
実　績 志願者→合格者	H21：34→21　H22：56→23　H23：66→26　H24：64→22			
学　費	入学時（前期分）：856,400円　初年度：1,456,400円			
独自の奨学金制度	なし			

大学院

看護学研究科（修士課程）

◆ 平成24年度選抜制度・取得できる資格

一般	社会人	個別審査	専門看護師	保健師	助産師
○	○	○	×	×	○

◆ 教育目標
高度実践看護コース：スキルミックスを実践し，総合的視点から確実に対応できる特定看護師（仮称），診療看護師の育成。
高度実践助産コース：高度な助産実践能力及び女性とその家族を中心にしたケアを提供できる自律した助産師の育成

◆ 教育研究領域
高度実践看護コース：クリティカル領域（救急・急性期の患者に対する専門的ケア）
高度実践助産コース：助産師プログラム（助産師資格を有する者が高度実践能力を身に付ける），助産師免許取得プログラム（助産師国家試験受験資格取得を目指す）

● 入学試験情報（平成24年度）〈H23年4月～H24年3月〉

募集人員	高度実践看護コース20名（推薦含む）　高度実践助産コース10名			
出願資格	学士	大3	専4	短大・専3(2)等
	○		○	個別審査
	看護コースは平成24年3月末現在で医療機関等において，看護職として実務経験が5年以上ある者。推薦はさらに所属長の推薦がある者。助産コースは看護師免許取得（見込）者及び助産師免許取得（見込）者。			
試験科目	英語	小論	専門	面接 |看護学に関する総合的な基礎知識
			○※	○	
試験日程	〈試験日〉看護1次：10/2　看護2次・助産1次：12/11　助産2次：2/12〈出願資格審査期間〉看護1次：8/24～9/1　看護2次・助産1次：12/1～12/3　助産2次：1/10～1/18（個別審査）〈出願期間〉看護1次：9/12～9/26　看護2次・助産1次：12/1～12/7　助産2次：1/26～2/6			
実　績 志願者→合格者	H22：21→21　H23：28→22　H24：〈看護〉27→22　〈助産〉9→9　※助産コースはH24開設。			
学　費	入学手続時：看護1,084,500円　助産師免許取得1,384,500円　助産師1,284,500円　初年度：看護1,584,500円　助産師免許取得1,884,500円　助産師1,784,500円			
独自の奨学金制度	なし			

〈備考〉高度実践看護コースは社会人対象。平成22年4月から「診療看護師」「特定看護師（仮称）」の養成教育を開始。平成24年4月高度実践助産コース開設。

東京慈恵会医科大学

私立	東京	修士		資格	学部(1年次入学)	修士
					看, 保(選)	専

■問合せ先　〒105-8461　港区西新橋3-25-8
　☎03-3433-1111（内線2311）
　（医学研究科看護学専攻修士課程事務室）
■最寄駅　JR新橋駅・都営三田線御成門駅・日比谷線神谷町駅・銀座線虎ノ門駅

大学院

医学研究科看護学専攻（修士課程）

◆ 平成24年度選抜制度・取得できる資格

一般	社会人	個別審査	専門看護師	保健師	助産師
×	○	○	急 がん	×	×

◆ 教育研究分野
成人看護学（急性・重症患者看護学），がん看護学，看護管理学，母子健康管理学，地域連携保健学
※成人看護学（急性・重症患者看護学）分野とがん看護学分野においては専門看護師教育課程を選択できる。

◆ 教育目標・カリキュラムその他の特徴
医療及び社会の要請に応えるべく，臨床看護実践，医療看護の連携とマネジメントに特化した人材を育成する。

◆ 有職者への対応
社会人大学院であるので曜日・時間に配慮。長期履修制度あり。

● 入学試験情報（平成24年度）〈H23年4月～H24年3月〉

募集人員	10名　※社会人大学院。			
出願資格	学士	大3	専4	短大・専3(2)等
	○		○	個別審査※
	上記の出願資格のいずれかに該当し看護師，保健師，助産師のいずれかの免許を有し，入学時3年以上の看護職の実務経験がある者。※上記個別審査対象者は備考参照。			
試験科目	英語	小論	専門	面接　*英和辞書持込可。
	○*		○	○
試験日程	〈試験日〉9/25　〈出願資格認定試験〉9/17（備考参照）〈出願期間〉8/8～9/9			
実　績 志願者→合格者	H21：21→12　H22：16→12　H23：10→10 H24：13→11			
学　費	入学金：200,000円　　授業料：800,000円			
独自の奨学金制度	なし			

〈備考〉看護系短期大学，看護専門学校，高等学校専攻科の卒業生で，看護職資格を有し，3年以上の看護職の実務経験があるが，学士を有していない者に対しては出願資格認定試験（口頭試問，課題レポート，書類審査）を行い，合格者は一般入学試験を受験することができる。ただし，下記のいずれかの条件を満たした者は，出願資格認定試験を免除。①保健師助産師看護師学校養成所指定規則第2条もしくは第3条の養成所を修了し，保健師もしくは助産師の資格を有する者。②看護教員養成課程（厚生労働省，財団法人日本看護協会，都道府県など公共またはそれと同等となる機関の6ヶ月以上の卒後研修コース）を修了した者。③認定看護師もしくは認定看護管理者の資格を取得した者。

東京女子医科大学

私立	東京	博士前期 博士後期		資格	学部(1年次入学)	修士
					看, 保(選), 養一(選)	助, 専

■問合せ先　〒162-8666　新宿区河田町8-1
　☎03-3357-4801（入試係直通）03-3357-4804（内線）
　6151・6152（看護学研究科入試係）
■最寄駅　都営新宿線曙橋駅・都営大江戸線若松河田駅・牛込柳町駅

大学院

看護学研究科看護学専攻（博士前期課程）

◆ 平成24年度選抜制度・取得できる資格

一般	社会人	個別審査	専門看護師	保健師	助産師
○	○	○	小 地 精 老 急 がん	×	○

◆ 教育目標・カリキュラムその他の特徴
高度な看護実践者・研究者，国際的に活躍できる人材の育成をはかる。学生の個別のニーズに対応できる教育体制を整えている。

◆ 募集領域
看護基礎科学（食看護学・基礎看護学），看護管理学，看護職生涯発達学，実践看護学Ⅰ（クリティカルケア看護学※・がん看護学※），実践看護学Ⅱ（ウーマンズヘルス☆），実践看護学Ⅲ（老年看護学※），実践看護学Ⅳ（精神看護学※），実践看護学Ⅴ（地域看護学※），実践看護学Ⅵ（小児看護学※）
・修士論文コース・実践看護コースあり
・※専門看護師（CNS）教育課程の認定を受けている分野
・☆助産師国家試験受験資格取得科目を開設している分野

◆ 有職者への対応
授業の多くはゼミ形式，個人指導もある。個別対応に重きを置いており，社会人学生の修了生も多く輩出している。

● 入学試験情報（平成24年度）〈H23年4月～H24年3月〉

募集人員	16名（男女共学。社会人含む。実践看護学Ⅱ分野定員は7名）			
出願資格	学士	大3	専4	短大・専3(2)等
	○	審査		個別審査※
	実践看護コース志望者，及び修士論文コースのうち実践看護学Ⅱ分野（ウーマンズヘルス）志望者は看護師，保健師又は助産師のいずれかの免許を有すること ※実践看護コースのみ。			
社会人	上記の出願資格のいずれかに該当し，看護師・保健師又は助産師のいずれかの免許を有し，看護関連の実務経験5年以上，所属長の推薦，専攻分野関連の業績等の条件あり			
試験科目	英語	小論	専門	面接　*辞書1冊持込可
	○*	○	○	○
試験日程	〈試験日〉第1期：8/2　第2期：1/11 〈出願期間〉第1期：7/11～7/22　第2期：12/12～1/5			
実　績	非公表			
学　費	入学手続時納入金：300,000円　　初年度納入金：1,500,000円			
独自の奨学金制度	なし			

東邦大学

私立 東京 修士

資格：学部(1年次入学) 看, 保(選) / 修士 専, 助

- ■問合せ先 〒143-0015 大田区大森西4-16-20
  ☎03-3762-9881(医学研究科看護学専攻入試係)
- ■最寄駅 JR京浜東北線大森駅または蒲田駅よりバス／京浜急行大森駅または梅屋敷駅

大学院

医学研究科看護学専攻(修士課程)

◆ 平成24年度選抜制度・取得できる資格

一般	社会人	個別審査	専門看護師	保健師	助産師
○	○	○	がん小慢感急	×	○

◆ 教育研究分野／カリキュラム

看護管理，感染制御看護☆，看護技術，成人看護，がん看護☆，高齢者看護，性・生殖看護*，小児看護☆，慢性看護☆，在宅看護，地域ケアシステム，国際広域保健，アディクション看護，クリティカルケア看護☆

※☆印は専門看護師(CNS)教育課程あり。*印は修論コースと実践助産学コースがあり，実践助産学コースには助産師コース(助産師国家試験受験資格の取得)，臨床実践コース(助産師資格取得者)がある。実践助産学コースは昼開講のみ。

◆ 有職者への対応

長期履修制度。夜間講座設置。土曜日に講座を多く設置。

● 入学試験情報(平成24年度〈H23年4月〜H24年3月〉)

募集人員	15名(社会人を含む各分野若干名。助産師コースは5名程度)				
出願資格	学士	大3	専4	短大・専3(2)等	
	○			個別審査	
	実践助産学コースは，原則として学士を有すること。助産師コースは入学時に看護師免許所得(見込)者。				
社会人	官公庁，教育機関，病院，企業等の職員として勤務しており，入学後もその身分を保持する者。				
試験科目	英語	小論	専門	面接	*辞書持込可 ※助産師コースは看護師国家試験程度の看護学筆記。
	○*		○※	○	
試験日程	〈試験日〉I期：10/8 II期：2/18 〈出願資格審査期間〉I期：9/12〜9/26 II期：1/13〜1/27 〈出願期間〉I期：9/22〜10/3 II期：1/23〜2/6 ※分野によってII次を募集しないことがある。				
実 績 志願者→合格者	H21：4(6)→4(5)　H22：5(5)→5(5) H23：11(13)→7(9)　H24：16(11)→11(7) ※( )は社会人で外数。				
学 費	初年度納入金(900,000円(入学金100,000円，授業料*700,000円，施設設備費*100,000円) ※CNSコース，実践助産学コースは別途実習費*200,000円。*印は春・秋学期分割。				
独自の奨学金制度	なし				

武蔵野大学

私立 東京 修士 博士
※H25年4月開講予定。

資格：学部(1年次入学) 看, 保(選), 養一(選)※保, 養一同時不可。他にコース選択により認定心理士取得可 / 修士 専

- ■問合せ先 〒202-8585 東京都西東京市新町1-1-20(武蔵野キャンパス)
  ☎03-5530-7300(入試センター)
- ■最寄駅 JR吉祥寺駅・三鷹駅・武蔵境駅よりバス

大学院

看護学研究科看護学専攻(修士課程)

◆ 平成24年度選抜制度・取得できる資格

一般	社会人	個別審査	専門看護師	保健師	助産師
○	○	○	がん	×	×

※専門看護師教育課程「精神看護」申請予定。

◆ 教育目標・カリキュラムその他の特徴

教育・研究を通して看護ケアの本質を見極めることができ，ケアを中心とした学問として看護学を体系化できる教育・研究者，地域・関連諸施設で活躍できる看護実践のリーダー，看護スペシャリストを育成。
・2013年4月より博士後期課程を開設(認可申請予定)。高い学識と行動力を持ち，創造性高く，応用的で開発的な研究を行う研究者としての能力を培い，倫理観の高い研究者や教育者を養成。

◆ 教育研究領域

母子看護学，地域看護学，成人看護学，がん看護学，精神看護学

◆ 有職者への対応

「昼間主」と「夜間主」の2コースを設け，「昼間主コース」は平日昼間に，「夜間主コース」は平日夜間および土曜日の昼間に授業を開講。昼間開講科目と夜間開講科目は隔年で入れ替わるため，社会人の方でも2年間で無理なく専門的な研究ができる。

● 入学試験情報(平成24年度〈H23年4月〜H24年3月〉)

募集人員	10名(3年次)				
出願資格	学士	大3	専4	短大・専3(2)等	
	○			個別審査※	
	※看護師，保健師，助産師のいずれかの資格を有し，本大学院が大学を卒業した者と同等以上の学力があると認めた者で22歳以上の者。				
社会人	看護師，保健師，助産師のいずれかの資格を有し，3年以上の実務経験を有する24歳以上の者。				
試験科目	英語	小論	専門	面接	*辞書持込可 ※口頭試問 社会人は専門・面接
	○*			○※	
試験日程	〈試験日〉I期：9/11，II期：1/9，3月入試：3/11 〈出願資格審査期間〉I期：7/19〜7/22，II期：10/17〜10/21，3月入試：1/10〜1/13(個別審査) 〈出願期間〉I期：8/18〜8/31，II期：12/1〜12/16，3月入試：2/13〜3/2				
実 績 志願者→合格者	H23：0(12)→0(11)　H24：0(9)→0(8) ※( )は社会人で外数				
学 費	入学手続時納入金：806,000円　初年度納入金：1,362,000円				
独自の奨学金制度	あり				
〈備考〉	厚生労働大臣指定の教育訓練給付制度を利用することができる。				

日本赤十字看護大学

私立 東京 編入 修士 博士後期

資格 学部(1年次入学) 看, 保(選) 修士 助, 専

- ■問合せ先 〒150-0012 渋谷区広尾4-1-3
  ☎編入03-3409-0950(入試・広報係)
  大学院03-3409-0804(学務課 大学院入試係)
- ■最寄駅 JR渋谷駅より都バス(学03)日赤医療センター行終点下車,JR恵比寿駅より都バス(学06)日赤医療センター行終点下車

編入 ※平成25年度編入学試験については要問合せ。

看護学部看護学科

◆ 平成25年度編入学者が取得できる資格

保健師	助産師	養護教諭一種	※編入学志望者は要問合せ。
※	×	×	

◆ 教育目標
看護を必要とする人の意思や人間性を尊重し,高度な専門知識・技術に裏づけされた質の高いケアを実践できる人材を育成。

◆ カリキュラムその他の特徴
個性を尊重した少人数教育。特色の一つとして豊かな国際性の育成を目的とした看護英会話,国際看護学なども選抜科目がある。

◆ 編入生への対応/単位認定方法・認定単位数
編入生担当の教員・事務職員がいる。編入生用のプログラムを用意している。共通専門科目は一括認定。平均認定単位数は82単位。

● 編入学試験情報(平成24年度)〈H23年4月~H24年3月〉

募集人員	10名 (3年次)				
出願資格	短大	専門	看護系出身で看護師免許取得(見込)者。		
	○	3年課程			
試験科目	英語	小論	専門	面接	左記以外に国語(現代文)
				○	
試験日程	〈試験日〉11/19 〈出願期間〉11/1~11/7				
実 績 志願者→合格者	H21:32→12　　H22:23→9 H23:16→10〈2〉　H24:26→10〈1〉 ※〈 〉は補欠繰上で外数。				
学 費	入学手続時納入金:400,000円 初年度納入金:1,930,000円				
独自の奨学金制度	あり				

大学院

看護学研究科看護学専攻・国際保健助産学専攻(修士課程)

◆ 平成24年度選抜制度・取得できる資格

一般	社会人	個別審査	専門看護師	保健師	助産師
○	○	○	慢 小 精 がん 急 老 ※老申請中	×	○

◆ 教育目標
広い視野に立って深い学識を教授し,人間性を涵養するとともに,看護学における研究能力または高度な専門性を必要とする看護識者としての高い能力を培うことを目的とする。

◆ 教育研究領域
〈看護学専攻〉基礎看護学,がん看護学,小児看護学,成人看護学(慢性・クリティカルケアを含む),老年看護学,精神保健看護学,地域看護学,看護教育学,看護管理学,国際・災害看護学※看護教育学,看護管理学の2領域では,看護教員・看護管理者の養成を目的とした実践コース,「看護教員キャリア支援」「看護管理者キャリア支援」「現任教育担当者キャリア支援」を開設。
〈国際保健助産学専攻〉研究コース(母性看護学・助産学領域にあたる),実践コース(助産師国家試験受験資格を取得できる)。

● 入学試験情報(平成24年度)〈H23年4月~H24年3月〉

募集人員	〈看護学〉1次:30名　2次:若干名(社会人・実践コース含む)〈国際保健助産学〉1次:15名　2次:若干名(研究コース・実践コース)			
出願資格	学士	大3	専4	短大・専3(2)等
	○		○	個別審査※
	上記は看護学専攻一般及び国際保健助産学専攻研究コース一般で,看護学専攻実践コースは上記いずれかに該当する者で,かつ,保健師・助産師・看護師のいずれかの資格を有し,5年以上の実務経験を有する者。国際保健助産学専攻実践コースは看護師免許取得(見込)者。※社会人及び実践コースは3年課程の看護短大又は看護専門学校を卒業し,条件(具体的資格等あり)を満たした上,看護職として5年以上の実務経験のある方は個別の入学資格審査を免除。			
社会人	一般選抜の出願資格のいずれかに該当し,看護職として3年以上の実務経験を有する者(看護学専攻実践コース及び国際保健助産学専攻研究コースは上記の他保健師・助産師・看護師のいずれかの資格,国際保健助産学専攻実践コースは看護師免許を有する者)			
試験科目	英語	小論	専門	面接	英語の能力については,英検,TOEIC,TOEFL,国際連合公用語検定試験等のいずれかの公式スコアにより審査(社会人及び実践コースはなし)。
			○	○	
試験日程	〈試験日〉1次:9/6　2次:11/19(2次の看護学専攻は看護教育学,看護管理学,国際・災害看護学領域のみ) 〈出願資格審査期間〉1次:7/21迄　2次:10/21迄(個別審査) 〈出願期間〉1次:8/22~8/26　2次:11/1~11/7 ※出願前に志望専門領域の指導教授と要面談。			
実 績 志願者→合格者	〈看護学〉H21:0 (31)→0 (21)　H22:1 (35)→0 (32)　H23:0 (35)→0 (30) 〈国際保健助産学〉H21:7 (14)→6 (11)　H22:15 (10)→12 (6)　H23:12 (13)→11 (10) ※( )は社会人で外数。H24実績はホームページで発表。			
学 費	入学手続時納入金:400,000円　　初年度納入金:1,900,000円			
独自の奨学金制度	あり			

公立 神奈川 編入 修士

資格　学部(1年次入学)　修士
看, 保(選), 助(選), 養一(選)　専

神奈川県立保健福祉大学

■問合せ先　〒238-8522　横須賀市平成町1-10-1
　☎（編入）046-828-2530（事務局企画課入試担当）
　　（大学院）046-828-2525（事務局教務学生課大学院担当）

■最寄駅　京浜急行電鉄県立大学駅

編入

保健福祉学部看護学科

◆ 平成25年度編入学者が取得できる資格

保健師	助産師	養護教諭一種	※平成26年度より選択制となり履修できない場合がある。
○※	×	×	

◆ 教育目標

①看護の対象である個人，家族，集団およびコミュニティの主体性を尊重し，権利を擁護する倫理的な態度を養うとともに，対象と良好な関係を築くためのコミュニケーション能力を培う。②関連する諸科学における知識と技術を習得し，科学的根拠を活用しながらヒューマンケアリングに基づく看護を実践するための基礎的能力を培う。③看護職間，他職種，市民との協働・連携において，リーダーシップを理解し，看護の専門的立場でのメンバーシップがとれる能力を培う。④主体的に看護学を探究する姿勢を持ち，生涯にわたって自己研鑽するとともに，国内外における看護の動向に関心を持ち，社会に貢献しようとする態度を養う。

◆ カリキュラムその他の特徴

①ヒューマンサービス論I・IIを置いている。②看護とキャリアデベロップメント，臨床看護応用演習，看護ゼミナールを選択可。③4つの選択コースがある。保健・医療・福祉分野に特化した大学であり，各学科の専門性を学ぶだけでなく，学科横断的に学ぶ科目が多い。明るく開放的なキャンパスであり，エコロジーやバリアフリーに対応。

◆ 編入生への対応／単位認定方法・認定単位数

担当の教員がいる。教員・学生主催の交流会がある。出身校と共通する専門科目・語学・一般教養は一括認定。履修科目内容を1科目ずつ確認して認定。包括認定と個別認定の組合せ。認定しない科目も規定。

● 編入学試験情報（平成24年度〈H23年4月～H24年3月〉）

募集人員	8名（3年次）			
出願資格	短大	専門	大2以上	看護系のみ。進学課程（2・3年制）修了者も受験可。
	○	2年以上	○	
試験科目	英語	小論	専門	面接	※英文読解と英文を参考にした日本語による
	○	○※	○	○	
試験日程	〈試験日〉9/23　〈出願期間〉8/22～8/26			
実　績 志願者→合格者	H21：42→8　H22：74→8　H23：36→8 H24：40→8			
学　費	入学料：564,000円（県内者：282,000円） 授業料：535,800円			
独自の奨学金制度	なし			

大学院

保健福祉学研究科保健福祉学専攻看護領域（修士課程）

◆ 平成24年度選抜制度・取得できる資格

一般	社会人	個別審査	専門看護師	保健師	助産師
○	○	○	がん	×	×

◆ 教育研究領域（看護学領域専門科目）

看護倫理，看護理論，看護管理学・政策（特論・演習），看護教育学（特論・演習），基礎看護学（特論・演習），ウィメンズヘルスケア（特論・演習），小児看護学（特論・演習），成人・老年看護学（特論・演習），地域・精神看護学（特論・演習），がん看護学（特論I・II，演習I・II・III，実習I・II・III），がん看護学援助論，看護課題研究，看護学特別研究　※平成24年度より，がん看護CNS（専門看護師）コース設置。

◆ カリキュラムその他の特徴

看護の専門科目だけでなく共通科目の中に他分野との連携を図る能力を育成する科目や研究法の基礎を学ぶ科目を配置。

◆ 有職者への対応

夜間・土曜に講座を多く設置している。長期履修学生制度あり。

● 入学試験情報（平成24年度〈H23年4月～H24年3月〉）

募集人員	20名（保健福祉学専攻合計）			
出願資格	学士	大3	専4	短大・専3(2)等
	○		○	個別審査※
	※看護師の資格を有し3年以上の実務経験を有する者。その他大卒者と同等以上の学力があると本学において認められた者。			
社会人	上記いずれかに該当し，保健・医療・福祉の分野で3年以上の実務経験を有する者で，H23年4月1日～H24年3月31日の間，神奈川県内に継続して在住又は業務に従事している者。			
試験科目	英語	小論	専門	面接	＊辞書持込可 社会人は専門・面接。
	○＊		○	○	
試験日程	〈試験日〉9/24 〈出願資格審査申請期間〉7/11～7/19（「個別審査」） 〈出願期間〉8/22～8/29			
実　績 志願者→合格者	H21：0（9）→0（5）　H22：5（4）→4（2） H23：2（14）→2（2）　H24：2（6）→2（5） ※（　）は社会人で外数。			
学　費	入学料：564,000円（県内者：282,000円） 授業料：535,800円			
独自の奨学金制度	なし			

横浜市立大学

公立 神奈川 修士

資格：学部(1年次入学) 看, 保(選) ／ 修士 専

- ■問合せ先 〒236-0004　横浜市金沢区福浦3-9
　☎045-787-2588（学務教務課大学院担当）
- ■最寄駅　シーサイドライン市大医学部駅

大学院

医学研究科看護学専攻（修士課程）

◆ 平成24年度選抜制度・取得できる資格

一般	社会人	個別審査	専門看護師	保健師	助産師
○	○	○	がん 精 感	×	×

◆ 教育目標

保健医療福祉看護サービスを受ける利用者のニーズの重視，つまり生命と人権の尊重に立脚した看護を追究する人材を育成することを基本理念とし，質の高い看護サービスの提供に貢献できる人材育成を目指す。

◆ 教育研究分野

看護管理学，先端医療看護学（感染看護学・がん看護学・小児看護学・母性看護学），地域生活支援看護学（精神看護学・地域看護学）※感染看護学とがん看護学は課題研究コース（専門看護師課程），精神看護学は課題研究コース（専門看護師課程）と特別研究コースがある。

◆ カリキュラムその他の特徴

看護管理学分野は平成24年4月開講。急速に変化する保健・医療・福祉環境における看護管理上の課題を明らかにし，マネジメントすることのできる高度な実戦能力を有し，実践現場の牽引的な役割を通して，看護サービスの質向上を図れる人材を育成する。

◆ 有職者への対応

長期履修制度。夜間開講科目あり。

● 入学試験情報（平成24年度）〈H23年4月～H24年3月〉

募集人員	12名（社会人・地域特別選抜含む）					
出願資格		学士	大3	専4	短大・専3(2)等	
		○	審査		個別審査	
	保健師・助産師・看護師のいずれかの免許を有する（見込）者のみ。				
	社会人	上記出願資格のいずれかに該当し，保健・医療・福祉施設に勤務している者で5年以上の看護の実務経験を有し，修了後も引き続き同施設に就業する意志のある者。（地域特別選抜）社会人特別選抜の出願資格に該当し，出願時，横浜市内の保健・医療・福祉・教育施設に勤務している者。				
試験科目	英語	小論	専門	面接	＊英和辞書持込可	
	○＊		○	○		
試験日程	〈試験日〉9/2 〈出願資格審査期間〉7/15～7/22 （「大3」「個別審査」） 〈出願期間〉8/8～8/19					
実　績 志願者→合格者	H22：16→12　　H23：18→13　　H24：14→12 ※H22開設。					
学費	入学金：282,000円（市内者：141,000円） 授業料：535,800円　　施設設備費：150,000円					
独自の奨学金制度	なし					

〈備考〉　平成24年度より看護管理学の新設，また母子看護学が小児看護学，母性看護学に分かれる。

慶應義塾大学

私立 神奈川 学士 修士 博士

資格：学部(1年次入学) 看, 保(選), 助(選) ／ 修士 専
※保, 助同時履修不可。

- ■問合せ先 〒252-0883　藤沢市遠藤4411
　☎0466-49-6265（湘南藤沢事務室看護医療学部担当大学院入試係）
- ■最寄駅　小田急江ノ島線・相模鉄道いずみの線・横浜市営地下鉄ブルーライン湘南台からバス慶應大学下車／JR東海道線辻堂からバス慶應大学下車

大学院

健康マネジメント研究科看護・医療・スポーツマネジメント専攻看護学専修（修士課程）

◆ 平成24年度選抜制度・取得できる資格

一般	社会人	個別審査	専門看護師	保健師	助産師
○	×	○	がん 精 老	×	×

◆ 教育目標

看護ケアの新しいあり方を開発・構築・実践できる人材として，精深な知識と卓越した技術，柔軟な発想をもった実践家と，学際的で豊かな知識と高い倫理性に裏打ちされ，既存の枠組みにこだわらない構想力をもった教育者・研究者を養成。さらに，専門看護師プログラムも併設してより高度な実践力を持つ専門看護師（CNS）の養成も行っている。

◆ 教育研究領域（分野）

ライフステージケア（母性看護，小児看護，老年看護，）・クリニカルケア（基礎看護，がん看護，慢性臨床看護，精神看護）・コミュニティケア（在宅・家族看護，地域看護）
・がん看護，精神看護，老年看護の3分野にCNS（専門看護師）コース併設

◆ カリキュラムの特徴

学際的教育の重視・実務と研究が直結された教育体系・実証的研究の重視。

● 入学試験情報（平成24年度）〈H23年4月～H24年3月〉

募集人員	40名（看護・医療・スポーツマネジメント専攻合計）				
出願資格	学士	大3	専4	短大・専3(2)等	
	○			個別審査※	
	※大卒と同等以上の学力があると認めた者で出願前に要問合せ				
試験科目	英語	小論	専門	面接	※与えられる資料に英文が含まれることがある。辞書1冊使用可
		○※		○	
試験日程	〈試験日〉11/26（面接は11/26又は11/27） 〈出願期間〉10/19～10/25				
実　績 志願者→合格者	H21：75→44　　H22：55→39　　H23：45→43 H24：45→33　※専攻計				
学費	1,750,000円（分納春学期分1,030,350円）				
独自の奨学金制度	あり				

北里大学

私立 神奈川 編入 学士 修士 博士後期

資格 学部（1年次入学）：看, 保(選), 助(選), 養一(選) ※助・養一と同時履修不可。 修士：専

■問合せ先 〒252-0329 相模原市南区北里2-1-1
☎042-778-9281
（編入：看護学部入試係　大学院：看護学研究科入試係）

■最寄駅　JR横浜線相模原駅, 小田急線相模大野駅

編入

看護学部看護学科

◆ 平成25年度編入学者が取得できる資格

保健師	助産師	養護教諭一種	
○※1	○※2	×	※1：単位認定状況による。※2：編入後選抜。

◆ 教育目標

看護職としての職務経験を有する者を対象として、広い視野と指導能力及び基礎的な研究能力をもつ看護専門職者を育成する。

◆ カリキュラムその他の特徴

チーム医療論演習、国際看護論、国際看護論演習等設置。

◆ 編入生への対応／単位認定方法・認定単位数

編入担当の教員がいる。認定済みの授業も聴講を認める場合がある。出身校での履修科目内容を1科目ずつ確認して認定。75単位を上限とする。

● 編入学試験情報（平成24年度）〈H23年4月～H24年3月〉

募集人員	若干名（3年次）　学士：10名（2年次）			
出願資格	短大	専門	学士	看護系出身で、入学時までに看護職として3年以上の職務経験を有する者。学士は看護以外対象。
	○	3年課程	○	
試験科目	英語	小論	専門	面接	*英語辞書持込可 学士は英語・小論文・面接。
	○*		○	○	
試験日程	〈試験日〉9/3 〈出願期間〉8/15～			
実績 志願者→合格者	H21：〈2年次〉17→4　〈3年次〉6→2 H22：〈2年次〉23→12　〈3年次〉9→3 H23：〈2年次〉31→16　〈3年次〉6→3 H24：〈2年次〉33→10　〈3年次〉4→3			
学費	入学手続時納入金：1,225,000円 初年度納入金：2,050,000円			
独自の奨学金制度	各種あり			

大学院

看護学研究科看護学専攻（修士課程）

◆ 平成24年度選抜制度・取得できる資格

一般	社会人	個別審査	専門看護師 がん 精 母 急 地	保健師	助産師
○	○	○		×	×

◆ 教育目標

継続教育による看護教育の一層の充実を図り、看護学及び看護実践の各分野における高度の専門的能力を養う。

◆ 教育専門分野

基礎看護学、感染看護学、クリティカルケア看護学*、がん看護学*、健康看護学*、家族看護学Ⅰ（小児）・Ⅱ（母性）*・Ⅲ（成人・老人）、精神看護学*

◆ カリキュラムその他の特徴

専門化・高度化の進む医療ニーズに合わせて北里大学ならではのユニークな専攻を配置。専門看護師（CNS）専門分野5専攻あり（上記分野の*印）。

◆ 有職者への対応

長期履修制度あり。

● 入学試験情報（平成24年度）〈H23年4月～H24年3月〉

募集人員	一般：15名　社会人：若干名			
出願資格	学士	大3	専4	短大・専3(2)等
	○	○	○	個別審査
社会人	上記の出願資格のいずれかに該当し、看護の経験が4年以上の者（専門看護師教育課程希望者は志望専門分野の実務経験が2年6か月以上ある者が望ましい）。			
試験科目	英語	小論	専門	面接	*辞書・電子辞書持込可。社会人は英語・面接。
	○*		○	○	
試験日程	〈試験日〉Ⅰ期：9/14　Ⅱ期：2/22 〈出願資格審査期間〉出願開始受付の1週間前までに要問合せ（「大3」「個別審査」） 〈出願期間〉Ⅰ期：8/22～9/2　Ⅱ期：1/30～2/9			
実績 志願者→合格者	H21：12(7)→10(6)　H22：9(1)→9(1) H23：7(5)→7(3)　H24：5(8)→5(6) ※( )は社会人で外数。			
学費	入学手続時納入金：975,000円 初年度納入金：1,550,000円			
独自の奨学金制度	各種あり			

私立 神奈川 編入 専攻科 博士前期 博士後期

資格：学部（1年次入学）看，保(選) ／ 専攻科 助 ／ 博士前期 専

昭和大学

■問合せ先　〒226-8555　横浜市緑区十日市場町1865
　☎編入：045-985-6503（保健医療学部教務課）
　　大学院：045-985-6500（保健医療学研究科）

■最寄駅　JR十日市場駅・東急田園都市線青葉台駅

編入

保健医療学部看護学科

◆ 平成25年度編入学者が取得できる資格

保健師	助産師	養護教諭一種	※平成25年度入学者から不可。平成24年度から専攻科へ。
○	×※	×	

◆ 教育目標
高度の専門性と豊かな人間性を兼ね備え，保健・医療・福祉の領域で活躍しうる保健師・看護を育成。

◆ カリキュラムその他の特徴
「人間」「健康」「看護」のカテゴリーからカリキュラムを編成。医系総合大学ならではの教育・環境のもと，スペシャリストを育成。

◆ 編入生への対応／単位認定方法・認定単位数
編入生用のプログラムを用意。出身校と共通する専門科目，語学・一般教養は一括認定。平均認定単位数は50～59単位。

● 編入学試験情報（平成24年度）〈H23年4月～H24年3月〉

募集人員	10名（3年次）			
出願資格	短大	専門	看護師免許取得（見込）者。	
	○	2年以上		
試験科目	英語	小論	専門	面接
		○	○	○
試験日程	〈試験日〉9/10　〈出願期間〉8/25～9/6			
実　績 志願者→合格者	H21：22→12　H22：41→17　H23：10→5 H24：14→11			
学　費	入学手続時納入金：1,100,000円（特待制度上位50名：950,000円）　初年度納入金：1,550,000円（特待制度上位50名：1,400,000円）※別途入学手続時に学生会入会費等76,000円。			
独自の奨学金制度	あり			

専攻科　助産学専攻科

● 入学試験情報（平成24年度）〈H23年4月～H24年3月〉

募集人員	5名			
出願資格	学士	専4	左記要件を満たし，看護師資格又は看護師国家試験受験資格のある女子。	
	○	○		
試験科目	英語	小論	専門	面接
			○	○
試験日程	〈試験日〉3/10　〈出願期間〉2/24～3/2			
実　績 志願者→合格者	H24：6→6　※H24年開設。			
学　費	入学金：100,000円　授業料等：850,000円			
独自の奨学金制度	あり			

大学院

保健医療学研究科保健医療学専攻（博士前期）

◆ 平成24年度選抜制度・取得できる資格

一般	社会人	個別審査	専門看護師	保健師	助産師
○	○	○	潜在	×	×

◆ 教育目標
生命科学の基盤の上に，保健医療分野に関する深い洞察力と高度な専門知識に加え，問題発掘，解決能力を備えた研究者ならびに高度な知識と技術を有する専門職業人養成のための教育を行う。

◆ 専攻領域
基礎・臨床医学・統合医療領域，運動障害リハビリテーションと呼吸ケア領域，精神障害リハビリテーションとケア領域，地域・在宅ケア・マネージメントと医療施設ケア領域

◆ 有職者への対応
必要に応じ，土曜は，夏季，冬季休業中の集中講義を設定。

● 入学試験情報（平成24年度）〈H23年4月～H24年3月〉

募集人員	10名（保健医療学専攻合計）			
出願資格	学士	大3	専4	短大・専3(2)等
	○※1		○※2	個別審査※3
	※1：看護学科，理学療法学科卒（見込）者。※2：理学療法学科，作業療法学科修了者で高度専門士の称号を授与された者（見込含む）。※3：大卒と同等以上と認めた者。			
社会人	上記出願資格のいずれかに該当し，保健医療分野の国家資格取得者で，実務経験3年以上を有する者。			
試験科目	英語	小論	専門	面接　＊辞書持込可
	○＊	○		○
試験日程	〈試験日〉9/10 〈出願資格審査期間〉7/7～7/14（個別審査） 〈出願期間〉7/29～8/17			
実　績 志願者→合格者	H22：14→12　H23：19→13　H24：26→20			
学　費	入学時納入金：700,000円（入学金100,000円，授業料400,000円，実験実習費100,000円，施設費100,000円）			
独自の奨学金制度	あり			

	資格	学部(1年次入学)	修士
		看, 保(選)	専

私立　神奈川　編入　修士

東海大学

■問合せ先　〒259-1292　平塚市北金目4-1-1
　　　　　　0463-58-1211(代表)　(入学広報課)

■最寄駅　(伊勢原キャンパス)小田急線伊勢原駅

編入

健康科学部看護学科

◆ 平成25年度編入学者が取得できる資格

保健師	助産師	養護教諭一種	※未定
※	×	×	

◆ 教育目標
①人間の理解…身体的，心理的，社会的存在としての人間を全人的に理解できる。②健康の理解…人間の健康を個人・環境・社会の面から理解でき，健康上の問題を把握できる。③看護の理解と実践…看護の専門的知識に基づいた看護基礎技術を修得し，人々の健康的な生活への支援ができる。④看護と保健・医療・福祉の連携…看護チームや保健医療福祉チームにおいて，自らの存在や専門性を生かした役割をとることができる。⑤主体性の育成…生涯を通して主体的に学習活動に取り組み，批判的創造的な視点で物事を捉え，必要な変革を促すことができる。⑥倫理観の育成…多様な価値観をもつ人間を尊重し，倫理的・法的・社会的判断に基づく行動をとることができる。⑦国際的視野の育成…異なる国の人々の健康問題に関心を寄せ，国際的視野から国や地域の文化・政治・教育・保健医療福祉システムの違いをとらえることができる。

◆ カリキュラムその他の特徴
ヒューマニズムを基盤とした科学的な看護の実践ができる人材を育成するために多彩な科目を用意。海外の看護実践に触れる体験を通して，看護専門職としての国際的な視野を持てる支援体制が整っている。

◆ 編入生への対応／単位認定方法・認定単位数
出身校での履修科目内容を1科目ずつ確認して認定。平均認定単位数は60～69単位。

● 編入学試験情報(平成24年度〈H23年4月～H24年3月〉)

募集人員	16名 (3年次)				
出願資格	短大	専門	看護師免許を有する者，または看護師国家試験受験資格を有する(見込)者。進学課程(2・3年制)及び看護大学校出身者も出願可。		
	○	2年以上			
試験科目	英語	小論	専門	面接	
	○	○	○	○	
試験日程	〈試験日〉9/17	〈出願期間〉8/22～9/6			
実　績 志願者→合格者	H21：57→25　H22：48→27　H23：15→12 H24：15→9				
学　費	入学手続時納入金：996,200円　　初年度納入金：1,667,200円				
独自の奨学金制度	あり				

大学院

健康科学研究科看護学専攻(修士課程)

◆ 平成24年度選抜制度・取得できる資格

一般	社会人	個別審査	専門看護師	保健師	助産師
○	×	○	がん 急〈ク〉 家 老	×	×

◆ 教育目標
・看護の高度専門化に対応する看護実践能力の育成。
・看護学の発展に寄与する研究能力の育成。
・保健医療福祉に関する国際的視野の育成。
・研究・実践における学際的なチーム連携能力の育成。

◆ 教育研究領域
基盤看護学系(基盤看護学)，健康支援看護学系(産業看護学，健康支援科学)，臨地実践看護学系(遺伝看護学，母性看護学，家族看護学※，在宅看護学，老年看護学※，精神看護学，成人看護学〈クリティカルケア看護学※，がん看護学※〉)　※印は専門看護師教育課程認定科目。)

◆ カリキュラムその他の特徴
専門性を深める看護領域の設定。専門看護師の受験資格を配慮した授業科目の設定。全国で数少ない産業看護学，家族看護学や，全国で初めての遺伝看護学，健康支援科学などを開設。

◆ 有職者への対応
特になし

● 入学試験情報(平成24年度〈H23年4月～H24年3月〉)

募集人員	10名 (第Ⅰ期：第Ⅱ期合計)				
出願資格	学士	大3	専4	短大・専3(2)等	
	○	審査※		個別審査	
	※第Ⅱ期のみ。具体的要件あり。				
試験科目	外国語	小論	専門	面接	*英語必須1科目。辞書持込可。
	○*		○	○	
試験日程	〈試験日〉第Ⅰ期：7/24　第Ⅱ期：2/14　・外国の学校教育を修了した(見込を含む)者については，出願前に必ず出願資格の確認を行うこと。〈出願資格審査期間〉第Ⅰ期：6/17　第Ⅱ期：12/13(窓口受付)〈出願期間〉第Ⅰ期：6/24～7/5　第Ⅱ期：1/6～1/20				
実　績 志願者→合格者	H21：6→6　H22：11→8　H23：9→7 H24：13→12				
学　費	入学手続時納入金：880,200円 (別途入学金：300,000円) 初年度納入金：1,456,200円　※諸会費含む。				
独自の奨学金制度	あり				

国立 新潟 編入 博士前期 博士後期

資格 学部(1年次入学)：看, 保, 助(選), 養一 ／ 博士前期：専

新潟大学

■問合せ先　〒951-8518　新潟市中央区旭町通2-746
☎025-227-2357・2358
（医歯学系保健学科事務室学務係）

■最寄駅　旭町キャンパス：JR新潟駅よりJR越後線で白山駅下車
またはバス市役所前下車

編入

医学部保健学科看護学専攻

◆ 平成25年度編入学者が取得できる資格

保健師	助産師	養護教諭一種
○	○※1	○※2

※1：選抜制
※2：廃止を検討中

◆ 教育目標

医療の高度化・専門化が進む中で，看護の内容も複雑かつ多様化し，高度の専門的知識と技術が看護職に求められています。加えて，少子・高齢化という社会構造の変化によって，看護は病気をもつ人だけを対象とするのではなく，健康な人達の保健管理面にも係わっていくことが期待されています。したがって看護活動の場は医療施設だけでなく地域や家庭にまで拡大し，看護職の社会における責任はますます重みを増しています。看護学専攻は患者さんを含めたあらゆる人達の生命の質の向上と生活の充実に寄与できる人材の育成を目指しています。

◆ カリキュラムその他の特徴

高度な実践能力を養うための実習教育が充実，隣接する医学科や医歯学総合病院と連系して，医学と医療技術が有機的に結びついた教育，本大学院に進学し，更に専門を極めることを希望する者にも対応した基礎と基本を重視した専門教育。

◆ 編入生への対応／単位認定方法・認定単位数

認定済の授業も希望があれば聴講可。他学部や他専攻も履修可。出身校との共通科目は一括認定。平均70～79単位。

● 編入学試験情報（平成24年度〈H23年4月～H24年3月〉）

募集人員	10名（3年次）				
出願資格	短大	専門	看護系出身者のみ。		
	○	2年以上			
試験科目	英語	小論	専門	面接	*辞書持込不可
	○*	○	○	○	
試験日程	〈試験日〉8/31　〈出願期間〉7/25～7/28				
実　績 志願者→合格者	H21：50→13　H22：33→13　H23：32→15　H24：29→18				
学　費	入学料：282,000円　授業料：535,800円				
独自の奨学金制度	なし				

大学院

保健学研究科保健学専攻看護学分野（博士前期課程）

◆ 平成24年度選抜制度・取得できる資格

一般	社会人	個別審査	専門看護師	保健師	助産師
○	○	○	囲慢	×	×

◆ 教育目標・カリキュラムその他の特徴

高度専門知識・技術を持つ人材，保健医療専門職のリーダーとして活躍できる人材，地域並びに国際保健医療活動に貢献できる人材，保健学領域における教育・研究者の育成を目指す。社会で活躍中の方にさらにスキルアップを図る機会を提供する。

◆ 教育研究領域

基礎・広域看護学領域
応用・臨床看護学領域：成人看護分野において専門看護師（CNS）慢性疾患看護の教育課程

◆ 有職者への対応

長期履修制度あり。昼夜開講制。

● 入学試験情報（平成24年度〈H23年4月～H24年3月〉）

募集人員	看護学分野10名（社会人含む）				
出願資格	学士	大3	専4	短大・専3(2)等	
	○	審査	○	個別審査	
社会人	上記いずれかの出願資格に該当し医療・保健・福祉施設，教育機関，官公庁，企業において1年以上（H24.3.31現在）の専門的な実務経験を有する者。左記で大卒と同等以上でH24.3.31までに23歳に達する者は個別審査。				
試験科目	英語	小論	専門	面接	社会人特別入試は専門・小論文・面接
	○	○	○	○	
試験日程	〔8月入試〕〈試験日〉8/26　〈資格審査期間〉7/6～7/12「大3」「個別審査」　〈出願期間〉7/22～7/28　〔12月入試〕〈試験日〉12/12　〈資格審査期間〉10/18～10/20（「大3」「個別審査」）　〈出願期間〉11/4～11/9				
実　績	非公表				
学　費	入学料：282,000円　授業料：535,800円				
独自の奨学金制度	なし				

公立 新潟 編入 修士

資格 学部（1年次入学）／修士
看, 保, 助(選) 専

新潟県立看護大学

■問合せ先　〒943-0147　上越市新南町240
　　　　　　☎025-526-2811
　　　　　　（教務学生課教務係）

■最寄駅　JR信越本線高田駅

編入

看護学部看護学科

◆ 平成25年度編入学者が取得できる資格

保健師	助産師	養護教諭一種	※学部に課程はあるが編入生は取得できない。
○	×※	×	

◆ 教育目標
生命の尊厳を基盤とする豊かな人間性を醸成し，自己及び他者への深い洞察力をもって自己成長への志向を育むとともに，基礎的な知識と技術を教授することにより，多様に変化する人々の健康と福祉のニーズに柔軟に応えうる人材を育成する。

◆ カリキュラムその他の特色
ネイティブスピーカーを配置し，英語教育に力を入れている。パソコンを配置した学生自習室があり，パソコンを持っていない学生でも大学でレポート作成ができる環境を整えている。

◆ 編入生への対応／単位認定方法・認定単位数
1年次から入学している学生との交流に配慮している。出身校での履修科目を1科目ずつ確認して認定。平均60〜69単位。

● 編入学試験情報（平成24年度〈H23年4月〜H24年3月〉）

募集人員	10名（3年次）※平成25年度から4名に変更			
出願資格	短大	専門	看護系で看護師免許取得（見込）者のみ。	
	○	2年以上		
試験科目	英語	小論	専門	面接
	○	○	○	○
試験日程	〈試験日〉8/30　〈出願期間〉7/25〜8/2			
実績 志願者→合格者	H21：11→10　H22：13→11　H23：9→9　H24：8→7			
学費	入学料：564,000円（県内者：282,000円）　授業料：535,800円			
独自の奨学金制度	なし			

大学院

看護学研究科看護学専攻（修士課程）

◆ 平成24年度選抜制度・取得できる資格

一般	社会人	個別審査	専門看護師	保健師	助産師
○	×	○	地 老 がん	×	×

◆ 教育目標・カリキュラムその他の特徴
「地域文化に根ざした看護学の考究」の使命をさらに推進し，看護学と看護ケアの質の向上のために，実践的・実証的教育研究の開発を通して，社会に寄与することを目指す。

◆ 教育研究分野（領域）
専門分野（看護管理学，基礎看護学，母性看護学，小児看護学，成人看護学，がん看護学，老年看護学，精神看護学，地域看護学）
・専門看護師（CNS）教育課程：がん看護学，地域看護学，老年看護学

◆ 有職者への対応
夜間・土曜日に講座を多く設置。長期履修制度あり。

● 入学試験情報（平成24年度〈H23年4月〜H24年3月〉）

募集人員	15名（募集人員に達しない場合2次募集実施）			
出願資格	学士	大3	専4	短大・専3(2)等
	○	個別審査※1	○	個別審査※2
	※1：英語レベル 英検2級（TOEFL（CBT）155点，TOEIC470点，その他同等以上。※2：看護師，保健師，助産師のいずれかの資格を有し，実務経験5年以上又は上記英語レベル等具体的基準あり。			
試験科目	英語	小論	専門	面接　＊英語辞書持込可
	○＊		○	○
試験日程	〈試験日〉1次：8/30　2次：1/31　〈事前面談期間〉1次：6/13〜7/15　2次：11/7〜12/9（出願者全員。「個別審査」は同時に出願資格審査申請）　〈出願期間〉1次：7/25〜8/5　2次：1/4〜1/16			
実績 志願者→合格者	H21：4→3　H22：6→6　H23：10→10　H24：8→7			
学費	入学料：564,000円（県内者：282,000円）　授業料：535,800円			
独自の奨学金制度	なし			

新潟医療福祉大学

私立／新潟／編入／修士

資格：学部（1年次入学）看, 保, 助(選), 養一(選) ／ 修士 専

■問合先　〒950-3198　新潟市北区島見町1398
☎025-257-4459
（編入：入試事務室　大学院：大学院入試事務室）

■最寄駅　JR白新線豊栄駅下車北口よりスクールバス

編入

健康科学部看護学科

◆ 平成25年度編入学者が取得できる資格

保健師	助産師	養護教諭一種
○	未定	×

◆ 教育目標

人間に関心を持ち，探求心のある看護師，また，多職種との共働ができる看護師を育成。

◆ カリキュラムその他の特徴

国際看護，災害看護等の科目を設置。演習には最新の設備で望んでいる。少人数制のPBLを導入。

◆ 編入生への対応／単位認定方法・認定単位数

単位修得状況により，編入生担当の教員が個々に履修指導を行う。出身校で既に取得した授業科目について，基礎教養科目，教養科目及び保健医療福祉基礎科目より最大16単位を包括して認定。専門基礎科目と専門専攻科目については，個別に読替認定し，その上限を認定可能単位数80単位から上記の包括認定単位数を減じた数とする。

● 編入学試験情報（平成24年度）〈H23年4月〜H24年3月〉

募集人員	10名			
出願資格	短大	専門	看護系出身で看護師免許又は看護師国家試験受験資格を取得（見込）者。進学課程（2・3年制）修了者も可。	
	○	2年以上		
試験科目	英語	小論	専門	面接
		○	○	○
試験日程	〈試験日〉9/10　〈出願期間〉8/22〜8/31			
実　績 志願者→合格者	H21：3→3　H22：7→4　H23：1→1 H24：1→1			
学　費	入学手続時納入金：1,125,000円 初年度納入金：1,950,000円			
独自の奨学金制度	あり			

大学院

医療福祉学研究科健康科学専攻看護学分野（修士課程）

◆ 平成24年度選抜制度・取得できる資格

一般	社会人	個別審査	専門看護師	保健師	助産師
○	○	○	がん	×	×

◆ 教育目標

研究成果を実践に還元できる高度な専門性と実践力をもつ人材，また本学の理念である優れたQOLサポーターを育成する。

◆ 教育研究分野

がん看護学，母子看護学，看護管理学，精神看護学

◆ カリキュラムその他の特徴

研究者やリーダーを育成する修士論文コースと看護の上級資格である専門看護師（CNS）コースを開設。

◆ 有職者への対応

長期履修生制度。昼夜開講制。土曜日に多く講座設置。

● 入学試験情報（平成24年度）〈H23年4月〜H24年3月〉

募集人員	10名（健康科学専攻合計，社会人，外国人等含む）			
出願資格	学士	大3	専4	短大・専3(2)等
		審査		個別審査
社会人	一般選抜の出願資格のいずれかの条件を満たし，医療・保健・福祉施設，教育研究機関，官公庁，企業等において3年以上の実務経験を有する者。			
試験科目	英語	小論	専門	面接　社会人は面接のみ
	○	○		○
試験日程	〈試験日〉1次：10/1　2次：1/21　3次：3/3 〈出願資格審査期間〉1次：8/31まで　2次：2/16まで　3次：2/1まで（「大3」「個別審査」） 〈出願期間〉1次：9/5〜9/20　2次：12/21〜1/10　3次：2/6〜2/21			
実　績	非公表			
学　費	入学手続時納入金：700,000円 初年度納入金：1,200,000円			
独自の奨学金制度	あり			

国立 富山 編入 修士

資格 学部（1年次入学）
看, 保, 助(選)

富山大学

■問合せ先　〒930-0194　富山市杉谷2630
　　　　　☎076-434-7138
　　　　　（学務部医薬系学務グループ（入試担当））

■最寄駅　JR北陸本線・高山本線富山駅

編入

医学部看護学科

◆ 平成25年度編入学者が取得できる資格

保健師	助産師	養護教諭一種	※編入後選抜
○	○※	×	

◆ 教育目標

生命の尊厳を理解し，医療人として不可欠な倫理観と温かい人間性を備え，専門的知識及び技能を生涯にわたって維持し向上させる自己学習の習慣を持ち，国際的視野に立って医学，医療の発展，及び地域医療等の社会的ニーズに対応できる人材養成を目的とする。

◆ カリキュラムとその他の特徴

看護学・医学・薬学という，将来，医療に関わる職業を志す人々が同一キャンパスで学ぶことができる。また，医学部・薬学部の学生と同一の授業を履修することがある。

◆ 編入生への対応／単位認定方法・認定単位数

出身校での履修科目内容を1科目ずつ確認して設定。平均認定単位数は80～89単位。

● 編入学試験情報（平成24年度〈H23年4月～H24年3月〉）

募集人員	10名（3年次）			
出願資格	短大	専門	看護系，修業年限3年（3年課程）のみ。	
	○	3年以上		
試験科目	英語	小論	専門	面接
	○	○	○	○
試験日程	〈試験日〉8/5　〈出願期間〉7/4～7/8			
実　績 志願者→合格者	H21：43→10　H22：26→10　H23：38→11　H24：28→11			
学　費	入学料：282,000円　　授業料：535,800円			
独自の奨学金制度	なし			

大学院

医学薬学教育部（医学領域）看護学専攻
（修士課程）

◆ 平成24年度選抜制度・取得できる資格

一般	社会人	個別審査	専門看護師	保健師	助産師
○	○	○	×	×	×

◆ 教育目標

現代社会の多様な要請に応えるために，これまでに蓄積された看護学を始めとする諸科学の成果を活用して，保健・医療・福祉の分野で高度な専門性をもって活躍できる人材を育成する。

◆ 教育研究分野

基礎看護学，成人看護学，母子看護学，老年看護学，精神看護学，地域看護学

◆ カリキュラムその他の特徴

東西融合型看護（東洋医学と西洋医学の両方を取り入れた看護のあり方）を研究している。

◆ 有職者への対応

長期履修制度あり。昼夜・土曜開講。

● 入学試験情報（平成24年度〈H23年4月～H24年3月〉）

募集人員	16名（社会人含む）			
出願資格	学士	大3	専4	短大・専3(2)等
	○		○	個別審査
社会人	上記出願資格のいずれかに該当し，3年以上の実務経験を有する者。			
試験科目	英語	小論	専門	面接
	○*		○	○
	*英和辞書持込可　社会人は専門なし			
試験日程	〈試験日〉1次：8/29　2次：12/16			
	〈出願資格審査期間〉1次は7/15, 2次は11/11までに要問合せ（「個別審査」）			
	〈出願期間〉1次：8/4～8/10　2次：11/28～12/2			
実　績 志願者→合格者	H21：9（4）→9（4）〈10月入学：0（1）→0（1）〉			
	H22：11（3）→11（3）〈10月入学：1（1）→1（1）〉			
	H23：8（7）→7（6）　H24：11（6）→11（6）			
	※（　）は社会人で外数。			
学　費	入学料：282,000円　　授業料：535,800円			
独自の奨学金制度	なし			

国立 石川 編入 博士前期 博士後期

資格 学類(1年次入学) 博士前期
看, 保 助(H25より予定)

金沢大学

■問合せ先 〒920-0942 石川県金沢市小立野5-11-80
☎076-265-2514~2517
(医薬保健系事務部学生課)

■最寄駅 JR北陸線・七尾本線金沢駅

編入

医薬保健学域保健学類看護学専攻

◆ 平成25年度編入学者が取得できる資格

保健師	助産師	養護教諭一種	※平成25年度から大学院に移行予定。
○	×※	×	

◆ 教育目標

ヒューマンケア精神と職業倫理をもち,看護の専門知識と優れた技術を修得した看護専門職としての誇りと責任がもてる看護実践者の育成。

◆ カリキュラムその他の特徴

担任制の導入により1年~4年まで学習,大学生活等から就職先まで一貫したサポートが行われている。総合大学であり,医学,薬学等,他学類との交流ができる。また,保健学類には,放射,作業,理学,検査等の専攻があり,他職種とのチームケアについて在学中から学びやすい環境にある。

◆ 編入生への対応/単位認定法・認定単位吸

編入生用のプログラムを用意。認定済みの授業も希望があれば聴講可。他学部や他専攻の授業も履修可。語学・一般教養は一括認定。出身校での履修科目内容を1科目ずつ確認して認定。平均認定科目数は80~89単位。

● 編入学試験情報(平成24年度)〈H23年4月~H24年3月〉

募集人員	10名(3年次)			
出願資格	短大	専門	看護系で看護師免許取得者又は看護師国家試験受験資格を有する(見込)者。進学課程(2・3年制)修了者も受験可。	
	○	2年以上		
試験科目	英語	小論	専門	面接
	○	○	○	○
試験日程	〈試験日〉8/23 〈出願期間〉7/5~7/13			
実績 志願者→合格者	H21:39→11 H22:24→12 H23:38→11 H24:26→10			
学費	入学料:282,000円 授業料:535,800円			
独自の奨学金制度	あり			

大学院

医薬保健学総合研究科保健学専攻看護科学領域(博士前期課程)

◆ 平成24年度選抜制度・取得できる資格

一般	社会人	個別審査	専門看護師	保健師	助産師
○	○	○	×	×	×※

※平成25年度より開設予定。

◆ 教育目標

看護職としてより高度な専門性を修得することを基本目標とし,特に看護研究とは何かを研究計画の立案,研究の遂行を通して自ら体得できる人材を育てることを目的としている。

◆ 講座(教育研究分野)

臨床実践看護学(慢性・創傷看護技術学,高齢者リハビリテーション・精神看護学),健康発達看護学(女性・小児環境発達学,地域・環境保健看護学)

◆ 有職者への対応

長期履修制度あり。夜間講座設置。

● 入学試験情報(平成24年度)〈H23年4月~H24年3月〉

募集人員	70名(医療科学・リハビリテーション科学領域含む,社会人・外国人含む)			
出願資格	学士	大3	専4	短大・専3(2)等
	○		○	個別審査
社会人	上記いずれかに該当し医療・保健・福祉施設,教育研究機関,官公庁,企業等において,専門的な実務経験を有する者。			
試験科目	英語	小論	専門	面接
	○*			○※
				*英和辞書持込可 ※口述試験 社会人・外国人も同じ
試験日程	〈試験日〉8/30 〈出願資格審査期間〉7/25~7/29(個別審査) 〈出願期間〉8/5~8/11			
実績 志願者→合格者	H21:5(13)〈1〉→5(12)〈1〉 H22:7(2)〈6〉→7(2)〈6〉 H23:14(9)〈0〉→14(8)〈0〉 H24:9(9)〈1〉→9(8)〈1〉 ※( )は社会人,〈 〉は外国人留学生で外数。			
学費	入学料:282,000円 授業料:535,800円			
独自の奨学金制度	あり			

資格	学部(1年次入学)	博士前期
	看, 保	専

石川県立看護大学

公立 石川 編入 博士前期 博士後期

■問合せ先 〒929-1210 石川県かほく市学園台1-1
☎076-281-8302
（石川県立看護大学事務局学生課）

■最寄駅 JR七尾線高松駅

編入

看護学部看護学科

◆ 平成25年度編入学者が取得できる資格

保健師	助産師	養護教諭一種
○	×	×

◆ 教育目標
（ア）豊かな人間性と倫理観を備えた人材の育成。（イ）看護学に求められる社会的使命を遂行し得る人材の育成。（ウ）調整・管理能力を有する人材の育成。（エ）国際社会でも活躍できる人材の育成。（オ）将来の看護リーダーの役割を担う人材の育成。

◆ カリキュラムその他の特徴
「人間科学領域」と「看護専門領域」を設定し，それぞれの領域科目を並行して学べる。

◆ 編入生への対応／単位認定方法・認定単位数
認定済みの授業も履修可。出身校での履修科目内容を1科目ずつ確認して認定。平均認定単位数は70～79単位。

● 編入学試験情報（平成24年度〈H23年4月～H24年3月〉）

募集人員	10名（3年次）				
出願資格	短大 ○	専門 2年以上	看護師免許又は国家試験受験資格を有する（見込）者		
試験科目	英語 ○※	小論	専門 ○	面接 ○	※主に英文読解と基礎的な英作文
試験日程	〈試験日〉9/10 〈出願期間〉8/11～8/18				
実績 志願者→合格者	H21：39→18　H22：14→11　H23：17→13 H24：24→11				
学費	入学料：423,000円（県内者：282,000円） 授業料：535,800円				
独自の奨学金制度	なし				

大学院

看護学研究科看護学専攻（博士前期課程）

◆ 平成24年度選抜制度・取得できる資格

一般	社会人	個別審査	専門看護師	保健師	助産師
○	×	○	がん 老 小 地	×	×

◆ 教育目標
看護教育を支える教育・研究職の育成，高度な専門的知識・技術・実践能力を備えた看護職者の育成，生涯にわたって研鑽できる看護職の知的交流の場づくり。

◆ 教育研究領域（分野）
健康看護学（看護デザイン，コミュニティケア〈含：地域看護専門看護師養成〉，看護管理学），実践看護学（女性看護学，子どもと家族の看護学〈含：小児看護専門看護師養成〉，成人看護学〈含：がん看護専門看護師養成〉，老年看護学〈含：老人看護専門看護師養成〉）
※看護管理学分野は修了後に実務経験等に応じて認定看護管理者の認定審査を受けることができる。

◆ カリキュラムその他の特徴
北陸初の専門看護師教育課程があり，特定分野の知識や技術を身につけた看護師を養成。2011年に看護管理学分野を開設し，経営的視点を持った認定看護管理者の育成を目指す。

◆ 有職者への対応
長期履修制度あり。

● 入学試験情報（平成24年度〈H23年4月～H24年3月〉）

募集人員	10名			
出願資格	学士 ○	大3	専4 ○	短大・専3(2)等 個別審査※
	※看護師，保健師又は助産師の資格を有し，通算3年以上の実務経験（見込含む）があり，業績（規定あり）を有する者。			
試験科目	英語 ○	小論 ○	専門 ○	面接 ○
試験日程	〈試験日〉第1次：9/24　第2次：1/29 〈出願資格審査期間〉第1次：8/11～8/18　第2次：12/8～12/15（個別審査） 〈出願期間〉第1次：9/1～9/8　第2次：1/6～1/13			
実績 志願者→合格者	H21：12→9　H22：9→9　H23：12→10 H24：16→13			
学費	入学料：423,000円（県内者：282,000円） 授業料：535,800円			
独自の奨学金制度	なし			

金沢医科大学

私立 石川 編入

資格 学部(1年次入学)
看, 保(選), 助(選)
※保, 助いずれか一方を選択。

- ■問合せ先 〒920-0293 石川県河北郡内灘町大学1-1
- ☎076-218-8063(入学センター)
- ■最寄駅 JR金沢駅東口より北陸鉄道金沢駅(地下鉄)から北鉄浅野線内灘行に乗車し終点内灘駅下車,内灘駅より北鉄バス

編入

看護学部看護学科

◆ 平成25年度編入学者が取得できる資格

保健師	助産師	養護教諭一種	※平成26年度編入生より保健師と助産師の同時履修不可。 ※1:H26より選択制となり保健師課程を履修できない場合がある。 ※2:編入時に選抜。
○※1	○※2	×	

◆ 教育目標
豊かな人間性と高い倫理観を備えた看護実践のプロを育成。

◆ カリキュラムその他の特徴
①個別指導を重視した学習支援体制を整えている。授業科目担当教員をはじめ学業支援室委員,国家試験対策委員,クラス担任,学生部委員,教務委員が協力・連携し,一人ひとりの学生をサポートしている。②医科系大学ならではの恵まれた学習環境。③看護学「実習」の重視。④「国際力」を磨く教育・研修。⑤経済的なサポートの充実。

◆ 編入生への対応／単位認定方法・認定単位数
出身校での履修科目内容を1科目ずつ確認して認定。

● 編入学試験情報(平成24年度)〈H23年4月~H24年3月〉

募集人員	10名(助産師選択者2名以内を含む)			
出願資格	短大	専門	看護師免許を有している者又は看護師国家試験受験資格を有している者。看護大学出身者出願可。※3年以上	
	○※	3年課程		
試験科目	英語	小論	専門	面接
	○	○		○
試験日程	〈試験日〉9/10 〈出願期間〉8/16~8/24			
実 績 志願者→合格者	H21:9→8　H22:3→1　H23:4→3 H24:3→2			
学 費	入学手続時納入金:975,000円 初年度納入金:1,650,000円 ※他に選択コースにより実習費等あり。			
独自の奨学金制度	あり			

福井県立大学

公立 福井 修士

資格 学部(1年次入学) 修士
看, 保, 養一(選) 専

- ■問合せ先 〒910-1195 吉田郡永平寺町松岡兼定島4-1-1
- ☎0776-61-6000(教育推進課)
- ■最寄駅 JR北陸本線福井駅・えちぜん鉄道勝山永平寺線松岡駅

大学院

看護福祉学研究科看護学専攻(修士課程)

◆ 平成24年度選抜制度・取得できる資格

一般	社会人	個別審査	専門看護師	保健師	助産師
○	○	○	慢	×	×

◆ 教育目標・カリキュラムその他の特徴
保健医療・福祉分野の専門職との協働ができる能力,リーダーシップ能力を育成する。

◆ 教育研究領域(専攻専門科目)
基礎看護学,成人慢性看護学,老年看護学,成人・老年保健学,母子看護・保健学,精神看護学,地域看護学,学校看護学,成人慢性看護学,老年看護学
※成人慢性看護学は専門看護師(CNS)コース認可済,老年看護学は認可をめざした科目構成となっている。

◆ 有職者への対応
長期履修制度あり。夜間,土曜の講義あり。

● 入学試験情報(平成24年度)〈H23年4月~H24年3月〉

募集人員	10名(一般10名程度,社会人・外国人留学生若干名　年2回募集)			
出願資格	学士	大3	専4	短大・専3(2)等
	○	審査	○	個別審査
社会人	個人または病院,社会福祉施設,教育機関,団体等から派遣される者で,本研究科入学時に次のいずれかに該当する見込みの者。①大学卒業の後,看護または福祉に関連した職場での実務経験が3年以上の者。②短期大学,専門学校等の卒業の後,看護または福祉に関連した職場での実務経験が5年以上の者。			
試験科目	英語	小論	専門	面接	*辞書持込可。 面接は口述試験 社会人は小論文・口述試験
	○*	○	○	○	
試験日程	〈試験日〉第1次:9/4　第2次:1/29 〈出願資格審査期間〉第1次:7/26　第2次:12/13(「大3」「個別審査」) 〈出願期間〉第1次:8/11~8/18　第2次:1/5~1/13				
実　績 志願者→合格者	H21:1(3)→1(3)　H22:0(6)→0(2) H23:0(2)→0(2)　H24:0(3)→0(3) ※( )は社会人で外数。				
学　費	入学料:282,000円(県内者:188,000円) 授業料:535,800円				
独自の奨学金制度	なし				
〈備考〉	養護教諭専修免許状取得可				

国立 福井 編入 修士　　資格 学部(1年次入学) 看, 保(選), 助

福井大学

■問合せ先 〒910-1193　福井県吉田郡永平寺町松岡下合月23-3
☎0776-61-8246
(学務部松岡キャンパス学務室入学試験係)

■最寄駅 JR福井駅よりバス福井大学病院下車, 越前鉄道松岡からバス

編入

医学部看護学科

◆ 平成25年度編入学者が取得できる資格

保健師	助産師	養護教諭一種	※1：編入後選択
○※1	○※2	×	※2：編入後選抜（若干名）

◆ 教育目標
①人間を総合的に理解し高い倫理観を持った医療人の育成。
②知識・技術を主体的に学び，関連領域の専門家と協力，調整，看護を発展させる能力の育成。

◆ カリキュラムその他の特徴
・看護学入門，災害看護論，がん看護論を置いている。
・第一の実習施設である附属病院が隣接。

◆ 編入生への対応／単位認定方法・認定単位数
編入生担当の教員・事務職員がいる。認定済みの授業・他部・他専攻の授業も履修可能。出身校での履修科目内容を1科目ずつ確認。

● 編入学試験情報（平成24年度）〈H23年4月～H24年3月〉

募集人員	10名（3年次）			
出願資格	短大	専門	大2以上	看護系のみ。※所定の単位修得者。要事前確認。進学課程修了者は修了に必要な総授業時間が1700時間以上であれば出願可。看護大学校出身者も可。
	○	2年以上	○※	
試験科目	英語	小論	専門	面接	※英文で出題し和文で解答　＊英和辞書1冊持込可
		○※＊	○	○	
試験日程	〈試験日〉9/23　〈出願期間〉9/1～9/6
実績 志願者→合格者	H21：21→10　H22：16→8　H23：26→10 H24：20→10
学費	入学料：282,000円　授業料：535,800円
独自の奨学金制度	なし

大学院

医学系研究科看護学専攻（修士課程）

◆ 平成24年度選抜制度・取得できる資格

一般	社会人	個別審査	専門看護師	保健師	助産師
○	○	○	検討中	×	×

◆ 教育目標
①高い水準の研究を遂行・発信できる研究能力の修得。
②先端的で高度専門的な臨床技能を提供できる実践能力の探究。
③地域，国及び国際医療の発展を支えるリーダーとなる医療人の育成。

◆ 教育研究分野（領域）
基礎・地域看護学分野（基礎看護学・地域看護学），成人・老人看護学分野（成人看護学・老人看護学），母子看護学分野（母子看護学）
※がん看護専門看護師（CNS）教育課程を設置するよう検討中。

◆ カリキュラムその他の特徴
豊かな人間性と幅広く高度な看護理論・技術を有し，高度専門的看護ケア実践能力を備えた看護職のリーダーとなる人材を育成することを目指した教育を行う。

◆ 有職者への対応
長期履修制度，昼夜開講制度を設けている。

● 入学試験情報（平成24年度）〈H23年4月～H24年3月〉

募集人員	12名（社会人特別選抜含む）			
出願資格	学士	大3	専4	短大・専3(2)等
	○	審査	○	個別審査※
	※卒業後，看護学関係の教育・研究・医療機関で一定期間実務に従事した者。			
社会人	一般選抜の出願資格のいずれかに該当する者で，看護師，保健師又は助産師の免許を有し，一定期間の看護実務経験を有する者。			
試験科目	英語	小論	専門	面接	＊辞書1冊持込可 社会人は小・面（専門口頭試問含む）。※英文及び和文で出題し和文で解答
	○＊	○※＊	○	○	
試験日程	〈試験日〉1次：9/1　2次：1/20　3次：3/2 〈出願資格審査期間〉1次：6/27～7/1　2次：11/28～12/2　3次：2/10～2/14（「大3」「個別審査」） 〈出願期間〉1次：8/1～8/5　2次：1/4～1/10　3次：2/22～2/24
実績 志願者→合格者	H21：3(6)→3(5)　H22：1(11)→1(11) H23：0(12)→0(11)　H24：0(11)→0(10) ※( )は社会人で外数。
学費	入学料：282,000円　授業料：535,800円
独自の奨学金制度	なし

国立 山梨 編入 修士 博士　　　　　　　　　資格　学部(1年次入学) 修士
　　　　　　　　　　　　　　　　　　　　　　　　看, 保, 助(選)　専

山梨大学

■問合せ先　〒409-3898　中央市下河東1110(医学部キャンパス)
　☎055-220-8046(教学支援部入試課)
　055-273-9627(教学支援部学務課教務グループ大学院担当)

■最寄駅　甲府キャンパス(教育人間科学部など)JR甲府駅
　　　　　医学部キャンパス(医学部・附属病院など)JR甲府駅よりJR身延線に乗換え常永駅下車

編入

医学部看護学科

◆ 平成25年度編入学者が取得できる資格

保健師	助産師	養護教諭一種	※：編入後選抜
○	○※	×	

◆ 教育目標
深い人間愛と広い視野を持つ人間性豊かな看護専門職を育成。

◆ カリキュラムその他の特徴
看護学実習室には吸引・酸素吸入等，中央配管があり，病室と同様臨床看護技術が体験できるようになっている。

◆ 編入生への対応・単位認定方法・認定単位数
共通する専門科目は一括認定。他は1科目ずつ確認して認定。認定済み及び他学部の授業も履修を認める。平均認定単位数は75～88単位。

● 編入学試験情報(平成24年度)〈H23年4月～H24年3月〉

募集人員	10名(3年次)				
出願資格	短大	専門	大2以上	看護系出身者のみ。進学課程(2・3年制)修了者も受験可。	
	○	2年以上	○		
試験科目	英語	小論	専門	面接	※課題は英語で出題
		○※		○	
試験日程	〈試験日〉9/8　〈出願期間〉8/1～8/5				
実績 志願者→合格者	H21：36→13　H22：35→10　H23：23→10　H24：11→4				
学費	入学料：267,900円　　授業料：535,800円				
独自の奨学金制度	なし				

大学院

医学工学総合教育部看護学専攻(修士課程)

◆ 平成24年度選抜制度・取得できる資格

一般	社会人	個別審査	専門看護師	保健師	助産師
○	○	○	老	×	×

◆ 教育目標
質の高い看護サービスを提供するために求められる科学的知識と技術を有する看護専門職を育成する。

◆ 教育研究領域
基礎看護学，臨床看護学，母子看護学，地域看護学，高齢者看護学，精神看護学

◆ 有職者への対応
長期履修制度あり。昼夜開講制。

● 入学試験情報(平成24年度)〈H23年4月～H24年3月〉

募集人員	16名(社会人特別選抜含む)			
出願資格	学士	大3	専4	短大・専(2)等
	○	審査※1	○	個別審査※2
	※1：看護師・保健師・助産師のいずれかの免許を有し，大学での修得単位が原則として98単位以上の者 ※2：研究実績・学会発表歴・資格の取得などの審査基準あり			
社会人	一般選抜に該当し看護師，保健師，助産師のいずれかを有し出願時に3年以上の看護関連業務の実務経験を有する者			
試験科目	英語	小論	専門	面接
		○※		○(口述)
	※小論Ⅰ：志望領域の基礎知識　小論Ⅱ：看護学に関するトピックス　Ⅰ・Ⅱとも日本語又は英語で論述で社会人は小論Ⅱのみ			
試験日程	〈試験日〉1次：9/9　2次：12/8　3次：3/1　〈出資格審査〉1次：8/29まで　2次：11/25まで　3次：2/17まで(「大3」「個別審査」)　〈出願期間〉1次：9/1～9/5　2次：11/30～12/2　3次：2/22～2/24			
実績 志願者→合格者	H21：1(13)→1(13)　H22：3(9)→3(9)　H23：1(14)→1(14)　H24：1(5)→1(5)　※( )は社会人で外数。			
学費	入学料：267,900円　　授業料：535,800円			
独自の奨学金制度	なし			

山梨県立大学

公立 山梨 編入 修士

資格
学部（1年次入学）: 看, 保(選), 助(選), 養一(選)
※保, 助, 養一いずれか1つを選択。
修士: 専

■問合せ先 〒400-0062 甲府市池田1-6-1
☎055-253-7859（池田事務室）

■最寄駅 JR甲府駅からバス

編入

看護学部看護学科

◆ 平成25年度編入学者が取得できる資格

保健師	助産師	養護教諭一種
○※1	○※2	×

※1：平成26年度より選択・選抜制。
※2：選抜制。平成26年度より保健師との同時履修不可。

◆ 教育目標

人間や社会を看護学的に探究する能力，倫理的な判断と科学的な思考力，専門職業人としての豊かな個性を兼ね備え，優れた看護実践により地域に貢献できる人材を育成する。

◆ カリキュラムその他の特徴

専門職連携演習あり。実践的な少人数教育。看護図書館（池田キャンパス）は県内隋一の看護関係資料を所蔵する専門図書館。「チューター制」をとり，経験豊かな複数の教員が学生グループを担当し，卒業するまで細やかな関わりを行う。

◆ 編入生への対応／単位認定方法・認定単位数

出身校での履修科目を1科目ずつ確認。看護師国家試験受験資格を有していることを前提。認定済みの授業についても聴講を認める。平均80～89単位。

● 編入学試験情報（平成24年度〈H23年4月～H24年3月〉）

募集人員	5名（3年次）				
出願資格	短大 ○	看護系3年制のみ。			
試験科目	英語 ○*	小論	専門 ○	面接 ○	*辞書使用可
試験日程	〈試験日〉9/13　〈出願期間〉8/18～8/25				
実績 志願者→合格者	H21：7→6　H22：11→8　H23：7→3　H24：2→1				
学費	入学料：470,000円（県内者：282,000円）　授業料：535,800円				
独自の奨学金制度	なし				

大学院

看護学研究科看護学専攻（修士課程）

◆ 平成24年度選抜制度・取得できる資格

一般	社会人	個別審査	専門看護師（慢 感 急 がん 在 ※）	保健師	助産師
○	○	○		×	×

※：精神分野も申請予定。

◆ 教育目標

看護学の理論及び応用を教授研究し，その深奥をきわめて文化の進展に寄与するとともに，高度専門職業人，看護学教育者および看護学研究者等の人材を育成し，もって人々の健康と福祉の向上に寄与する。

◆ 教育研究領域

地域看護学，老年看護学，慢性期看護学，急性期看護学，女性看護学，感染看護学，がん看護学，看護管理学，在宅看護学，基礎看護学（看護技術学），精神看護学，小児看護学
※研究コースと専門看護師（CNS）コースあり。専門看護師教育課程は感染看護学，急性期・重症看護学，慢性期看護学，がん看護学，在宅看護学の5分野が認定済み，精神看護学分野も申請予定。また，看護管理学分野専攻では，実務経験に応じて認定看護管理者の認定審査の受験資格を得ることができる。

◆ 有職者への対応

長期履修生制度あり。

● 入学試験情報（平成24年度〈H23年4月～H24年3月〉）

募集人員	10名（I期・II期。II期は実施しない場合がある）			
出願資格	学士 ○	大3 審査	専4 ○	短大・専3(2)等 個別審査※
社会人	※看護系の短期大学，専修学校，各種学校等卒業・修了者 上記出願資格のいずれかに該当し，看護師・保健師・助産師のいずれかの免許を有する者で，5年以上の看護関連業務の実務経験を有する者。			
試験科目	英語 ○*	小論 ○	専門 ○	面接 ○ *辞書持込可 社会人は小論文・面接
試験日程	〈試験日〉I期：10/8　II期：1/21　〈出願資格審査期間〉I期9/5～9/12　II期：12/2～12/9　〈出願期間〉I期：9/21～9/29　II期：1/4～1/11			
実績 志願者→合格者	H21：17→11　H22：15→12　H23：16→8　H24：14→12			
学費	入学料：470,000円（県内者：282,000円）　授業料：535,800円			
独自の奨学金制度	なし			

国立 長野 編入 博士前期 博士後期

資格 学部(1年次入学): 看, 保(選), 助(選) ／ 修士: 専

信州大学

■問合せ先　〒390-8621　松本市旭3-1-1
　☎0263-37-2356（医学部保健学科入試事務室）
　☎0263-37-3376（医学部大学院係）

■最寄駅　JR中央線松本駅

編入

医学部保健学科看護学専攻

◆ 平成25年度編入学者が取得できる資格

保健師	助産師	養護教諭一種
○※1	○※2	×

※1：平成26年度からは選抜制。
※2：選抜制。平成26年度からは保健師課程との同時履修不可。

◆ 教育目標

あらゆる健康レベルにある個人，家族，集団にとってより良い健康と幸福を追究するために人権とヒューマニズムを尊重し，自己決定を支える質の高い看護ケアの提供者となる看護職者の養成。人間科学と自然科学の知識を統合したケア実践を開拓・探求する能力を育成し，チーム医療でのメンバーシップと看護ケアでのリーダーシップを担える看護職者の養成。

◆ カリキュラムその他の特徴

地域看護，災害看護の科目設置。学習器材（シミュレーターなど）が充実。

◆ 編入生への対応／単位認定方法・認定単位数

認定済みの授業についても聴講を認める。出身校での履修科目内容を1科目ずつ確認して認定。平均認定単位数は80～89。

● 編入学試験情報（平成24年度〈H23年4月～H24年3月〉）

募集人員	10名（3年次）				
出願資格	短大 ○	専門 2年以上	看護系のみ。		
試験科目	英語	小論	専門 ○※	面接 ○	※基礎・成人・精神・老年・在宅・小児・母性
試験日程	〈試験日〉8/27　〈出願期間〉8/16～8/19				
実　績 志願者→合格者	H21：44→13　H22：69→14　H23：36→12 H24：5月公表　※保健学科全体。				
学　費	入学料：282,000円　　授業料：535,800円				
独自の奨学金制度	なし				

大学院

医学系研究科保健学専攻看護学分野（博士前期課程）

◆ 平成24年度選抜制度・取得できる資格

一般	社会人	個別審査	専門看護師	保健師	助産師
○	×	○	専在	×	×

◆ 教育目標

高い倫理観と豊かな人間性を有し，高度な専門的知識・技術と，科学的根拠に基づく臨床問題解決能力，そして，国際的な視野を持つ高度専門医療職者を育成する。

◆ 教育研究学域

看護教育学，基礎看護学，成人看護学，老年看護学，小児保健・看護学，リプロダクティブヘルス看護学，リプロダクティブヘルス看護学（CNSコース），地域・国際看護学，在宅看護学（CNSコース），精神看護学

◆ 有職者への対応

土曜日，平日夜間に講座を設置している。

● 入学試験情報（平成24年度〈H23年4月～H24年3月〉）

募集人員	1次：14名　2次：7名（保健学専攻3分野合計）				
出願資格	学士 ○	大3 審査	専4 ○	短大・専3(2)等 個別審査	
試験科目	英語 ○*	小論	専門	面接 ○	*辞書（医学用語辞典含む）持込可
試験日程	〈試験日〉1次：9/10　2次：12/17 〈出願資格審査期間〉1次：7/11～7/15　2次：11/7～11/11（「大3」「個別審査」） 〈出願期間〉1次：8/1～8/5　2次：11/21～11/28				
実　績 志願者→合格者	H21：23→20　H22：17→15　H23：18→18 H24：5月公表				
学　費	入学料：282,000円　　授業料：535,800円				
独自の奨学金制度	なし				

長野県看護大学

公立 長野 編入 博士前期 博士後期
資格 学部(1年次入学): 看, 保, 助(選) / 博士前期: 専

■問合せ先 〒399-4117 駒ヶ根市赤穂1694
☎0265-81-5100
(事務局教務・学生課)

■最寄駅 JR飯田線駒ヶ根駅又は大田切駅

編入

看護学部看護学科

◆ 平成25年度編入学者が取得できる資格

保健師	助産師	養護教諭一種
○	×	×

◆ 教育目標
1. 豊かな人間性と幅広い視野を養う。
2. 看護専門者として社会貢献できる能力を養う。
3. 看護実践における課題の究明に取り組む能力を養う。

◆ カリキュラムその他の特徴
災害看護,国際看護科目設置。

◆ 編入生への対応／単位認定方法・認定単位数
編入担当の教員がいる。認定済みの授業についても希望があれば聴講を認める。出身校での履修科目内容を1科目ずつ確認して認定。認定単位数は80単位前後。

● 編入学試験情報(平成24年度)〈H23年4月〜H24年3月〉

募集人員	10名(3年次)				
出願資格	短大	専門	看護師資格を有する(見込)者のみ。進学課程(2・3年制)修了者で正看護師資格取得者も出願可。		
	○	2年以上			
試験科目	英語	小論	専門	面接	*辞書持込可
	○*	○	○	○	
試験日程	〈試験日〉9/3 〈出願期間〉8/16〜8/23				
実 績 志願者→合格者	H21:19→11 H22:30→10 H23:21→10 H24:15→10				
学 費	入学料:282,000円　授業料:535,800円				
独自の奨学金制度	なし				

大学院

看護学研究科看護学専攻(博士前期課程)

◆ 平成24年度選抜制度・取得できる資格

一般	社会人	個別審査	専門看護師	保健師	助産師
○	○	○	老 小 精	×	×

※その他,認定看護管理者の認定審査資格取得可。

◆ 教育目標・カリキュラムその他の特徴
看護学に関する理論と実践を専門的かつ学際的に探求するとともに,看護の質の向上に貢献し得る創造性豊かな教育・研究能力と看護実践能力を持ち,専門職にふさわしい倫理観を備えた人材を育成する。

◆ 教育研究領域(分野)
看護基礎科学(病態機能学,病態治療学),基礎看護学(基礎看護学,看護管理学),発達看護学(母性・助産看護学,小児看護学,成人看護学),広域看護学(老年看護学,精神看護学,地域・在宅看護学,里山・遠隔看護学)
※老人看護・小児看護に加え平成24年度からは,精神専門看護師の教育課程を増設。

◆ 有職者への対応
長期履修学生制度あり。夜間講座設置。遠隔授業実施。

● 入学試験情報(平成24年度)〈H23年4月〜H24年3月〉

募集人員	16名(社会人特別選抜含む)				
出願資格	学士	大3	専4	短大・専3(2)等	
	○	個別審査	○	個別審査	
社会人(特別選抜)	看護師,保健師又は助産師のいずれかの資格取得後,実務経験が5年以上ある者で,所属している職場の施設長により推薦を受け派遣される者(当該施設に所属しながら就学する者)				
試験科目	英語	小論	専門	面接	*辞書一冊持込可 特別選抜は小論文・専門・面接
	○*	○	○	○	
試験日程	〈試験日〉1期:10/22　2期:1/28 〈出願資格審査期間〉1期:9/16〜9/22　2期:12/15〜12/21 (「個別審査」「特別選抜」) 〈出願期間〉1期:10/5〜10/12　2期:1/12〜1/19				
実 績 志願者→合格者	H21:6 (5) →3 (5)　H22:12 (4) →11 (3) H23:4 (2) →4 (2)　H24:1 (10) →1 (7) ※( )は社会人で外数。				
学 費	入学料:282,000円　授業料:535,800円				
独自の奨学金制度	なし				

佐久大学

私立　長野　別科　修士

資格：学部(1年次入学) 看, 保(選) ／ 別科 助

- ■問合せ先　〒385-0022　佐久市岩村田2384
  ☎0267-68-6680(入試広報課)
- ■最寄駅　長野新幹線・JR小海線佐久平駅

大学院

看護学研究科看護学専攻(修士課程)

◆ 平成24年度選抜制度・取得できる資格

一般	社会人	個別審査	専門看護師	保健師	助産師
○	×	○	×	×	×

◆ 教育研究分野

総合看護学分野(看護教育・国際看護学, 看護管理), 臨床看護学分野(母子看護学, 成人看護学, 精神・老年看護学), 地域看護学分野(地域・在宅看護学)

◆ カリキュラムその他の特徴

研究は臨床, 地域, あるいは看護教育, 看護管理など看護の実践の中で見出された課題を中心とし, 本課程の修了後にはそれぞれの活動の場で看護の質の向上に貢献できる能力の育成を目指す。

◆ 有職者への対応

長期履修制度。夜間(18:00～19:30)開講される場合あり。

● 入学試験情報(平成24年度)〈H23年4月～H24年3月〉

募集人員	5名(推薦含む。H24, 2次募集あり)				
出願資格	学士	大3	専4	短大・専3(2)等	
	○			個別審査※	
	※看護短期大学, 高等看護専門学校の卒業者で, 保健師, 助産師, 看護師のいずれかの免許証を有し, 入学時に3年以上の実務経験を有する者等。				
試験科目	英語	小論	専門	面接	※英語短文の講読を含む 辞書持込可
	○※	○	○	○	
試験日程	〈試験日〉1次：1/28　2次：3/10 〈出願資格審査期間〉1次：1/5～1/10　2次：2/13～2/28 (個別審査) 〈出願期間〉1次：1/18～1/24　2次：2/20～3/5				
実　績	H24：7→7　※H24開設。志願者→合格者				
学　費	入学時納入金：930,000円　初年度納入金：1,630,000円				
独自の奨学金制度	なし				
〈備考〉	別途推薦選抜試験あり。				

別科　助産師養成課程(別科助産専攻)

● 入学試験情報(平成24年度)〈H23年4月～H24年3月〉

募集人員	10名(推薦・社会人含む)				
出願資格	大学入学資格を有する者で看護師免許取得(見込)者。推薦入試・社会人入試あり(要項参照)				
試験科目	英語	小論	専門	面接	※一般入試のみ
		○	○※	○	
試験日程	〈試験日〉1/21　〈出願期間〉1/6～1/16				
実　績	H22：30→17　H23：30→14　H24：40→17　※志願者→合格者				
学　費	入学時納入金：980,000円　年額合計：1,730,000円				
独自の奨学金制度	なし				

岐阜県立看護大学

公立　岐阜　博士前期　博士後期

資格：学部(1年次入学) 看, 保, 助(選), 養一(選) ※助, 養一同時履修不可。／ 博士前期 専

- ■問合せ先　〒501-6295　羽島市江吉良町3047-1
  ☎058-397-2300(学務課大学院入試担当)
- ■最寄駅　JR東海道新幹線岐阜羽島駅下車,名鉄竹鼻線・羽島線新羽島駅下車

大学院

看護学研究科看護学専攻(博士前期課程)

◆ 平成24年度選抜制度・取得できる資格

一般	社会人	個別審査	専門看護師	保健師	助産師
○	○	○	慢 小 がん	×	×

◆ 教育目標

看護実践の現実的な課題に焦点をあて, その問題解決能力を育成することを通して, 次の能力を培う。①専門性の高い看護実践を遂行する能力②看護の質の充実に向けた改革を実行する能力③多様な関係者の中で, ケア充実に向けた調整・管理をする能力④総合的視野と高い倫理観に基づく看護サービスを改革する能力⑤各種の専門領域での後輩指導を担う能力

◆ 教育研究領域

領域：地域基礎看護学, 機能看護学, 育成期看護学, 成熟期看護学
※博士前期課程内に専門看護師教育課程(慢性疾患, 小児, がん)を併設。
※養護教諭専修免許状取得のための課程あり(育成期看護学領域)

◆ カリキュラムその他の特徴

授業科目は「基本科目」「看護学共通科目」及び4領域で展開する「専門科目」から成る。「専門科目」は受験に際して選んだ領域の科目(特論・演習・特別研究)で修学を深める。

◆ 有職者への対応

修業年限3年の長期在学コースとしている。夜間や土曜日に授業を行い, 金・土曜日, 夏季などに集中させた時間割編成を行っている。

● 入学試験情報(平成24年度)〈H23年4月～H24年3月〉

募集人員	12名(専門看護師コース若干名含む)				
出願資格	学士	大3	専4	短大・専3(2)等	
	○	審査		個別審査	
	保健師, 助産師, 看護師または養護教諭として, 上記「学士」は2年以上, 「大3・個別」は4年以上の実務経験を有する者 ※看護系又は養護教諭養成の短期大学(専攻科含む), 専修学校, 各種学校等を卒業・修了し, 大学を卒業した者と同等以上の学力があると認められた者。				
試験科目	英語	小論	専門	面接	※a看護学一般　b専門領域選択科目　面接は口述試験
			○※	○	
試験日程	〈試験日〉7/30 〈事前面談申込期間〉出願資格審査申請者：6/10～6/24, 上記以外の者：7/22～8/5　※出願者全員要事前面談 〈出願資格審査期間〉7/11～7/15(「大3」「個別審査」) 〈出願期間〉8/17～8/30				
実　績 志願者→合格者	H21：16→11　H22：15→12　H23：15→12 H24：15→11				
学　費	入学金：県内者226,000円　県外者338,000円 授業料：357,200円				
独自の奨学金制度	なし				

国立 岐阜 編入 修士

資格 学部(1年次入学)
看, 保(選), 助, 養一

岐阜大学

■問合せ先 〒501-1194 岐阜市柳戸1-1
☎058-293-3217(医学部看護学科学務係)

■最寄駅 JR東海道本線・高山線「岐阜駅」 名鉄名古屋本線・各務原線「名鉄岐阜駅」

編入

医学部看護学科

◆ 平成25年度編入学者が取得できる資格

保健師	助産師	養護教諭一種
○※	×	×

※平成24年度1年次入学者から選抜による選択制になり,編入生は保健師課程を履修できない場合がある。

◆ 教育目標

以下の能力を備えた人材育成。1)人権と生命の尊厳に対する敬愛,豊かな感性と倫理観の修得。2)総合的・全人的に人間を理解する能力。3)自主性と創造力をもち,主体的に判断・実践できる問題解決能力。4)看護専門職として,科学的知識・技術を修得し,それを探求していくことができる能力。5)看護の役割を認識し,ケアチームの一員として活躍できる能力。6)国際的な視野と地域医療への貢献を視野に入れた看護を発展できる能力。

◆ カリキュラムその他の特徴

医学科との合同講義設置。専門分野では,自学自習を中心とした問題解決型の少人数教育を取り入れ,問題解決能力,コミュニケーション能力や実践能力を養う。統合分野では,さらに視野を広げるための科目を学ぶ。

◆ 編入生への対応/単位認定方法・認定単位数

編入生用ガイダンス実施。認定済み授業も希望があれば聴講可。出身校での履修科目内容を1科目ずつ確認して認定。平均認定単位数は80~89単位。

● 編入学試験情報(平成24年度)〈H23年4月~H24年3月〉

募集人員	10名(3年次)				
出願資格	短大	専門	看護系のみ。※修業年限3年。		
	○※	3年以上			
試験科目	英語	小論	専門	面接	*辞書持込不可
	○*	○	○	○	
試験日程	〈試験日〉8/22~8/26 〈出願期間〉9/17				
実 績 志願者→合格者	H21:50→12 H22:24→0 H23:35→10 H24:27→0				
学 費	入学料:282,000円 授業料:535,800円				
独自の奨学金制度	なし				

大学院

医学系研究科看護学専攻(修士課程)

◆ 平成24年度選抜制度・取得できる資格

一般	社会人	個別審査	専門看護師	保健師	助産師
○	×	○	×	×	×

◆ 教育目標

1)看護学教育及び実践看護学に関する問題を研究課題とし,看護研究を継続していける基礎的研究能力をもった人材を育成。2)あらゆる人々の健康と福祉の充実を目指した実践科学としての看護学を探究し,高度な看護実践能力を有する人材を育成。3)看護学における理論と応用を教育・研究し,看護学分野における教育者として活躍できる人材を育成。4)看護専門職としてリーダー的役割を担い,保健医療福祉の変化に対し変革的に行動する指導者となりうる人材を育成。

◆ 教育研究領域(分野)

看護学教育(継続看護学教育),実践看護学(母子看護学,成人看護学,地域健康援助学)

◆ 有職者への対応

長期履修制度あり。昼夜開講制。

● 入学試験情報(平成24年度)〈H23年4月~H24年3月〉

募集人員	8名			
出願資格	学士	大3	専4	短大・専3(2)等
	○		○	個別審査※
	※看護師,保健師又は助産師の資格を有し,3年(実質)以上の実務経験があること(見込可),研究テーマを持ち,意欲的に学ぶ姿勢があること。			
試験科目	英語	小論	専門	面接	*辞書持込可
	○*		○	○	
試験日程	〈試験日〉9/16 〈出願資格審査期間〉8/16~8/19(個別審査) 〈出願期間〉9/1~9/7			
実 績 志願者→合格者	H21:16→11 H22:10→7 H23:8→7 H24:9→6			
学 費	入学料:282,000円 授業料:535,800円			
独自の奨学金制度	なし			

国立 静岡 編入 専攻科 修士

資格
- 学部（1年次入学）: 看, 保
- 専攻科: 助
- 修士: 専

浜松医科大学

■問合せ先　〒431-3192　浜松市東区半田山1-20-1
☎053-435-2205（入試課入学試験係）
■最寄駅　JR東海道本線浜松駅

静岡県／編入・専攻科・大学院／国立

編入

医学部看護学科

◆ 平成25年度編入学者が取得できる資格

保健師	助産師	養護教諭一種	※専攻科で取得。
未定	※	×	

◆ 教育目標

医療の高度化・専門化に対応できる看護，地域社会に根ざしたきめ細かい看護，社会の健康づくりに貢献できる看護など，社会が求める多様な看護ニーズに対応できる看護実践能力を備えた看護専門職を育てる。

◆ カリキュラムその他の特徴

大学敷地内に附属病院がある。

◆ 編入生への対応／単位認定方法・認定単位数

出身校での履修科目を1科目ずつ確認して認定。

● 編入学試験情報（平成24年度〈H23年4月～H24年3月〉）

募集人員	10名（3年次）		
出願資格	短大	専門	看護系のみ。進学課程（2・3年制）を修了して正看護師になった者も可。
	○	2年以上	
試験科目	英語	小論	専門　面接
	○		○　　○
試験日程	〈試験日〉9/23　〈出願期間〉8/29～9/2		
実　績 志願者→合格者	H21：37→10　H22：23→10　H23：18→10 H24：26→11		
学　費	入学料：282,000円　授業料：535,800円		
独自の奨学金制度	あり		

専攻科　助産学専攻科

● 入学試験情報（平成24年度〈H23年4月～H24年3月〉）

募集人員	16名		
出願資格	学士	専4	看護師資格を有するか看護師国家試験受験資格（見込み含む）のある女子。
	○	○	
試験科目	英語	小論	専門　面接
			○　　○
試験日程	〈試験日〉9/23　〈出願期間〉8/29～9/2		
実　績 志願者→合格者	H21：21→12　H22：51→17　H23：75→18 H24：60→18		
学　費	入学料：169,200円　授業料：535,800円		
独自の奨学金制度	あり		

大学院

医学系研究科看護学専攻（修士課程）

◆ 平成24年度選抜制度・取得できる資格

一般	社会人	個別審査	専門看護師	保健師	助産師
○	○	○	◎	×	×

◆ 教育目標・カリキュラムその他の特徴

看護学の基礎能力を基盤に特定の分野において高度の看護実践能力を持ち，専門性と倫理観に基づくケアを提供・研究できる高度専門職業人としての看護職の育成。現在臨床の場で活躍している看護師や保健師等も気軽に学ぶことができる。カリキュラムは各自の希望や目標に合わせて自由に組み立てられる。

◆ 教育研究領域

健康科学，基礎看護学，成人看護学，老人看護学※，母性看護学，小児看護学，精神看護学，地域看護学
※急性・重症看護のCNSコースに対応した高度看護実践コースを含む。

◆ 有職者への対応

昼夜開講制と長期履修制度を導入。

● 入学試験情報（平成24年度〈H23年4月～H24年3月〉）

募集人員	16名※社会人特別選抜含む			
出願資格	学士	大3	専4	短大・専3(2)等
	○	審査	○	個別審査
社会人	一般選抜の出願資格のいずれかに該当する人で看護師，保健師又は助産師の免許を有し，平成24年3月現在で3年以上の看護関連業務の実務を有する人。			
試験科目	英語	小論	専門	面接 社会人は小論・口述。
		○	○	○（口述）
試験日程	〈試験日〉9/2　〈出願資格審査期間〉7/7まで（「個別審査」） 〈出願期間〉7/19～7/28			
実　績 志願者→合格者	H21：4（16）→4（13）　H22：3（14）→3（14） H23：2（15）→2（14）　H24：1（15）→1（15） ※（　）は社会人で外数。			
学　費	入学料：282,000円　授業料：535,800円			
独自の奨学金制度	なし			

静岡県立大学

公立 静岡 編入 修士

資格：学部（1年次入学）／修士　看, 保(選), 助

■問合せ先　〒422-8526　静岡市駿河区谷田52-1
☎054-264-5007（学生部入試室）

■最寄駅　静岡駅よりJR東海道本線草薙駅下車

編入

看護学部看護学科

◆ 平成25年度編入学者が取得できる資格

保健師	助産師	養護教諭一種	※大学院に移行
検討中	×※	×	

◆ 教育目標

次の能力を養う。
①生命の尊厳を基盤とし，人間を身体的，心理的，社会的存在として総合的に理解できる能力。②根拠に基づいた系統的な知識を状況に応じて適用し，論理的かつ批判的に判断する能力。③看護実践に必要な専門的知識，技術及び姿勢を修得し，個人および集団の健康上の課題を適切に解決する能力。④対象者とその家族，地域住民と看護専門職としての関係を積極的に形成し，発展させる能力。⑤保健医療福祉チームの一員として，対象者とその家族，地域住民および他の専門職と協働できる能力。⑥看護専門職としての高い倫理観を持ち，時代・社会の変化に対応するために，常に自己研鑽につとめ，看護専門職の担うべき役割を主体的に追究することができる能力。⑦国際的視野を持ち，国際社会の中で保健医療福祉分野の交流や協力ができる基礎能力。

◆ カリキュラムその他の特徴

他学部の学生とともに学ぶ「全学共通科目」，看護学部独自の「学部基礎科目」，看護の専門性を学ぶ「専門教育科目」から構成。

◆ 編入生への対応・単位認定方法・認定単位数

3年課程・2年課程により分け，一定単位を認定。

● 編入学試験情報（平成24年度）〈H23年4月～H24年3月〉

募集人員	10名（3年次）				
出願資格	短大	専門	看護系のみ。進学課程（2年・3年制）修了者も受験可。		
	○	2年以上			
試験科目	英語	小論	専門	面接	※基礎科目・専門科目
			○※	○	
試験日程	〈試験日〉9/22　〈出願期間〉8/22～8/26				
実績 志願者→合格者	H21：81→15　H22：51→15　H23：44→15 H24：47→12				
学費	入学料：366,000円（県内者：141,000円） 授業料：535,800円				
独自の奨学金制度	あり				

大学院

看護学研究科（修士課程）

◆ 平成24年度選抜制度・取得できる資格

一般	社会人	個別審査	専門看護師	保健師	助産師
○	○	○	×	×	○

◆ 教育目標

①豊かな人間性と見識をもった看護専門職の育成。②生命諸科学と連携し，看護科学の高度な専門知識や技術を修得した人材の育成。③看護科学の発展に寄与する，研究や人材開発能力を修得した人材の育成。④国際保健の分野を含め，広く社会のニーズに的確に対応できる人材の育成。

◆ 教育研究分野

保健・医療システム学，看護管理学，看護技術学，地域看護学，成人・老人看護学（慢性看護学，急性看護学，がん看護学），助産学，小児看護学，精神看護学

◆ カリキュラムその他の特徴

研究法などの共通科目，様々な看護学に関する看護学共通科目と，他学部と連携した他領域連携科目，そして，専門分野に関連した専門科目がある。

● 入学試験情報（平成24年度）〈H23年4月～H24年3月〉

募集人員	1次：16名　2次：若干名（社会人特別選抜若干名含む）			
出願資格	学士	大3	専4	短大・専3(2)等
	○	審査	○	個別審査
社会人	一般選抜の出願資格のいずれかに該当し，次のいずれかに該当する者。①実務経験3年以上②官公庁，企業，研究機関等に勤務し，勤務しながらの就学について許可を得ている者③その他学長が特に認める者			
試験科目	英語	小論	専門	面接
			○	○
試験日程	〈試験日〉1次：9/1　2次：3/3 〈出願資格審査期間〉1次：6/24～6/30　2次：12/16～12/22 （受験資格「学士」は除く） 〈出願期間〉1次：7/29～8/4　2次：1/26～2/1			
実績 志願者→合格者	H21：5（3）→5（2）　　H22：2（8）→2（6） H23：11（3）→6（1）　H24：9（6）→6（6） ※（ ）は社会人で外数。			
学費	入学料：366,000円（県内者：141,000円） 授業料：535,800円			
独自の奨学金制度	なし			

| 私立 | 静岡 | 編入 | 専攻科 | 博士前期 | 博士後期 |

資格	学部（1年次入学）	学士・短期大学学士	専攻科	博士前期
	看, 保, 養一(選)	看, 保, 養一(選)	助	専

聖隷クリストファー大学

■問合せ先　〒433-8558　浜松市北区三方原町3453
　　　　　☎053-439-1401（入試広報センター）

■最寄駅　JR浜松駅よりバス

編入

看護学部看護学科

◆ 平成25年度編入学者が取得できる資格

保健師	助産師	養護教諭一種
○	×	×

◆ 教育目標・カリキュラムその他の特徴

「建学の精神を生かした人間教育」及び「看護実践能力育成のための教育」が目標。その教育目標に沿って効果的な教育課程の展開を図るため、授業科目は「教育基礎領域」「専門基礎領域」「看護専門領域」の3領域に区分されている。質の高い臨地実習病院、SP（模擬患者）セッション、卒業生ネットワーク等が充実している。

● 編入学試験情報（平成24年度）〈H23年4月～H24年3月〉

募集人員	5名（3年次）			
出願資格	短大	専門	看護系のみ。	
	○	2年以上		
試験科目	英語	小論	専門	面接
	○		○	○
試験日程	〈試験日〉10/1　〈出願期間〉9/12～9/23			
実　績 志願者→合格者	H21：10→5　H22：3→3　H23：6→3 H24：2→1			
学　費	入学手続時納入金：200,000円　春セメスター：771,250円　初年度納入金：1,542,500円（入学金除く）			
独自の奨学金制度	あり			
〈備考〉　別途1年次からの学士・短大学士入試（大学や短大の看護以外の課程を卒業後、あらためて看護学を志す方のための入試で1年次から専門基礎科目を学ぶ）実施。				

専攻科　助産学専攻科

● 入学試験情報（平成24年度）〈H23年4月～H24年3月〉

募集人員	一般入試13名（※学内推薦入学者を含む）　社会人特別入試（若干名）			
出願資格	学士	専4	〈一般〉看護師免許を有する者または看護師国家試験受験資格（見込み）のある者〈社会人〉看護師免許を有し、出願時に1年以上の看護職歴を有する者。	
	○	○		
試験科目	英語	小論	専門	面接
		○※1	○※2	○
	※1：社会人のみ　※2：一般のみ			
試験日程	〈試験日〉10/1　〈出願期間〉9/12～9/23			
実　績 志願者→合格者	H21：25→15　H22：26（2）→20（1）　H23：34（3）→20（1）　H24：26（4）→17（3） ※（　）は社会人で内数。学内推薦含む。			
学　費	入学手続時納入金：250,000円　年合計：1,296,000円			
独自の奨学金制度	あり			
〈備考〉　助産師の他に受胎調整実施指導員申請資格取得可。				

大学院

看護学研究科看護学専攻（博士前期課程）

◆ 平成24年度選抜制度・取得できる資格

一般	社会人	個別審査	専門看護師	保健師	助産師
○	×	○	がん 老 慢 急 小	×	×

◆ 教育目標

1. 高い倫理観と高度な専門性を備えた看護専門職者を目指す。2. 臨地に根ざす看護の問題意識を持ち現場を改革しようとする。3. 人々のニーズに対応して保健医療福祉の多職種と連携しチームアプローチを目指す。4. 高度な専門性を有し実践力を備えた専門看護師を目指す。

◆ 教育専門分野（領域）

環境支援看護学（基礎看護学・看護管理学）、生活支援看護学（地域看護学・老年看護学*）、療養支援看護学（慢性看護学*・急性期看護学*・がん看護学*）、家族支援看護学（ウィメンズヘルス看護学・助産学・小児看護学*）
※*印はCNSコースを設けている。

◆ カリキュラムその他の特徴

修士論文作成を主とする論文コースと専門看護師をめざすCNSコースに大別され、全体は共通科目、基礎科目、専門科目から構成。

◆ 有職者への対応

平日の夜間、土曜日の授業を中心に開講。科目により遠隔授業、研究指導は時間割の空き時間、夏期、冬期、春期の長期休業期間中にも行う。長期在学コースあり。

● 入学試験情報（平成24年度）〈H23年4月～H24年3月〉

募集人員	10名（外国人留学生選抜含む）			
出願資格	学士	大3	専4	短大・専3(2)等
	○		○	個別審査
試験科目	英語	小論	専門	面接
	○*	○	○	○
	*辞書（電子辞書含む）持込可			
試験日程	〈試験日〉秋季：9/24　春季：1/28 〈出願資格審査期間〉秋季：6/20～6/27　春季：10/21～11/28（個別審査） 〈出願期間〉秋季：8/29～9/5　春季：12/19～1/6			
実　績 志願者→合格者	H21：8→7　H22：秋季2→2　春季4→4 H23：秋季：2→2　春季：4→4　H24：秋季：0→0　春季5→5			
学　費	入学手続時納入金：300,000円　春セメスター：524,000円 初年度納入金：1,048,000円（入学金除く）			
独自の奨学金制度	なし			

名古屋大学

国立 愛知／編入・博士前期・博士後期

資格：学部(1年次入学) 看, 保(選), 助(選)／博士前期 専

■問合せ先　〒461-8673　名古屋市東区大幸南1-1-20
☎052-719-1518・1519・1598
（医学部（保健学科）教務学生掛）

■最寄駅　JR中央線名鉄瀬戸線大曾根駅，地下鉄名城線ナゴヤドーム前矢田駅・砂田橋駅

編入

医学部保健学科看護学専攻

◆ 平成25年度編入学者が取得できる資格

保健師	助産師	養護教諭一種	※選抜試験あり（選択制）
○	○※	×	

◆ 教育目標
人間の尊厳を基盤においた全人的看護を実践する看護専門職者を育成し，人々の健康に貢献すること。将来の教育者・研究者としての資質を育成し，看護学の発展に寄与することを目指して教育している。

◆ カリキュラムその他の特徴
医学部保健学科内に5つの専攻を有しており，学部生の時から将来の多くの職種の学生達と学ぶ機会を通してチーム医療の基盤を培うことができる。学内のシミュレーション機器も充実している。

◆ 編入生への対応／単位認定方法・認定単位数
認定済みの授業についても希望があれば聴講を認める。他学部や他専攻の授業も希望があれば履修を認める。

● 編入学試験情報（平成24年度）〈H23年4月～H24年3月〉

募集人員	10名（3年次）				
出願資格	短大	専門	看護関係学科修了（見込）者。進学課程（2・3年制）修了者も受験可。		
	○	2年以上			
試験科目	英語	小論	専門	面接	※看護学
	○	○※	○		
試験日程	〈試験日〉8/22　〈出願期間〉7/19～7/22				
実　績 志願者→合格者	H21：53→10　H22：41→10　H23：43→10　H24：36→11				
学　費	入学料：282,000円　　授業料：535,800円				
独自の奨学金制度	なし				

大学院

医学系研究科看護学専攻（博士前期課程）

◆ 平成24年度選抜制度・取得できる資格

一般	社会人	個別審査	専門看護師	保健師	助産師
○	○	○	がん 小	×	×

◆ 教育目標
専門看護師をはじめとする高度専門家の認定制度も視野に入れた高度専門職業人の育成，なかでも「がん看護」等の高度な専門性を目指す看護者の育成並びに将来の教育・研究者としての資質の育成を図ることを目的とする。

◆ 教育研究分野（領域）
基礎・臨床看護学（基礎看護学・慢性期看護学・急性期看護学・精神看護学・老年看護学）
健康発達看護学（母性看護学・小児看護学・地域看護学）

◆ カリキュラムその他の特徴
専攻を越えて，トータルヘルスプランナー養成コースを有している。少子高齢社会を包括的に支える健康増進モデルを開発・推進する人材育成を目的として学内認定制度を実施。

◆ 有職者への対応
夜間講座設置。土曜日に講座を多く設置。

● 入学試験情報（平成24年度）〈H23年4月～H24年3月〉

募集人員	18名（社会人特別選抜含む）				
出願資格	学士	大3	専4	短大・専3(2)等	
	○	審査	○	個別審査	
社会人	上記出願資格のいずれかに該当する者で，医療・保健・福祉施設，教育研究機関，官公庁，企業等において，2年以上（平成24年4月現在）の専門的な実務経験（通算可）を有し，入学後もその身分を継続する者。				
試験科目	英語	小論	専門	面接	*辞書持込不可　専門は志望研究分野の研究領域科目を1科目受験
	○*		○	○	
試験日程	〈試験日〉8/23　〈出願資格審査期間〉7/4～7/7（「大3」「個別審査」）　〈出願期間〉7/25～7/29				
実　績 志願者→合格者	H21：13（12）→8（10）　H22：15（11）→12（6）　H23：8（10）→8（8）　H24：12（4）→12（4）　※（ ）は社会人で外数。				
学　費	入学料：282,000円　　授業料：535,800円				
独自の奨学金制度	なし				

愛知県立大学

公立 / 愛知 / 博士前期 / 博士後期
資格：学部（1年次入学）看, 保(選) ／ 修士 助, 専

- ■問合せ先　〒463-8502　名古屋市守山区大字上志段味字東谷
  ☎052-736-1401（守山キャンパス部学務課）
- ■最寄駅　JR中央本線・愛知環状鉄道高蔵寺駅

大学院

看護学研究科看護学専攻（博士前期課程）

◆ 平成24年度選抜制度・取得できる資格

一般	社会人	個別審査	専門看護師	保健師	助産師
○	○	○	がん 家族 老人 精神	×	○

◆ 教育研究専門分野（研究分野）

看護基礎科学（基礎生体科学，基礎健康科学），総合看護学（基礎看護学，看護教育学，看護管理学），臨床看護学（成人慢性期看護学，成人急性期看護学，小児看護学），広域看護学（地域看護学，老年看護学，精神看護学），ウィメンズヘルス・助産学（ウィメンズヘルス・助産学）

※専門看護師コース（がん看護，家族看護，老人看護，精神看護の教育課程），認定看護管理者コース（看護管理学分野）あり。助産学高度実践コース（ウィメンズヘルス・助産学分野）で選択科目の履修により助産師国家試験受験資格を得ることができる。

◆ 教育目標・カリキュラムその他の特徴

優れた看護学研究者，看護学教育者を育成するとともに，高度な専門知識と実践力を備え，看護実践の指導的役割を担うことができる人材を育成する。

◆ 有職者への対応

土曜日に多く講座を設置している。長期履修制度を設けている。

● 入学試験情報（平成24年度〈H23年4月～H24年3月〉）

募集人員	21名（社会人特別選抜若干名含む）			
出願資格	学士	大3	専4	短大・専3(2)等
	○	審査	○	個別審査
	ウィメンズヘルス・助産学研究分野志望者は看護師免許を有する，又は国家試験受験資格を有する者。			
社会人	上記の出願資格を有する者で，看護師，保健師又は助産師の免許を有し，看護関係業務の実務経験10年以上の者。			
試験科目	英語	小論	専門	面接
	○※1	○※2	○	○
	※1：一般選抜のみ，※2：社会人特別選抜のみ			
試験日程	〈試験日〉12/10　〈出願資格審査期間〉10/14まで（「大3」「個別審査」）　〈出願期間〉11/4～11/11			
実績　志願者→合格者	H21：21 (11) →15 (5)　H22：19 (9) →15 (6)　H23：20 (9) →15 (6)　H24：36 (12) →22 (7)　※( ) は社会人で外数。			
学費	入学料：282,000円　授業料：535,800円			
独自の奨学金制度	なし			

名古屋市立大学

公立 / 愛知 / 博士前期 / 博士後期
資格：学部（1年次入学）看, 保(選) ／ 博士前期 専

- ■問合せ先　〒467-8601　名古屋市瑞穂区瑞穂町字川澄1番地
  ☎052-853-8021（事務局学生課大学院入試担当）
- ■最寄駅　地下鉄桜通線桜山駅

大学院

看護学研究科看護学専攻（博士前期課程）

◆ 平成24年度選抜制度・取得できる資格

一般	社会人	個別審査	専門看護師	保健師	助産師
○	×	○	急 精	×	○

※精神看護は平成24年度より。

◆ 教育目標

臨地における問題や課題に積極的に取り組む研究・実践能力を養う。

◆ 教育研究領域

〈看護学領域〉性生殖看護学，成育保健看護学，クリティカルケア看護学，高齢者看護学，感染予防看護学，精神保健看護学，地域保健看護学・感染疫学　※専門看護師教育コース「クリティカルケア看護」「精神看護」あり。
〈助産学領域〉修士論文コース，実践コース；助産師国家試験受験資格取得コース（昼間開講），実践コース；アドバンスコース

◆ カリキュラムその他の特徴

授業は，教育研究分野科目と専攻支持科目群から構成。

◆ 有職者への対応

長期履修制度あり。夜間・必要により土曜日にも開講。

● 入学試験情報（平成24年度〈H23年4月～H24年3月〉）

募集人員	1回：24名（看護学領域12名，助産学領域12名）　2回：若干名 ※2回目は看護学領域のみ社会人（性生殖，クリティカルケア除く）			
出願資格	学士	大3	専4	短大・専3(2)等
	○		○	個別審査
	助産学領域修士論文コース又は実践コース（アドバンスコース）を希望する者は，助産師免許（見込含む）を有すること。実践コース（資格取得コース）を希望する者は看護師免許又は看護師国家試験受験資格を有すること。			
試験科目	英語	小論	専門	面接
		○※		○
	※志望研究分野に関連するテーマ。問題の一部に英文を含む。辞書持込可。			
試験日程	〈試験日〉1回：10/8　2回：1/28　〈出願資格審査期間〉1回：8/29～9/2　2回：11/7～11/11（個別審査）　〈出願期間〉1回：9/20～9/26　2回：12/12～12/16			
実績　志願者→合格者	H21：看15→11　助17→11　H22：看22→13　助20→11　H23：看20→11　助22→12　H24：看14→11　助14→12　※看は看護学領域，助は助産学領域。			
学費	入学料：332,000円（名古屋市住民等：232,000円）　授業料：535,800円			
独自の奨学金制度	なし			

私立 愛知　編入* 修士
※H25看護学部編入学募集なし。

資格　学部（1年次入学）｜修士
看，保(選) ｜ 専

愛知医科大学

■問合せ先　〒480-1195　愛知郡長久手町大字岩作字雁又1番地1
☎0561-62-3311（代）
（学務課大学院係）

■最寄駅　地下鉄東山線藤が丘駅から本学スクールバス（無料）

編入

看護学部看護学科

◆ 平成25年度編入学者が取得できる資格

保健師	助産師	養護教諭一種	平成25年度は編入学募集なし

◆ 教育目標
（1）良識ある社会人として，思いやりのある豊かな人間性を培う。（2）人間としての尊厳と権利を擁護する人材を育成。（3）多様な背景をもつ人々と信頼関係を築き，看護専門職としてのケアリング能力とヘルスプロモーションの能力を育成。（4）社会の要請に対応できる専門的知識・技術に基づき，倫理的判断力とクリティカルシンキングに支えられた実践能力を育成。（5）看護専門職者としての自律性を育むとともに，諸専門領域の人々との協働者及び調整者としての能力を養う。（6）あらゆる人々の生活の質の向上を目指して，国際性を育み，地域社会の保健政策に貢献する人材を育成。（7）生涯学習に主体的に取り組み，実践科学である看護学の発展に貢献しうる人材を育成。

◆ カリキュラムその他の特徴
「教養科目群」，「専門基礎科目群」，「看護学専門科目群」により構成。

◆ 編入生への対応／単位認定方法・認定単位数
出身校での履修科目を1科目ずつ確認して認定。本学部の特色を損わない範囲で認定を行う。認定済みの授業についても希望があれば聴講を認める。

● 編入学試験情報（平成24年度）〈H23年4月～H24年3月〉

募集人員	若干名（3年次）				
出願資格	短大	専門	看護系のみで3年課程のみ。		
	○	3年以上			
試験科目	英語	小論	専門	面接	*辞書持込可
	○*	○	○	○	
試験日程	〈試験日〉9/25　〈出願期間〉9/1～9/16				
実　績 志願者→合格者	H21：11→2　H22：10→3　H23：10→3 H24：6→1				
学　費	入学手続時納入金：1,170,000円　初年度納入金：1,670,000円				
独自の奨学金制度	教育ローンあり				

〈備考〉愛知医科大学看護実践研究センター設置で，認定看護師教育課程あり。

大学院

看護学研究科（修士課程）

◆ 平成24年度選抜制度・取得できる資格

一般	社会人	個別審査	専門看護師	保健師	助産師
○	○	○	急，感	×	×

◆ 教育研究分野（領域）
基礎看護学（看護管理学，感染看護学（注1）），実践看護学（母子看護学（注2），救急・災害看護学，成人・慢性看護学，急性・重症者看護学，精神看護学，老年看護学，地域看護学（注3））

※（注1）H24年度募集なし。（注2）H24年度は「母性」のみ募集。（注3）H24年度1次のみ。

◆ カリキュラムその他の特徴
共通科目，専門科目，専門看護師教育課程（CNSコース〈感染症看護，急性・重症患者看護〉），各分野専門家による特別講義，国内外の大学との交流等充実している。

◆ 有職者への対応
特例希望者は，夜間その他特定の時間又は時期に指導を受けられる。

● 入学試験情報（平成24年度）〈H23年4月～H24年3月〉

募集人員	1次：10名　2次：6名程度（ともに社会人若干名含む）			
出願資格	学士	大3	専4	短大・専3(2)等
	○	審査	○	個別審査
社会人	上記出願資格のいずれかに該当し，看護師，保健師又は助産師の資格を有し，平成24年4月1日現在で24歳に達し，3年以上の看護関連業務の実務経験を有する者。			
試験科目	英語	小論	専門	面接　*辞書持込可
	○*	○	○	○　社会人は英語・小論文・面接
試験日程	〈試験日〉1次：9/25　2次：2/29 〈出願資格審査期間〉1次：8/3～8/18　2次：1/10～1/25（個別審査） 〈出願期間〉1次：9/1～9/16　2次：2/7～2/20			
実　績 志願者→合格者	H21：2 (13) →2 (8)　2次：0 (6) →0 (2) H22：2 (10) →1 (6)　2次：0 (3) →0 (1) H23：1 (12) →1 (7)　2次：0 (5) →0 (5) H24：1 (6) →0 (4)　2次：0 (2) →0 (0) ※（ ）は社会人で外数。			
学　費	入学手続時納入金：600,000円　初年度納入金：900,000円			
独自の奨学金制度	教育ローンあり			

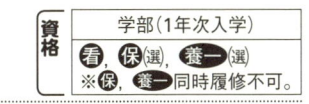

私立 愛知 修士

資格 学部（1年次入学）
看◯, 保選, 養一選
※保, 養一同時履修不可。

中部大学

- ■問合せ先　〒487-8501　春日井市松本町1200
　☎0568-51-5541（広報部入試課）
- ■最寄駅　JR中央本線神領駅, 愛知環状鉄道高蔵寺駅

大学院

生命健康科学研究科看護学専攻（修士課程）

◆ 平成24年度選抜制度・取得できる資格

一般	社会人	個別審査	専門看護師	保健師	助産師
◯	◯	◯	×	×	×

◆ 教育目標
科学的根拠に基づく予防とQOLを視野に入れた高い専門性と幅広い総合力を備えた看護師を育成する。

◆ 教育研究領域
総合看護学領域（看護教育, 看護管理）, 生活支援看護学領域（成人看護, 老年看護, 地域保健, 在宅看護, 精神看護）, 発達看護学領域（健全な母性の発達とQOLの向上, 家族の健康）

◆ カリキュラムその他の特徴
各領域では,「EBM/EBNを生み出すための基礎を養いたい」「専門領域の臨床看護師として指導的役割を担いたい」など, 一人ひとりの目的に合わせてカリキュラムを組んでいる。また, 総合看護学領域では, 看護医療の組織を牽引する指導的なマネジメント能力を身につけた看護管理者になる道もある。

● 入学試験情報（平成24年度）〈H23年4月〜H24年3月〉

募集人員	6名（社会人含む）				
出願資格	学士	大3	専4	短大・専3(2)等	
	◯		◯	個別審査	
社会人	上記出願資格のいずれかに該当し, 入学時において, 社会人として1年以上の実務経験を有する者。				
試験科目	英語	小論	専門	面接	＊辞書持込可。英検準1級以上, TOEFL500点以上, TOEIC600点以上の者は英語免除。社会人は専門・面接。
	◯＊		◯	◯	
試験日程	〈試験日〉10月試験：10/1　2月試験：2/18 〈出願資格審査期間〉10月試験, 2月試験ともに出願開始日の2週間前までに要問合せ。（個別審査） 〈出願期間〉10月試験：8/30〜9/7　2月試験：1/10〜1/18				
実　績 志願者→合格者	H23：2（3）→2（1）　H24：0（2）→0（2） ※（ ）は社会人で外数。H23開設。				
学　費	入学手続時納入金：526,750円 初年度納入金：951,750円（左記はH24年度でH25年度は870,000円）				
独自の奨学金制度	なし				
〈備考〉授業補助員（ティーチングアシスタント）制度採用, 手当支給。養護教諭専修免許状取得可（入学前に一種免許状取得者のみ）。					

私立 愛知 修士

資格 学部（1年次入学）
看◯, 保選

豊橋創造大学

- ■問合せ先　〒440-8511　豊橋市牛川町松20-1
　☎050-2017-2100（入試広報センター）
- ■最寄駅　JR豊橋駅よりバス

大学院

健康科学研究科健康科学専攻（修士課程）

◆ 平成24年度選抜制度・取得できる資格

一般	社会人	個別審査	専門看護師	保健師	助産師
◯	◯	◯	×	×	×

◆ 教育目標
看護学領域における多角的視点を有する指導的人材, 地域住民の課題解決に取り組む専門職業人を養成する。

◆ 教育研究領域
看護学領域：健康増進看護学, 家族支援看護学

◆ カリキュラムその他の特徴
リハビリテーション学と看護学を複合的に修学。健康長寿社会に向けて「家族支援看護学」「健康増進看護学」を配置。

◆ 有職者への対応
昼夜開講制, 長期履修生制度あり。

● 入学試験情報（平成24年度）〈H23年4月〜H24年3月〉

募集人員	6名（専攻計）				
出願資格	学士	大3	専4	短大・専3(2)等	
	◯	審査	◯	個別審査	
社会人	上記の出願資格のいずれかに該当し, 保健・医療・介護・福祉現場・教育研究機関, 官公庁, 企業などで3年以上の実務経験を有する者				
試験科目	英語	小論	専門	面接	社会人は小論文・面接・書類審査
	◯	◯		◯	
試験日程	〈試験日〉社会人一期・一般一期：9/5　社会人二期：11/30　社会人三期・一般二期：3/6 〈出願資格審査期間〉出願受付開始10日前まで 〈出願期間〉社会人一期・一般一期：8/8〜8/31　社会人二期：11/9〜11/25　社会人三期・一般二期：2/6〜2/23				
実　績 志願者→合格者	H22：0（6）→0（6）　H23：2（3）→2（3） H24：3（1）→3（1） ※（ ）は社会人で外数。別途内部推薦あり				
学　費	入学手続時納入金：670,000円 初年度納入金：1,150,000円　他に諸経費あり				
独自の奨学金制度	授業料減免制度あり				

愛知県 / 大学院 / 私立

私立 愛知 修士

資格: 学部（1年次入学） 看, 保(選) / 修士 専

日本赤十字豊田看護大学

■問合せ先 〒471-8565 豊田市白山町七曲12-33
　　　　　☎0565-36-5228（企画・地域交流課）
■最寄駅 名鉄豊田線三好ヶ丘駅

大学院

看護学研究科看護学専攻（修士課程）

◆ 平成24年度選抜制度・取得できる資格

一般	社会人	個別審査	専門看護師	保健師	助産師
○	×	○	精母	×	×

◆ 教育目標
保健・医療・福祉の現場で高度な専門性を発揮できる看護職者や看護管理者，看護学の発展に寄与する研究者の養成をめざす。

◆ コース，領域・分野
〈研究・教育者コース〉看護管理学，臨床実践看護学（成人急性期看護学，母性看護学，精神看護学），地域生活看護学
〈専門看護師（CNS）コース〉臨床実践看護学（母性看護学，精神看護学）

◆ カリキュラムその他の特徴
上記3領域5分野で構成。共通科目の充実。

◆ 有職者への対応
夜間講座・土曜日の講座，夏期・冬期の講座の設置。豊田キャンパスの他サテライトキャンパスを名古屋市内に設置。長期履修制度あり。

● 入学試験情報（平成24年度）〈H23年4月～H24年3月〉

募集人員	10名			
	学士	大3	専4	短大・専3(2)等
出願資格			○	個別審査※
	※3年課程の看護師学校養成所（各種学校を含む）卒で，看護師免許を取得し，看護師等として3年以上の勤務経験を有する者等具体的条件あり。			
試験科目	英語	小論	専門	面接	※小論文（5専攻領域から出題）
	○		○※	○	
試験日程	〈試験日〉9/17　〈出願資格審査期間〉8/1～9/5（個別審査）　〈出願期間〉8/29～9/12			
実　績 志願者→合格者	H22：8→8　　H23：12→11　　H24：7→7			
学　費	前期納入金：1,050,000円（4/27まで。入学金含む）初年度納入金：1,500,000円			
独自の奨学金制度	なし			

私立 愛知 修士

資格: 学部（1年次入学） 看, 保(選) / 修士 専

藤田保健衛生大学

■問合せ先 〒470-1192 豊明市沓掛町田楽ヶ窪1番地98
　　　　　☎0562-93-2504
　　　　　（保健学研究科入試係）
■最寄駅 名鉄名古屋線前後駅・市営地下鉄桜通線徳重駅からバス

大学院

保健学研究科保健学専攻看護学領域（修士課程）

◆ 平成24年度選抜制度・取得できる資格

一般	社会人	個別審査	専門看護師	保健師	助産師
○	○		小	×	×

◆ 教育目標
保健学の各領域における高度専門職業人，組織リーダー及び研究者・教育者を育成する。

◆ 教育研究分野
成人・老年看護学，急性期・周術期，地域看護学，看護管理学，精神保健看護学，小児看護学，母性看護学

◆ カリキュラムその他の特徴
・小児看護学分野は専門看護師（CNS）教育課程としての認定を受けている。
・平成24年度より急性期・周術期分野を開講，特定看護師（仮称）に匹敵する教育を行うことを目的としている。

◆ 有職者への対応
昼夜開講制。夜間や土・日曜日の授業，夏期休業期間の集中授業を行っている。長期履修学生制度あり。

● 入学試験情報（平成24年度）〈H23年4月～H24年3月〉

募集人員	16名（専攻計。社会人含む）			
	学士	大3	専4	短大・専3(2)等
	○			個別審査※
出願資格	※短大，高専，専修学校その他の卒業者で，保健師，助産師，看護師等（要項に規定あり）の免許を有し，入学時に3年以上の実務経験を有する者
・専門看護師教育課程希望者は，保健師，助産師，看護師のいずれかの免許を有し，3年以上の実務経験を有する者
・急性期・周術期分野の教育課程を希望する者は，看護師の免許を有し，5年以上の実務経験を有する者			
社会人	上記の出願資格のいずれかに該当し，保健師・助産師・看護師等（要項に規定あり）のいずれかの免許を有し，当該免許に関し入学時で3年以上の実務経験を有する者			
試験科目	英語	小論	専門	面接	＊辞書持込可　※口頭試問含む　社会人は英・小・面。
	○＊		○	○※	
試験日程	〈試験日〉1次：9/5　2次：2/27　〈出願資格審査期間〉1次：8/1～8/6　2次：1/25～1/30（個別審査）　〈出願期間〉1次：8/15～8/29　2次：2/7～2/20			
実　績 志願者→合格者	H23：11→11　　H24：71→70			
学　費	入学金：300,000円　　学納金年額：1,050,000円			
独自の奨学金制度	あり			

〈備考〉第1次募集で定員が充たされた場合第2次募集は行わない場合がある。

三重大学

国立 **三重** **編入** **修士**

資格: 学部(1年次入学), 修士
看, 保(選), 助(選), 専

■問合せ先 〒514-8507 三重県津市江戸橋2-174
☎059-231-5239
(編入:医学系研究科チーム(学務グループ看護学科担当) 大学院:医学部医学系研究科)

■最寄駅 JR紀勢本線・近鉄名古屋線「津駅」,近鉄名古屋線「江戸橋駅」

編入

医学部看護学科

◆ 平成25年度編入学者が取得できる資格

保健師	助産師	養護教諭一種	※1年次は平成24年度(編入生は平成26年度)より選抜制だが編入生は全員取得できる予定。
○※	×	×	

◆ 教育目標
豊かな人間性を備え,専門的に高い資質をもった看護職者の育成。

◆ カリキュラムその他の特徴
・倫理教育,教養教育,臨地技能教育,研究的思考教育を1年次から4年間で段階的に配置。
・日本の社会情勢から在宅ケアの重要性を認識,在宅看護実習を含めあらゆる方向からの在宅看護を学ぶ。
・特徴ある科目:国際看護学,災害看護学,ストレスと健康

◆ 編入生への対応/単位認定方法・認定単位数
専門学校・短大と共通する専門科目は一括認定。平均認定単位数は80~89単位程度。

● 編入学試験情報(平成24年度〈H23年4月~H24年3月〉)

募集人員	10名(3年次)			
出願資格	短大	専門	看護系のみ。	
	○	3年以上		
試験科目	英語	小論	専門	面接
	○	○	○	○
試験日程	〈試験日〉9/2 〈出願期間〉7/25~7/29			
実 績 志願者→合格者	H21:46→11 H22:34→10 H23:24→11 H24:25→13			
学 費	入学料:282,000円 授業料:535,800円			
独自の奨学金制度	なし			

大学院

医学系研究科看護学専攻(修士課程)

◆ 平成24年度選抜制度・取得できる資格

一般	社会人	個別審査	専門看護師	保健師	助産師
○	○	○	がん 老		

◆ 教育目標
①看護の理論を実践的に活用し,科学的探究方法としての看護研究法を身につけ,科学的・倫理的根拠に基づく看護が実践できる,高度な専門性を備えた看護専門職者 ②専門看護分野における理論や科学的探究方法,倫理観を備えて指導性を発揮できる高度看護実践指導者(専門看護師:CNS)を育成。

◆ 教育研究領域(分野)
基盤看護学(看護管理学,看護教育学,実践基礎看護学),実践看護学(がん看護学,成人看護学・母性看護・助産学,小児看護学,老年看護学),広域看護学(精神看護学,ストレス健康科学,地域看護学)

◆ 有職者への対応
長期履修制度あり。夜間に講座を設置。

● 入学試験情報(平成24年度〈H23年4月~H24年3月〉)

募集人員	16名(9月募集・1月募集合計)			
出願資格	学士	大3	専4	短大・専3(2)等
		審査	○	個別審査
社会人	一般選抜の出願資格のいずれかに該当し,看護師,保健師又は助産師の免許を有し,5年以上の実務経験を有する者。			
試験科目	英語	小論	専門	面接
	○*		○	○
	*辞書持込可 社会人は左記に加え小論文			
試験日程	〈試験日〉9月募集:9/23 1月募集:1/21 〈出願資格審査期間〉9月募集:8/16~8/18 1月募集:12/12~12/14(「大3」「個別審査」) 〈出願期間〉9月募集:9/12~9/16 1月募集:1/10~1/13			
実 績 志願者→合格者	H21:7(15)→5(13) H22:2(14)→2(10) H23:3(8)→3(8) H24:3(6)→3(6) ※( )は社会人で外数。			
学 費	入学料:282,000円 授業料:535,800円			
独自の奨学金制度	なし			

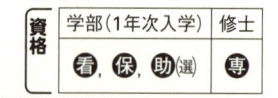

三重県立看護大学 (公立・三重・修士)

資格: 学部(1年次入学) 看, 保, 助(選), 専 / 修士 専

- ■問合せ先 〒514-0116 津市夢が丘1-1-1
- ☎059-233-5602（教務学生課入試担当）
- ■最寄駅 JR・近鉄津駅からバス

大学院

看護学研究科看護学専攻（修士課程）

◆ 平成24年度選抜制度・取得できる資格

一般	社会人	個別審査	専門看護師	保健師	助産師
○		○	襷※	×	×

※「母性」（予定）。

◆ 教育目標
多様な看護ニーズに応えうる高度専門職業人としての看護実践者の養成・看護の質の向上に寄与する看護管理者の養成・看護教育者，看護学研究者の養成

◆ 教育研究領域
5つの教育研究領域（人間情報系看護学・クリティカルケア系看護学・生活習慣系看護学・地域特性系看護学・社会機能系看護学）の1領域を主専攻領域として，専攻分野を選択する

◆ 有職者への対応
夜間その他休日も授業や研究指導を行うことが出来る。長期履修制度（3年）を設けている。

● 入学試験情報（平成24年度）〈H23年4月～H24年3月〉

募集人員	15名（H24 2次募集あり）			
出願資格	学士	大3	専4	短大・専3(2)等
	○	審査	○	個別審査※
	※看護師・保健師・助産師の何れかの資格を有する者で一定以上（規定あり）の実務経験を有する者			
試験科目	英語	小論	専門	面接 *辞書持込可
	○*		○	○
試験日程	〈試験日〉1次：9/3 2次：12/10 〈出願資格審査期間〉1次：7/11～7/15 2次：10/31～11/22（「大3」，「個別審査」） 〈出願期間〉1次：8/8～8/12 2次：11/16～11/22			
実績 志願者→合格者	H21：8→7 H22：7→7 H23：7→7 H24：7→5			
学費	入学料：376,000円（県内者：188,000円） 授業料：535,800円			
独自の奨学金制度	なし			

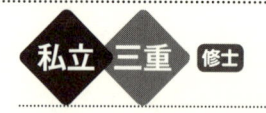

四日市看護医療大学 (私立・三重・修士)

資格: 学部(1年次入学) 看, 保(選), 助(選) ※保，助同時履修不可。/ 修士 専

- ■問合せ先 〒512-8045 四日市市萱生町1200
- ☎042-468-3200（入試広報室）
- ■最寄駅 JR富田駅又は近鉄電車近鉄富田駅下車後直通バス

大学院

看護学研究科看護学専攻（修士課程）

◆ 平成24年度選抜制度・取得できる資格

一般	社会人	個別審査	専門看護師	保健師	助産師
○			小 襷 急	×	×

◆ 教育目標・カリキュラムの特徴
生命の尊厳と深い人間理解に基づいた看護実践能力を培い，看護医療分野でリーダーシップを担う高度専門職業人並びに高度な専門知識を備えた教育・研究者を養成する。
下記3領域，2コースを設置。

◆ 教育研究領域（分野）
〈修士論文コース〉産業看護学領域（産業看護学，産業精神看護学），実践看護学領域（母子支援看護学，急性看護学，慢性看護学，老年看護学），基礎看護学領域（基礎看護学）
〈専門看護師（CNS）コース〉実践看護学領域（母子支援看護学〈小児看護〉，急性看護学〈急性・重症患者看護〉，慢性看護学〈慢性疾患看護〉）

◆ 有職者への対応
長期履修制度。昼夜開講，夏期休暇等を利用した集中講義。

● 入学試験情報（平成24年度）〈H23年4月～H24年3月〉

募集人員	10名			
出願資格	学士	大3	専4	短大・専3(2)等
	○		○	個別審査※
	専門看護師（CNS）コースは保健師，助産師又は看護師のいずれかの免許取得者。※看護師免許を取得し，看護師等として3年以上の勤務経験を有する等，具体的基準あり。			
社会人	上記出願資格のいずれかに該当する者で，保健師，助産師又は看護師のいずれかの免許を有し，「実務経験3年以上又は勤務をしながらの就学について当該勤務先の承認を得ている者。			
試験科目	英語	小論	専門	面接 *英和辞書1冊持込可。英語は一般と社会人で問題異なる。※必須「看護共通」の他，「志望分野指定科目」を選択。
	○*		○※	○
試験日程	〈試験日〉Ⅰ期：8/27 Ⅱ期：2/18 〈出願資格審査期間〉Ⅰ期：7/13～7/26 Ⅱ期：1/10～1/24（「個別審査」「社会人」） 〈出願期間〉Ⅰ期：8/17～8/22 Ⅱ期：2/1～2/13			
実績 志願者→合格者	H23：0（11）→0（10） H24：1（15）→0（10） ※平成23年度より開設。（ ）は社会人で外数。			
学費	入学手続時納入金：654,500円 初年度納入金：1,104,500円			
独自の奨学金制度	なし			

国立 滋賀 編入 修士

資格 学部(1年次入学)
看, 保(選), 助(選)

滋賀医科大学

■問合せ先 〒520-2192 大津市瀬田月輪町
☎077-548-2071
(学生課入試室入学試験係)

■最寄駅 JR東海道本線瀬田駅からバス

編入

医学部看護学科

◆ 平成25年度編入学者が取得できる資格

保健師	助産師	養護教諭一種	※1:平成26年度からは選択制。※2:編入後選抜。平成26年度から保・助同時履修不可。
○※1	○※2	×	

◆ 教育目標

(1) 課題探求,問題解決型学習を通して,適切な判断力と考察する能力を養う。(2) 豊かな教養を身につけ,医療人としての高い倫理観を養う。(3) コミュニケーション能力を持ち,チーム医療を実践する協調性を培う。(4) 参加型臨床(臨地)実習を通して,基本的な臨床能力を習得する。(5) 国際交流に参加しうる幅広い視野と能力を身につける。

◆ カリキュラムその他の特徴

広い視野を養い,チーム医療における他職種との連携を学習することを目的に,医学部医学科との合同授業科目,コミュニケーション能力を強化する科目,グローバルな国際社会の中で安定した看護活動を展開できる科目を配置。

◆ 編入生への対応/単位認定方法・認定単位数

認定単位数が少ない編入生のために,独自の授業科目を開講。出身校と共通する専門科目は一括認定。出身校での履修科目内容を1科目ずつ確認して認定。平均76単位以上。

● 編入学試験情報(平成24年度 〈H23年4月～H24年3月〉)

募集人員	10名(3年次)			
出願資格	短大	専門	看護系のみ。	
	○	2年以上		
試験科目	英語	小論	専門	面接
	○	○	○	○
試験日程	〈試験日〉9/8　〈出願期間〉8/1～8/10			
実績 志願者→合格者	H21：58→18　H22：56→19　H23：39→16　H24：29→13			
学費	入学料：282,000円　授業料：535,800円			
独自の奨学金制度	なし			

大学院

医学系研究科看護学専攻(修士課程)

◆ 平成24年度選抜制度・取得できる資格

一般	社会人	個別審査	専門看護師	保健師	助産師
○	×	○	×	×	×

◆ 教育目標・カリキュラムその他の特徴

高度な先進的看護ケアサービスを行う優れた看護ケアの専門家と教育者及び研究者を育成する。3つの研究領域において多彩な授業科目を設け,研究領域を越えて科目の選択が自由にできる。

◆ 教育研究領域

基礎看護学,臨床看護学,家族・地域看護学

※各領域に教育研究コースと高度専門職コースを設置。平成23年度秋季(10月)入学より基礎看護学研究領域の高度専門職コースに基礎看護学I「看護管理実践」を開設。

◆ 有職者への対応

夜間その他特定の時間又は時期に開講。長期履修制度あり。

● 入学試験情報(平成24年度 〈H23年4月～H24年3月〉)

募集人員	1次：16名　2次：14名			
出願資格	学士	大3	専4	短大・専3(2)等
	○	審査	○	個別審査
社会人	上記のいずれかに該当し,看護師,保健師又は助産師のいずれかの免許を有し出願時に就業している者で,入学時に3年以上の看護関連業務の実務経験を有する者。要在職期間証明書。別途社会人選抜はなく,試験は一般試験。			
試験科目 (コースにより異なる)	英語	小論	専門	面接
	○*	○	○	○
	*辞書又は電子辞書持込可。〈教育研究コース〉英語・専門・面接 〈高度専門職コース〉一般：専門・口述　看護管理実践：小論文・口述			
試験日程	〈試験日〉1次：9/1　2次：1/17　〈出願資格審査期間〉1次：7/19～7/22　2次：11/28～11/30(「大3」「個別審査」)　〈出願期間〉1次：8/1～8/10　2次：12/19～12/22			
実績 志願者→合格者	H21：17→15　H22：16→16　H23：15→14　H24：15→13			
学費	入学料：282,000円　授業料：535,800円			
独自の奨学金制度	なし			
〈備考〉	別途秋季(10月)入学試験あり。			

滋賀県

公立 滋賀 編入 修士

資格	学部（1年次入学）	修士
	看, 保(選), 助(選), ※保, 助同時履修不可。	専

滋賀県立大学

■問合せ先 〒522-8533　彦根市八坂町2500
☎0749-28-8216
（教務グループ）

■最寄駅　JR南彦根駅

編入

人間看護学部人間看護学科

◆ 平成25年度編入学者が取得できる資格

保健師	助産師	養護教諭一種	※1：平成26年度編入生より選抜制となり編入生は履修できない場合がある。※2：編入後選抜
○※1	○※2	○	

◆ 教育目標
人間学に基づく看護学を深く修得し専門職としての資質を高める。多面的な視野に立って、健康問題を解決できる看護実践の中核的な役割を果たす人を育てる。

◆ 学びのポイント
全学共通科目を通して豊かな人間性を養う。成長発達を軸として人間を総合的に理解し、看護の在り方を学ぶ、各学年の実習を通して理論と実践の統合を図り、科学的根拠に基づく技術力・応用力・判断力を養う。

◆ 編入生への対応／単位認定方法・認定単位数
編入生担当の教員を置いている。専門学校・短大と共通する専門科目は一括認定。平均認定単位数は70～79単位。

● 編入学試験情報（平成24年度）〈H23年4月～H24年3月〉

募集人員	20名（3年次。社会人特別選抜若干名を含む）				
出願資格	短大	専門	看護系のみ。		
	○	2年以上			
試験科目	英語	小論	専門	面接	*社会人特別選抜は英和辞書持込可。
	○*		○	○	
試験日程	〈試験日〉9/3　〈出願期間〉8/5～8/11				
実　績 志願者→合格者	H21：93→44　H22：68→39　H23：63→35 H24：73→37				
学　費	入学料：423,000円（県内者：282,000円） 授業料：535,800円				
独自の奨学金制度	なし				

〈備考〉 平成25年度より編入学募集人員を10名に変更予定。社会人特別選抜は一般選抜の出願資格のいずれかに該当し、保健師、助産師又は看護師として3年以上の実務経験を有し、出願期間の初日の1年前から引き続き滋賀県内で保健師、助産師または看護師として勤務している者。

大学院

人間看護学研究科人間看護学専攻（修士課程）

◆ 平成24年度選抜制度・取得できる資格

一般	社会人	個別審査	専門看護師	保健師	助産師
○	○	○	○慢	×	×

◆ 教育目標
多様なニーズを持って生きる人々をより深く理解し、看護職固有の専門性をより高度で広く実践的・開発的に展開していくことができる主体的・独創的な看護職者を育成する。

◆ 教育研究分野（領域）
基盤看護学分野（専門基礎，基礎看護学，精神看護学，地域看護学），生涯健康看護学分野（母性看護学，小児看護学，成人看護学，老年看護学）
〈CNS（専門看護師）コース〉慢性疾患看護学分野成人看護学領域

◆ 有職者への対応
長期履修制度あり。夜間に講座を設置。

● 入学試験情報（平成24年度）〈H23年4月～H24年3月〉

募集人員	12名（社会人含む）				
出願資格	学士	大3	専4	短大・専3(2)等	
	○	審査	○	個別審査	
社会人	一般選抜の出願資格を満たし、2年以上の看護実務経験を有し、所属する施設，機関等の長が責任を持って推薦する者。				
試験科目	英語	小論	専門	面接	*社会人は英和辞書持込み可。
	○*		○	○	
試験日程	〈試験日〉11/8　〈出願資格審査期間〉9/22まで（「大3」「個別審査」） 〈出願期間〉10/11～10/18				
実　績 志願者→合格者	H21：2（3）→2（3）　H22：3（6）→1（5） H23：3（8）→2（7）　H24：4（7）→3（5） ※（　）は社会人で外数。				
学　費	入学料：423,000円（県内者：282,000円） 授業料：535,800円				
独自の奨学金制度	なし				

〈備考〉 平成25年度より募集人員を8名に変更予定。

京都大学

国立 京都 編入 修士 博士後期

資格: 学部(1年次入学) 看, 保(選) / 修士 専, 助

■問合せ先 〒606-8507 京都市左京区聖護院川原町53
☎075-751-3906・3907
（編入:医学部人間健康科学科教務担当　大学院:医学研究科教務・学生支援室（人間健康科学系専攻担当））

■最寄駅 JR近鉄「京都駅」，阪急「河原町駅」，地下鉄烏丸線「烏丸今出川駅」「烏丸丸田町駅」，地下鉄東西線「東山駅」，京阪「神宮丸太山駅」

編入

医学部人間健康科学科看護学専攻

◆ 平成25年度編入学者が取得できる資格

保健師	助産師	養護教諭一種	※平成24年度1年次入学者より選抜制。25年度編入生未定。
未定※	×	×	

◆ 教育目標
生命に対する尊厳を基盤とした深い人間愛と高い倫理性を備え，対象となる人々の生きる力を引き出し，自立を助け，身体的・精神的・社会的側面から全人的なケアを行うことのできる能力を養う。

◆ カリキュラムその他の特徴
早期から看護学専攻，検査技術科学専攻，理学療法学専攻，作業療法学専攻の個々の専門領域への興味と理解を深めるとともに，これら全専攻の学生が合同で学ぶ融合型授業により，チーム医療に不可欠な他職種への理解を深める。

◆ 編入生への対応／単位認定法・認定単位数
個人の履修状況に応じ，既習得単位の認定を行い，本学科の卒業認定に必要な全学共通科目（外国語科目を含む）及び専門基礎科目並びに専門科目の不足分の単位を2年間で修得するよう個別の履修計画を作成し，これに従い教育を行う。

● 編入学試験情報（平成24年度）〈H23年4月～H24年3月〉

募集人員	17名（人間健康科学科合計・3年次）				
出願資格	短大 ○	専門 3年以上	修業年限3年以上の看護系のみ。		
試験科目	英語 ○	小論 ○	専門 ○	面接 ○	
試験日程	〈試験日〉8/19　〈出願期間〉7/15～7/21				
実　績 志願者→合格者	H21：23→0　H22：非公表　H23：非公表　H24：非公表				
学　費	入学料：282,000円　授業料：535,800円				
独自の奨学金制度	非公表				

大学院

医学研究科人間健康科学系専攻 看護科学コース（修士課程）

◆ 平成24年度選抜制度・取得できる資格

一般	社会人	個別審査	専門看護師	保健師	助産師
○	○	○	○ がん 感	×	○

◆ 教育目標・カリキュラムポリシー
高度先進医療を推し進め，新しい科学「人間健康科学」を提唱。目標とする「健康」を理論的に体系化し，そしてこれを実現するための方法の確立と実践を目指す。このような理念の基に，望ましい医療を確実に患者さんへ届けられる高い臨床能力と豊かな人間性を備えた医療専門職を育成し，基礎と臨床の融合，及び異なる領域との連携など京都大学の知材を活用して新たな展開を担う教育・研究者を育成。

◆ 教育研究講座
看護基礎科学・臨床看護学・家族看護学・地域看護学・専門看護師課程（がん看護学・感染看護学）

◆ 有職者への対応
同一授業カリキュラム。

● 入学試験情報（平成24年度）〈H23年4月～H24年3月〉

募集人員	39名（検査技術科学・リハビリテーション科学と社会人含む） 10名（家族看護学講座〈高度実践助産学系〉。社会人含む）				
出願資格	学士 ○	大3 ○	専4 ○	短大・専3(2)等 個別審査	
	家族看護学講座・母性看護・助産学分野（高度実践助産学系）志願者は，看護師免許を有する女子とする。 研究分野によっては，2年以上の臨床経験を有することが望ましい。				
社会人	一般選抜の出願資格を満たし，5年以上の実務経験を有する者。				
試験科目	英語 ○*	小論 ○	専門 ○	面接 ○	*英和辞書持込可
試験日程	〈試験日〉8/23　〈出願資格審査期間〉6/28までに提出（「大3」「個別審査」）　〈出願期間〉7/25～7/28				
実　績	非公表				
学　費	入学料：282,000円　授業料：535,800円				
独自の奨学金制度	非公表				

京都府立医科大学

公立 京都 修士
資格 学部(1年次入学): 看, 保(選), 助(選) ※保, 助同時不可。 修士: 専

■問合せ先 〒602-8566　京都市上京区河原町通広小路上ル梶井町465
☎075-251-5167(学生部学生課入試担当)
■最寄駅　JR京都駅、阪急電鉄河原町駅、京阪電鉄三条駅より市バスで「府立医大病院前」下車、京阪電鉄神宮丸太町駅または出町柳駅下車

大学院

保健看護研究科保健看護専攻(修士課程)

◆ 平成24年度選抜制度・取得できる資格

一般	社会人	個別審査	専門看護師	保健師	助産師
○	×	○	がん	×※	×※

◆ 教育目標
①保健看護・医療・福祉領域において健康増進支援の指導的役割を担うことができる実践能力及びマネジメント能力②健康回復に向けての高度な保健看護実践能力③保健看護教育の向上と学術研究の推進に必要な教育・研究の能力、以上の3分野における能力を身につけた高度専門職者を育成。

◆ 教育研究領域
健康増進と看護支援(応用健康科学、保健看護情報科学、老年看護学、地域看護学、母性看護学)、健康回復と看護支援(臨床健康科学、基礎看護学、成人看護学、精神看護学、小児看護学、がん看護学)

◆ 有職者への対応
個別状況に沿えるような授業・研究指導を行うよう配慮している。

● 入学試験情報(平成24年度)〈H23年4月〜H24年3月〉

募集人員	8名(社会人としての入学生含む)			
出願資格	学士	大3	専4	短大・専3(2)等
	○	審査※	○	個別審査※
	※原則として実務経験は3年程度あること。			
試験科目	英語	小論	専門	面接
			○	○
試験日程	〈試験日〉8/29 〈出願資格審査期間〉6/1〜7/7 (「大3」「個別審査」) 〈研究領域等についての事前相談〉6/1〜7/29 (全出願者) 〈出願期間〉7/25〜7/29			
実　績 志願者→合格者	H21:18→8　H22:20→8　H23:19→11 H24:18→13			
学　費	入学料:282,000円　授業料:535,800円			
独自の奨学金制度	なし			

京都橘大学

私立 京都 修士
資格 学部(1年次入学): 看, 保, 助(選), 養一 修士: 専

■問合せ先 〒607-8175　京都市山科区大宅山田町34
☎075-574-4116(入学課)
■最寄駅　地下鉄東西線椥辻(なぎつじ)駅

大学院

看護学研究科看護学専攻(修士課程)

◆ 平成24年度選抜制度・取得できる資格

一般	社会人	個別審査	専門看護師	保健師	助産師
○	×	○	老 母	×	×

◆ 教育目標・カリキュラムの特徴
研究コースは、本学大学院を修了後、教育・研究・実践に携わる研究者や病院等で看護管理者や指導的役割を担う人材を育成。専門看護師コースは、専門看護師の資格取得をめざし、病院や福祉施設における臨地実習を重視したカリキュラムを編成。

◆ 教育研究領域
研究コース(基礎看護学、成人看護学、老年看護学、精神看護学、母性看護学、小児看護学、地域看護学、国際看護学、看護管理学、看護教育学)
専門看護師コース(老年看護学、母性看護学)

◆ 有職者への対応
土曜日や平日6講時(18:00〜19:30)にも授業を行うとともに、一定期間の集中的な開講や教育・研究指導などを実施。また、病院等の臨床のキャリアを継続しながら通学できるように、標準修業年限(2年)と3年間の長期履修制度との選択制度も導入している。

● 入学試験情報(平成24年度)〈H23年4月〜H24年3月〉

募集人員	10名(第Ⅰ期:5名、第Ⅱ期:5名)			
出願資格	学士	大3	専4	短大・専3(2)等
	○	審査	○	個別審査
	保健師、助産師、看護師のいずれかの資格を有する者(見込を含む)			
試験科目	英語	小論	専門	面接
	○*		○	○※
	*辞書持込可　※志望する専攻および研究テーマに関する内容			
試験日程	〈試験日〉第Ⅰ期:10/15　第Ⅱ期:2/18 〈出願資格審査期間〉第Ⅰ期:7/13〜7/20　第Ⅱ期:11/30〜12/7 (個別審査) 〈出願期間〉第Ⅰ期:9/20〜9/26　第Ⅱ期:1/13〜1/19			
実　績 志願者→合格者	H21:6(1)→4(1)　H22:4(3)→1(2) H23:7(3)→7(3)　H24:5(3)→4(2) ※( )は専門看護師コースで外数。			
学　費	入学手続時納入金:700,000円 初年度納入金:1,150,000円			
独自の奨学金制度	あり			
〈備考〉	養護教諭一種免許状を取得している者は専修免許取得可能。			

明治国際医療大学

私立 京都 編入
資格：学部（1年次入学）看, 保(選), 助(選)

- ■問合せ先　〒629-0392　京都府南丹市日吉町保野田
  ☎0771-72-1188（入試事務室）
- ■最寄駅　JR桂川駅→阪急桂駅→境谷大橋（京都エミナース前）→明治国際医療大学

編入

看護学部看護学科

◆ 平成25年度編入学者が取得できる資格

保健師	助産師	養護教諭一種	※助産師は平成24年開設のため、3年次編入生は平成26年度編入学生から適用する。
○	×	×	

◆ 教育目標
東西両医学のエッセンスをベースとした，高度で幅広い知識と技術そして，豊かな人間性と柔軟な視野をもった，人々に貢献できる看護職者の育成を目指している。

◆ カリキュラムその他の特徴
キャンパス内にある附属病院は，東西医学の「補完」を実践する画期的な医療機関。最新設備を備えた環境での実習を通じ，学生たちは日々現代医学の診療現場に触れ，医師との連携，医療人としての姿勢を学ぶことができる。

◆ 編入生への対応／単位認定方法・認定単位数
出身校での履修科目内容を1科目ずつ確認して認定。各年度毎の平均単位数は，平成21年：71.3，平成22年：69，平成23年：81.4単位。総平均単位数73単位。

● 編入学試験情報（平成24年度〈H23年4月〜H24年3月〉）

募集人員	10名（3年次）			
出願資格	短大 ○	専門 2年以上	看護系のみ。	
試験科目	英語	小論	専門 ○	面接 ○
試験日程	〈試験日〉12/11　〈出願期間〉11/21〜12/2			
実績 志願者→合格者	H21：非公表　H22：5→3　H23：5→5　H24：5→4			
学費	入学手続時納入金：975,000円　初年度納入金：1,800,000円			
独自の奨学金制度	あり			

藍野大学

私立 大阪 編入
資格：学部（1年次入学）看, 保(選), 養一, 高

- ■問合せ先　〒567-0012　茨木市東太田4-5-4
  ☎072-627-1766（入試センター）
- ■最寄駅　JR京都線摂津富田駅より徒歩約15分またはスクールバス5分

編入

医療保健学部看護学科

◆ 平成25年度編入学者が取得できる資格

保健師	助産師	養護教諭一種	平成24年度入学生より保健師課程は選抜制となり編入生は履修できない。
×	×	×	

◆ 教育目標
科学的根拠に基づく看護の専門的能力を養い，看護の対象となる人間を総合的に理解する能力を身につけ，看護実践の応用力と問題解決能力を備えた人材の育成。

◆ カリキュラムその他の特徴
1. 患者さんを中心としたチームケアを学ぶ。2. 臨床実習は隣接の藍野病院を中心に展開。3. 卒業研究あり（選択科目）。

◆ 編入生への対応／単位認定方法・認定単位数
編入生担当の教員がいる。認定済みの単位についても希望があれば聴講を認める。平均認定単位数は62単位（2年制卒業者）もしくは82単位（3年制卒業者）。

● 編入学試験情報（平成24年度〈H23年4月〜H24年3月〉）

募集人員	5名（3年次）			
出願資格	短大 ○	専門 2年以上	看護系出身で本学を専願とする者。	
試験科目	英語	小論 ○	専門 ○	面接 ○
試験日程	〈試験日〉2/19　〈出願期間〉1/16〜2/10			
実績 志願者→合格者	H21：13→9　H22：11→8　H23：7→6　H24：5月中旬公表			
学費	入学金：300,000円　授業料：1,150,000円　その他：550,000円　授業料は前期・後期分納可。			
独自の奨学金制度	なし			
〈備考〉	募集人員は今後変更予定あり。			

国立 大阪	編入	博士前期	博士後期		資格	学部（1年次入学）	博士前期
						看 保(選) 助(選) 養一 ※保,助同時履修不可。	専

大阪大学

■問合せ先　〒565-0871　吹田市山田丘1-7
　☎06-6879-2511～2513
　（医学部保健学科事務室教務係）

■最寄駅　大阪モノレール阪大病院前駅

編入

医学部保健学科看護学専攻

◆ 平成25年度編入学者が取得できる資格

保健師	助産師	養護教諭一種	※選抜制,同時不可。
○※	○※	○	

＊受胎調節実施指導員も取得可。

◆ 教育目標（保健学科）

社会的要請に応えるため、看護学、放射線技術科学、検査技術科学の理論と実践を科学的に追求し、高度の専門知識・技術を総合的に教育・研究。わが国におけるこれら分野の知的拠点として、学問的進歩を先導し、その中核を担う指導的人材を養成。国際的にもライフサイエンスの一大情報発進基地として発展しつつある大阪大学において、他の学部・学科とともにその一翼を担い、人類全体の健康と福祉の増進を目的として豊かなヒューマニズムにもとづいた国際的指導性、コーディネーション能力、コミュニケーション能力を有する人材を養成。

◆ カリキュラムその他の特徴

基礎看護学、母性看護学、小児看護学、成人看護学、精神看護学、老年看護学、地域看護学領域で臨地実習あり。附属病院や保健所、老人保健施設、助産所で実習。

◆ 編入生への対応／単位認定方法・認定単位数

個人の履修状況に応じ、既修単位の認定を行う。不足分単位を2年間で修得するよう個別の履修計画を作成し、これに従い教育を行う。

● 編入学試験情報（平成24年度〈H23年4月～H24年3月〉）

募集人員	約10名（3年次）				
出願資格	短大	専門	看護関係学科出身。		
	○	2年以上			
試験科目	英語	小論	専門	面接	
	○	○	○	○	
試験日程	〈試験日〉8/19　〈出願期間〉7/15～7/22				
実　績 志願者→合格者	H21：61→10　H22：43→10　H23：49→9 H24：41→4 ※H23は保健学科（3専攻）合計。				
学　費	入学料：282,000円　　授業料：535,800円				
独自の奨学金制度	なし				

大学院

医学系研究科保健学専攻統合保健看護科学分野（博士前期課程）

◆ 平成24年度選抜制度・取得できる資格

一般	社会人	個別審査	専門看護師	保健師	助産師
○	○※	○	がん	×	×

※がん看護高度実践看護師コースは一般選抜のみ。

◆ 教育目標・カリキュラムの特徴

保健学専攻博士前期課程は、医学の進歩、医療技術の進歩、医療のニーズの変化に対応しつつ、大阪大学各学部・研究所、特に医学部医学科、保健学科に蓄積された教育・研究資源を活用し、21世紀に活躍する広い視野をもつ保健医療人を養成することを目的とする。特に現在、社会的ニーズの高い、教育研究機関における教育・研究者及び高度看護実践指導者さらに、保健医療福祉の場における組織リーダーと医療技術科学者の養成に重点を置く。また、医療の進歩は日進月歩であることから、社会人にも門戸を開き、ブラッシュアップ教育の一翼を担う。

◆ 教育研究領域

看護実践開発科学、生命育成看護科学、総合ヘルスプロモーション科学、がん看護高度実践看護師コース

● 入学試験情報（平成24年度〈H23年4月～H24年3月〉）

募集人員	保健学専攻65名（社会人特別選抜による若干名含む）				
出願資格	学士	大3	専4	短大・専3(2)等	
	○	個別審査		個別審査※	
	※2年制短大・高専卒業者は実務経験2年以上。3年制短大卒業者は実務経験1年以上等具体的期間あり。				
社会人	上記出願資格のいずれかに該当する者で、平成24年4月で医療・保健・福祉施設、教育研究機関、官公庁、企業等において5年以上の実務経験を有する者。試験科目は一般選抜と同じ。				
試験科目	英語	小論	専門	面接	＊英和辞書貸与
	○＊			○	
試験日程	〈試験日〉8/26　〈出願資格審査期間〉6/20～6/22（「大3」「個別審査」）〈出願期間〉8/3, 8/4				
実　績	非公表				
学　費	入学料：282,000円　　授業料：535,800円				
独自の奨学金制度	なし				

大阪市立大学

公立 大阪 ｜ 編入※ 博士前期 博士後期 ｜ 資格 ｜ 学部(1年次入学) ｜ 博士前期
※H25より看護学科編入・学士編入中止
看, 保(選) ｜ 専

■問合せ先 〒545-0051 大阪市阿倍野区旭町1-5-17
☎052-853-8021（医学部看護学科事務室）
■最寄駅 JR・地下鉄天王寺駅 近鉄南大阪線大阪阿倍野橋駅

大学院

看護学研究科看護学専攻（博士前期課程）

◆ 平成24年度選抜制度・取得できる資格

一般	社会人	個別審査	専門看護師	保健師	助産師
○	○	○	老	×	×

◆ 教育目標・カリキュラムその他の特徴

看護学教育の伝統である「変わらざる"慈愛の光"ともし継ぎて」の精神のもと，高度な看護実践者並びに教育者，研究者を育成し，地域及び国際社会に貢献する。医学研究科・医学部や医学部附属病院が近くにあり，教育・研究環境が整っている。

◆ 教育研究分野（領域）

〈修士論文コース〉生活看護学分野（基礎看護学，地域看護学，老年看護学，在宅看護学），臨床看護学分野（急性看護学，感染・慢性看護学，精神看護学，母性看護学，成育看護学）
〈CNS（専門看護師）コース〉老年看護学（生活看護学分野老年看護学領域に開設）

◆ 有職者への対応

長期履修制度あり。

● 入学試験情報（平成24年度）〈H23年4月～H24年3月〉

募集人員	10名（社会人特別選抜若干名含む）			
出願資格	学士	大3	専4	短大・専3(2)等
	○	審査	○	個別審査※
	※看護系を卒業又は修了し，保健師，助産師又は看護師のいずれかの免許を取得のうえ看護職として一定年数以上の実務経験を有する者が対象。			
社会人	上記「学士」「専4」該当者で，保健師，助産師又は看護師のいずれかの免許を取得のうえ，看護職として通算3年以上の実務経験を有する者。			
試験科目	英語	小論	専門	面接
	○*		○	○
	*英和・和英辞書持込可 面接は口述試験。社会人は英語・口述試験。			
試験日程	〈試験日〉8/27 〈出願資格審査期間〉8/2まで（「大3」「個別審査」） 〈事前相談〉8/2まで（全出願者） 〈出願期間〉8/15～8/18			
実 績 志願者→合格者	H21：13（3）→12（3）　H22：22（0）→13（0） H23：8（2）→7（2）　H24：15（5）→6（5） ※（ ）は社会人で外数。			
学 費	入学料：342,000円（大阪市住民およびその子：222,000円） 授業料：535,800円			
独自の奨学金制度	なし			

大阪府立大学

公立 大阪 ｜ 博士前期 博士後期 ｜ 資格 ｜ 学類(1年次入学) ｜ 博士前期
看, 保(選), 助(選), 養一(選) ｜ 専

■問合せ先 〒583-8555 羽曳野市はびきの3-7-30
☎072-950-2117（羽曳野キャンパス事務所学生グループ）
■最寄駅 阿部野橋駅から近鉄南大阪線藤井寺駅または古市駅→近鉄バスで府立医療センターまたは大阪府立大学羽曳野キャンパス下車

大学院

看護学研究科看護学専攻（博士前期課程）

◆ 平成24年度選抜制度・取得できる資格

一般	社会人	個別審査	専門看護師	保健師	助産師
○	×	○	母 小 家 地 精 老 在 急 慢 がん 感	×	×

◆ 教育目標

人間の存在と生命の尊厳について深く理解し，広い視野に立って精深なる学識を修め，専門分野における教育研究能力，あるいは高度に専門的な実戦能力を有する人材を育成する。

◆ 教育研究領域（分野）

人・環境支援看護学（看護技術学，看護情報学，看護管理学，看護教育学），家族支援看護学（母性看護学*，小児看護学*，家族看護学*），生活支援看護学（地域看護学*，精神看護学*，老年看護学*，在宅看護学*），療養支援看護学（急性看護学*，慢性看護学*，がん看護学*，感染看護学*）
*印は専門看護師（CNS）コースを併設。

◆ カリキュラムその他の特徴

基礎知識と専門性を深めるための充実したカリキュラムを準備しており，特にCNSコースは11分野全てを開設している。

◆ 有職者への対応

長期履修制度を併設（看護情報学，看護管理学，地域看護学，精神看護学，老年看護学）

● 入学試験情報（平成24年度）〈H23年4月～H24年3月〉

募集人員	26名			
出願資格	学士	大3	専4	短大・専3(2)等
	○	審査		個別審査
試験科目	英語	小論	専門	面接
	○*		○	○
	*辞書持込可			
試験日程	〈試験日〉8/20 〈出願資格審査期間〉7/8まで（「大3」「個別審査」） 〈出願期間〉7/27～8/3			
実 績 志願者→合格者	H21：53→31　H22：40→30　H23：40→29 H24：30→24			
学 費	入学料：382,000円（大阪府内：282,000円） 授業料：535,800円			
独自の奨学金制度	なし			

関西医療大学

私立 大阪 編入

資格：学部（1年次入学） 看, 保(選)

- ■問合せ先 〒590-0482 泉南郡熊取町若葉2-11-1
  ☎072-453-8251（入試広報室）
- ■最寄駅 JR阪和線・関西空港線熊取駅よりバス／南海本線・空港線泉佐野駅よりバス

編入

保健看護学部保健看護学科

◆ 平成25年度編入学者が取得できる資格

保健師	助産師	養護教諭一種	※未定
※	×	×	

◆ 教育目標

高度化・複雑化する医療の現場で，自ら考え，行動できるスキルを修得するとともに，社会に役立つ実践能力を修得する。

◆ カリキュラムその他の特徴

高いコミュニケーション能力の修得，東洋医学との連携，臨床教育の重視。
授業内容にあわせて多目的にスタイルを変えられる実習室など，実技教育を支えるための環境整備につとめている。

● 編入学試験情報（平成24年度〈H23年4月～H24年3月〉）

募集人員	8名（3年次）			
出願資格	短大 ○※	専門 3年以上	看護師の免許を有する（見込）者。※3年課程	
試験科目	英語	小論 ○	専門 ○	面接 ○
試験日程	〈試験日〉12/4　〈出願期間〉11/15～11/25			
実績 志願者→合格者	H23：0→0　　H24：7→5　　※H23より実施。			
学費	入学金：300,000円　　授業料（年額）：1,600,000円			
独自の奨学金制度	あり			

甲南女子大学

私立 兵庫 編入※ 修士 ※H25より看護学科編入中止。

資格：学部（1年次入学） 看, 保(選), 助(選), 養一 ※保, 助同時履修不可。

修士 専（予定）

- ■問合せ先 〒658-0001 神戸市東灘区森北町6-2-23
  ☎078-431-0499（入試課）
- ■最寄駅 JR摂津本山駅甲南山手駅・阪急電車岡本駅

大学院

看護学研究科看護学専攻（修士課程）

◆ 平成24年度選抜制度・取得できる資格

一般	社会人	個別審査	専門看護師 がん 老 地 （予定）	保健師	助産師
○	○	○		×	×

◆ 教育目標・カリキュラムその他の特徴

・質の高い高度な実践を支える教育・研究者及び指導者の育成。
・特定の専門看護分野で活躍できる専門看護師の育成。

◆ 教育研究分野

看護実践学分野，女性健康看護学分野，がん看護学分野，老年看護学分野，地域看護学分野
・がん，老年，地域看護学はCNS認定を視野に入れて編成。

◆ 有職者への対応

長期履修制度あり。

● 入学試験情報（平成24年度〈H23年4月～H24年3月〉）

募集人員	5名				
出願資格		学士 ○	大3	専4 ○	短大・専3(2)等 個別審査
	保健師・助産師・看護師のいずれかの資格を取得（見込）者				
社会人	上記の出願資格のいずれかに該当し，保健師・助産師・看護師のいずれかの資格を取得後，受験時点において通算3年以上看護職として業務に携わった経験を有する者。				
試験科目	英語	小論		専門	面接
	○※1	○			○※2
	※1：英文読解含む。本学が準備した英和辞書の使用を認める　※2：口述試験				
試験日程	〈試験日〉2/18　〈出願資格審査期間〉12/22まで　〈出願期間〉1/30～2/3				
実績 志願者→合格者	H24：0（12）→0（8）　※H24開設。（　）は社会人で外数。				
学費	入学金：200,000円　　授業料：500,000円　施設充実費：200,000円　※その他実習費等が必要な場合がある。				
独自の奨学金制度	あり				

国立 兵庫 編入 博士前期 博士後期

資格	学部(1年次入学)	博士前期
	看	専

神戸大学

■問合せ先 〒654-0142 神戸市須磨区友が丘7-10-2
　☎078-796-4504(医学部保健学科教務学生係)

■最寄駅　神戸市営地下鉄「名谷駅」

編入

医学部保健学科看護学専攻

◆ 平成25年度編入学者が取得できる資格

保健師	助産師	養護教諭一種	※編入後選抜。保健師・助産師とも平成26年度編入から取得不可で平成28年度から大学院に移行(予定)。
○	○※	×	

◆ 教育目標
1. 個人・家族・地域・国際社会を対象とし、ヘルスプロモーションをめざした看護を展開できる、2. 科学的・論理的思考をもち、創造的探究心にもとづいた看護実践ができる、3. 保健医療チームにおいて協働し、看護の独自性が発揮できる、4. 研究の成果を看護実践に活用でき、研究への志向性をもつことができる、5. 看護専門職者として生涯にわたり成長し続けることができる、以上の人材を育成。

◆ カリキュラムその他の特徴
IPW概論、国際・災害保健設置。

◆ 編入生への対応／単位認定方法・認定単位数
編入生担当の教員がいる。共通専門科目、語学・一般教養は一括認定。認定単位数は90単位以上。

● 編入学試験情報(平成24年度)〈H23年4月〜H24年3月〉

募集人員	10名(3年次)			
出願資格	短大	専門	看護学科を卒業・修了(見込)者。進学課程(2・3年制)修了者で正看護師取得者、正看護師取得だが出身校がすでになくなってしまい、専門士の資格がない者も可。	
	○	2年以上		
試験科目	英語	小論	専門	面接
	○*		○	○
	*辞書1冊持込可			
試験日程	〈試験日〉8/19　〈出願期間〉7/19〜7/22			
実　績 志願者→合格者	H21:54→14　H22:43→10　H23:44→5　H24:30→4			
学　費	入学料:282,000円　授業料:535,800円			
独自の奨学金制度	なし			

大学院

保健学研究科保健学専攻看護学領域
(博士課程前期課程)

◆ 平成24年度選抜制度・取得できる資格

一般	社会人	個別審査	専門看護師	保健師	助産師
○	○	○	家	×※	×※

※保健師・助産師は平成28年度入学からの予定。

◆ 教育目標
幅広い教養、豊かな人間性と倫理性を共通基盤として、①総合保健医療を確立するために必要な独創性と創造性を備えた研究者、②豊富な臨床経験とリサーチマインド、統率・管理能力を備えた高度医療専門職者、③臨床能力、研究能力、教育能力を備えた大学教員、④コミュニケーション能力や多文化理解能力を備え、国際保健を推進する高度医療専門職者を養成すること

◆ 教育研究分野
看護実践開発学、在宅看護学、家族看護学(CNSコース含む)、母性看護学

◆ カリキュラムその他の特徴
「ひと」「生活」「環境」「ウェルビーイングwell-being」を理解することを中核として編成している。

◆ 有職者への対応
長期履修制度。夜間日土曜は開講講座設置。

● 入学試験情報(平成24年度)〈H23年4月〜H24年3月〉

募集人員	56名(保健学専攻5領域合計、社会人特別入試・外国人特別入試の者若干名含む)			
出願資格	学士	大3	専4	短大・専3(2)等
	○	個別審査	○	個別審査※
	※22歳以上で要5年以上の実務研究。			
社会人	入学時に社会人経験を5年以上有し、上記出願資格のいずれかに該当する者。			
試験科目	英語	小論	専門	面接
	○	○※	○※	○
	(辞書1冊持込可)	(社会人のみ)	(一般のみ)	
	※志望分野対応(看護実践開発学、在宅看護学、家族看護学(CNSコース含む)、母性看護学)から1。社会人は英・小・面。			
試験日程	〈試験日〉8/26　〈出願資格審査出願期間〉6/28〜7/1(「個別審査」)。〈出願期間〉7/19〜7/22			
実　績 志願者→合格者	H21:43(21)→39(14)　H22:43(31)→39(17)　H23:69(34)→49(16)　H24:52(15)→50(12)　※保健学研究科全体の数。( )は社会人で外数。			
学　費	入学料:282,000円　授業料:535,800円			
独自の奨学金制度	なし			

公立 兵庫 編入 専攻科 博士前期 博士後期

資格
学部(1年次入学)	専攻科	博士前期
看, 保(選)	助	専

神戸市看護大学

■問合せ先　〒651-2103　神戸市西区学園西町3-4
　　　　　☎078-794-8080(総務課)

■最寄駅　市営地下鉄西神・山手線学園都市駅

編入

看護学部看護学科

◆ 平成25年度編入学者が取得できる資格

保健師	助産師	養護教諭一種	※平成24年1年次入学者(編入生は26年度)より選択制となる。
○※	×	×	

◆ 教育目標・カリキュラムその他の特徴

人間を全体としてとらえる力や倫理的態度，看護実践能力を育て，地域社会の保健・医療・福祉に貢献できる看護専門職を養成。教養科目と専門科目の融合をはかり，段階的な看護学実習を進めることができるカリキュラムを編成。

◆ 編入生への対応・単位認定方法・認定単位数

編入生のみ選択可能な特別科目を設置。専門学校・短大と共通する専門科目は一括認定。平均認定単位数は80~89単位。

● 編入学試験情報(平成24年度)〈H23年4月~H24年3月〉

募集人員	一般選抜：5名(うち市内優先枠1名以内) 社会人特別選抜：5名(うち市内優先枠1名以内)				
出願資格	短大	専門	看護系のみ。		
	○	2年以上			
試験科目	英語	小論	専門	面接	※看護の専門的知識を問う内容を含む。
	○	○※		○	
試験日程	〈試験日〉9/2　〈出願期間〉8/4~8/11				
実　績 志願者→合格者	H21：68(34)→32(19)　H22：67(33)→36(19) H23：64(37)→34(19)　H24：35(8)→11(5)				
学　費	入学料：423,000円(神戸市住民：282,000円) 授業料：535,800円				
独自の奨学金制度	なし				

〈備考〉別途社会人特別選抜実施で，出願時に常勤の看護職(看護師・保健師・助産師)として同一の医療機関等に2年以上継続して就業した経験を有する者。※助産学専攻科あり

専攻科　助産学専攻科

● 入学試験情報(平成24年度)〈H23年4月~H24年3月〉

募集人員	15名(市内優先枠5名含む)				
出願資格	学士	専4	看護師免許取得者，看護師国家試験受験資格取得(見込)者。入学時に看護師国家試験に合格していること。※市内優先枠の出願資格は募集要項等参照。		
	○	○			
試験科目	英語	小論	専門	面接	※英文による出題を含む。英和辞書1冊持込可。
	○	○	○※	○	
試験日程	〈試験日〉10/15　〈出願期間〉9/26~9/30				
実　績 志願者→合格者	H21：76→15　H22：57→15　H23：57→15 H24：64→15				
学　費	入学料：169,200円(神戸市住民：112,800円)　授業料：535,800円				
独自の奨学金制度	なし				

大学院

看護学研究科看護学専攻(博士前期課程)

◆ 平成24年度選抜制度・取得できる資格

一般	社会人	個別審査	専門看護師	保健師	助産師
○	×	○	老慢急 がん小精	×	○

◆ 教育目標・カリキュラムその他の特徴

将来をグローバルに展望した創造的な看護の学術的研究を推進し，専門的知識・技術と科学的視野をもった高度専門職業人(CNS)，研究者，教育者，管理者の育成を目指す。
多様な方法論の基礎を学ぶ「研究方法科目」，看護実践の基盤となる領域を特化した専門分野である「基盤看護学領域」，看護実践に関わる領域を特化した専門分野である「実践看護学領域」を設けている。

◆ 教育研究領域

基盤看護学領域(基礎看護学，看護管理学，看護キャリア開発学)，実践看護学領域(地域・在宅看護学，老年看護学，ウィメンズヘルス看護学・助産学，精神看護学，慢性病看護学，急性期看護学，がん看護学，小児看護学)
※老人看護，慢性疾患看護，急性・重症患者看護，がん看護，精神看護の専門看護師(CNS)教育課程を開設。

◆ 有職者への対応

長期履修制度あり。夜間，土曜に講座を設置。

● 入学試験情報(平成24年度)〈H23年4月~H24年3月〉

募集人員	20名			
出願資格	学士	大3	専4	短大・専3(2)等
	○	審査	○	個別審査※
	※看護師，保健師又は助産師の資格を有する者(5年以上の実務経験があること)，他に具体的認定基準あり。			
試験科目	英語	小論	専門	面接
	○*		○※	○
	*英和辞書持込可 ※専攻分野から出題，志望する1分野を選択			
試験日程	〈試験日〉8/26 〈出願資格審査期間〉7/15~7/22(「個別審査」) 〈出願期間〉8/5~8/12			
実　績 志願者→合格者	H21：14(12)→14(12)　H22：26(21)→16(14) H23：29(27)→18(16)　H24：48(39)→23(9) ※( )は社会人で外数。			
学　費	入学料：神戸市住民297,000円　神戸市以外423,000円 授業料：535,000円			
独自の奨学金制度	なし			

公立 兵庫　編入　博士前期　博士後期

資格　学部(1年次入学)　博士前期
看, 保, 助(選), 養一　専

兵庫県立大学

■問合せ先　〒673-8588　明石市北王子町13-71
　　　　　☎078-925-9404
　　　　　（看護学部学務課）

■最寄駅　JR明石駅,山陽電鉄明石駅から明石市営バスがんセンター下車,JR山陽新幹線西明石駅からタクシー

編入

看護学部看護学科

◆ 平成25年度編入学者が取得できる資格

保健師	助産師	養護教諭一種	※1：編入後選抜
○	○※1	×※2	※2：編入生は取得できない

◆ 教育目標

豊かな人間性の形成により生命の尊厳を基調とした倫理感を身につけ，社会の人々に信頼される高い看護の専門的知識・実践力を有し，地域や国際社会の保健・医療・福祉の課題に柔軟に対応し，職業創造ができる看護職を育成する。

◆ カリキュラムその他の特徴

1. 命の尊さを学び，人を守り支える　2. 幅広い教養と多くの出会い　3. 豊かな可能性　4. 日本屈指の恵まれた教育・研究環境

◆ 編入生への対応・単位認定方法・認定単位数

編入生用のプログラムを用意している。平均認定単位数は70〜79単位。

● 編入学試験情報（平成24年度〈H23年4月〜H24年3月〉）

募集人員	10名（3年次）				
出願資格	短大	専門	左記は看護系のみ。看護師免許取得者で入学時に看護職として3年以上就業した経験を有する者のみ。		
	○	2年以上			
試験科目	英語	小論	専門	面接	※英文資料読解含む。辞書持込可。
	○	○※		○	
試験日程	〈試験日〉9/2　〈出願期間〉8/1〜8/5				
実　績 志願者→合格者	H21：64→13　H22：36→14　H23：26→12　H24：21→11				
学　費	入学料：県内者282,000円，県外者423,000円　授業料：535,800円				
独自の奨学金制度	なし				

大学院

看護学研究科看護学専攻（博士前期課程）

◆ 平成24年度選抜制度・取得できる資格

一般	社会人	個別審査	専門看護師	保健師	助産師
○	×	○	母小精慢 老がん地在	×	×

◆ 教育研究専門分野（専攻分野）

生涯健康看護（母性看護学*，小児看護学*，精神看護学*，成人看護学*，老人看護学*），看護基礎科学（がん看護学*，看護生体機能学，看護病態学，生活機能看護学），広域健康看護（組織看護学，地域看護学*，国際地域看護学，災害看護学，在宅看護学*）

*印は専門看護師教育課程として認定済。（成人看護学専攻は慢性看護専門看護師），国際地域看護学，災害看護学の両専攻も認定を視野に入れて履修を編成している。組織看護学専攻は認定看護管理者認定審査を受けられる課程。

◆ 有職者への対応

長期履修制度。

● 入学試験情報（平成24年度〈H23年4月〜H24年3月〉）

募集人員	25名			
出願資格	学士	大3	専4	短大・専3(2)等
	○	審査	○	個別審査※
	※看護系出身で看護師資格を有する者で，さらに保健師，助産師のいずれかの免許を有し，看護職として3年以上の実務経験を有する等具体的基準あり。			
試験科目	英語	小論	専門	面接
	○		○	○
試験日程	〈試験日〉夏期8/25　冬期：12/15 〈出願資格審査期間〉夏期：7/14まで　冬期：11/14まで（個別審査） 〈出願期間〉夏期：7/22〜8/3　冬期：11/24〜12/1 ※夏期募集選考結果により冬期募集を行わない専攻分野があるので，あらかじめ指導教員に確認すること。			
実　績 志願者→合格者	H21：40→28　H22：22→17　H23：18→16　H24：14→11			
学　費	入学料：県内者282,000円　県外者423,000円　授業料：535,800円			
独自の奨学金制度	なし			

関西福祉大学

私立 兵庫 編入 修士

資格 学部(1年次入学) 看, 保(選), 養一

■問合せ先 〒678-0255 赤穂市新田380-3
☎0791-46-2500
(入試センター)

■最寄駅 JR播州赤穂駅

編入

看護学部看護学科

◆ 平成25年度編入学者が取得できる資格

保健師	助産師	養護教諭一種
×	×	○

◆ 教育目標
高度な専門性とともに人間関係を重視し,ヒューマンケアリングを学びの主軸におき,現代社会のニーズに応えることのできる豊かな人間性と,実践力をもった看護職を育成。

◆ カリキュラムその他の特徴
・小人数教育による一人ひとりに合わせた指導を展開。
・社会福祉学部生との交流。

◆ 編入生への対応／単位認定方法・認定単位数
編入前の短大や専修学校での取得単位は82単位を上限とし認定。

● 編入学試験情報(平成24年度〈H23年4月～H24年3月〉)

募集人員	I期:5名・II期:5名				
出願資格	短大	専門	看護系のみ。※2年課程は2年間で卒業できない場合あり。		
	○※	2年以上※			
試験科目	英語	小論	専門	面接	
		○	○	○	
試験日程	〈試験日〉I期:9/10 II期:2/11 〈出願期間〉I期:8/22～9/5 II期:1/23～2/6				
実績 志願者→合格者	H21:11→9 H22:3→3 H23:3→3 H24:4→4				
学費	入学手続時納入金:1,030,000円 初年度納入金:1,780,000円 ※別途入学手続時に諸費131,730円。				
独自の奨学金制度	あり				

大学院

看護学研究科看護学専攻(修士課程)

◆ 平成24年度選抜制度・取得できる資格

一般	社会人	個別審査	専門看護師	保健師	助産師
○	○	○	×	×	×

◆ 教育目標・カリキュラムその他の特徴
論理的な根拠を探究しつつ高度な専門的知識を発展させ,看護の研究的視点をもつ実践者,また看護職者として臨地教育・指導ができ得る人材を育成。教育課程は「共通基盤科目」「専攻研究科目」で構成される。

◆ 教育研究領域(分野)
実践看護学領域(看護システム管理学,療養生活看護学,健康生活看護学)

◆ 有職者への対応
長期履修制度あり。

● 入学試験情報(平成24年度〈H23年4月～H24年3月〉)

募集人員	6名			
出願資格	学士	大3	専4	短大・専3(2)等
	○			個別審査
	看護系出身者。看護系以外の大卒で,看護師,助産師,保健師いずれかの免許取得者も可。			
社会人	上記出願資格のいずれかに該当し,看護師,保健師,助産師のいずれかの免許を有し,入学時点で当該免許にかかわる3年以上の実務経験を有する者。			
試験科目	英語	小論	専門	面接
	○*	○	○	○
	*辞書持込可 社会人は小論文・面接			
試験日程	〈試験日〉2/11 〈出願資格審査期間〉12/1～1/16 〈出願期間〉1/23～2/6			
実績 志願者→合格者	H24:6→6			
学費	入学時納入金(前期):690,000円 初年度納入金:1,140,000円			
独自の奨学金制度	なし			
〈備考〉	※平成24年4月開設。			

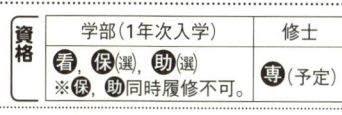

私立 兵庫 編入	資格	学部（1年次入学）
		看, 保(選), 養一

神戸常盤大学

- ■問合せ先 〒653-0838　神戸市長田区大谷町2-6-2
  ☎078-611-1821（入試広報課）
- ■最寄駅 JR・市営地下鉄新長田駅・神戸高速鉄道・山陽電鉄西代駅

編 入

保健科学部看護学科

◆ 平成25年度編入学者が取得できる資格

保健師	助産師	養護教諭一種	※平成26年度より選択制となる予定。
○※	×	○	

◆ 教育目標

現代のヘルスケアニーズに応じ得る資質の高い看護専門職業人を育成するために，看護に関する高度な専門知識・技術を教授研究し，"いのち"に対する豊かな感性と知性，幅広い人間性を培う。あわせて，知的・道徳的・応用的能力を発揮するための基礎的な能力を養うとともに，人間相互の関係性を大切に，人間愛を高め，あらゆる健康のレベルにある人々に対して，その人々が最良の状態で生活し，自己実現を図るための的確な看護判断と実践技術の基礎的能力を修得する。これらを通して，看護の専門性を深め，地域・社会の福祉に貢献することを目指す。

◆ カリキュラムその他の特徴

「チューター制」をとり入れ，勉強以外にも大学生活や就職のことなどをサポートする。

◆ 編入生への対応／単位認定方法・認定単位数

出身校での履修科目内容を1科目ずつ確認して認定。

● 編入学試験情報（平成24年度〈H23年4月～H24年3月〉）

募集人員	5名（3年次）			
出願資格	短大	専門	看護系出身者。進学課程（2・3年制）修了者・看護大学卒業者も可。	
	○	2年以上		
試験科目	英語	小論	専門	面接
			○	○
試験日程	〈試験日〉10/1　〈出願期間〉9/16～9/28			
実　績 志願者→合格者	H22：2→2　H23：2→2　H24：7→5 ※平成22年度より編入実施。			
学　費	入学手続時納入金：1,087,000円　初年度納入金：1,843,000円			
独自の奨学金制度	あり			

私立 兵庫 修士	資格	学部（1年次入学）	修士
		看, 保(選), 助(選) ※保，助同時履修不可。	専（予定）

兵庫医療大学

- ■問合せ先 〒650-8530　神戸市中央区港島1-3-6
  ☎078-304-3022（研究支援グループ）
- ■最寄駅 神戸新交通ポートライナーみなとじま駅

大学院

看護学研究科看護学専攻（修士課程）

◆ 平成24年度選抜制度・取得できる資格

一般	社会人	個別審査	専門看護師	保健師	助産師
○	×	○	×※	×	×

※平成25年度以降急性・重症看護分野認定予定。

◆ 教育目標

看護学が真に人々にとって必要とされる専門的知識・技術を修得し，看護実践能力を強化して，社会の求めに応じる看護専門識者を育成。

◆ 教育研究領域・分野（特定分野）

〈看護学基礎研究領域〉基盤看護学分野（基礎看護学，看護教育学），療養支援看護学分野（急性看護学，がん看護学，精神看護学），家族支援看護学分野（小児看護学，母性看護学），生活支援看護学分野（老年看護学，地域看護学，在宅看護学）〈看護学課題研究〉高度実践領域（CNS）急性・重症患者看護，がん看護，母性看護，在宅看護

◆ カリキュラムその他の特徴

看護学基礎研究領域（4分野10特定分野）と看護学課題研究・高度実践領域（CNS）（3分野4特定分野）の2つの柱で構成されている。

◆ 有職者への対応

指導教員との相談によって修学方法対応可。

● 入学試験情報（平成24年度〈H23年4月～H24年3月〉）

募集人員	8名			
出願資格	学士	大3	専4	短大・専3(2)等
				個別審査
	看護師・保健師・助産師の免許のいずれか取得（見込）者。			
試験科目	英語	小論	専門	面接	＊辞書1冊持込可。
	○＊		○	○	
試験日程	〈試験日〉10/1　〈出願資格審査期間〉9/5～9/13（個別審査）　〈出願期間〉9/20～9/27			
実　績 志願者→合格者	H23：8（8）→8（8）　H24：10（10）→8（8） ※平成23年度開設。（ ）は社会人で外数。			
学　費	入学手続時納入金：225,000円　初年度納入金：350,000円 ※他に実験実習費を徴収する場合がある。			
独自の奨学金制度	なし			

公立 奈良 編入 修士

資格：学部(1年次入学) 看, 保(選), 助(選) ／ 修士 助

奈良県立医科大学

- ■問合せ先　〒634-8521　橿原市四条町840
  ☎0744-22-3051
  （学務課看護学科入学試験担当）
- ■最寄駅　近鉄橿原線八木西口駅

編入

医学部看護学科

◆ 平成25年度編入学者が取得できる資格

保健師	助産師	養護教諭一種	※平成23年度（編入は25年度）より選択制。助産師は平成24年度より大学院に移行。
○※	×	×	

◆ 教育目標
(1) 人間を全人的に理解し，生命の尊厳と権利を擁護する姿勢を持ち，倫理的判断に基づいた行動ができる能力を育成。(2) 看護の目的および意義を理解し，対象者に応じた技術の適用と必要性の判断を自己決定できる実践能力を育成。(3) 変化する社会のニーズやあらゆる人々に応じた看護の展開方法を修得し，さらに幅広い学問を探究することで，看護学固有の課題を追求し，改革する能力を育成。(4) 大学生活や看護の実践を通して，自己を洞察し，看護職者としてのアイデンティティの形成，人間形成等，自己の成長に努める姿勢を育成。(5) 医療および関連職種との協働の必要性を理解し，ヘルスケアシステムにおけるマネジメントの基礎的能力を育成。(6) 地域および国際社会における看護職の役割を理解し，地域保健医療および国際協力活動に貢献できる基礎的能力を育成。

◆ カリキュラムその他の特色
災害看護論，国際看護論，チーム医療論の講座を置いている。チーム医療論に力を入れている。

◆ 編入生への対応／単位認定方法・認定単位数
出身校での履修科目内容を1科目ずつ確認して認定。

● 編入学試験情報（平成24年度）〈H23年4月～H24年3月〉

募集人員	15名（一般枠5名程度，地域枠10名程度）			
出願資格	短大	専門	看護系のみ。地域枠は㋐県内短大・専修学校卒業者　㋑出願日の1年前から引き続き県内在住者　㋒出願時点で県内の医療機関に就学している者のいずれかで卒業後も県内就業希望者。	
	○	2年以上		
試験科目	英語	小論	専門	面接	※看護学全般及び病態医学　地域枠は左記に加え小論文
	○		○※	○	
試験日程	〈試験日〉8/24　〈出願期間〉7/20・7/21			
実　績 志願者→合格者	H21：28→13　H22：48→23　H23：42→20　H24：30→15			
学　費	入学料：423,000円（県内者：282,000円）　授業料：535,800円			
独自の奨学金制度	なし			

大学院

看護学研究科看護学専攻（修士課程）

◆ 平成24年度選抜制度・取得できる資格

一般	社会人	個別審査	専門看護師	保健師	助産師
○	×	○	×	×	○

※H24年4月新設大学院。

◆ 専攻課程（領域）
看護学コース（健康科学，小児看護学，基礎看護学，精神看護学，成人看護学，地域看護学，高齢者看護学，女性健康・助産学）　助産学実践コース（女性健康・助産学）
・助産学実践コースで助産師国家試験受験資格取得可能

● 入学試験情報（平成24年度）〈H23年4月～H24年3月〉

募集人員	看護学コース5名　助産学実践コース5名（社会人含む。看護学コースは募集しない領域あり）			
出願資格	学士	大3	専4	短大・専3(2)等
	○		○	個別審査※
	上記のいずれかに該当し，看護師，保健師，助産師いずれかの免許を取得した者（見込含む）。社会人は，医療・保健・福祉施設，教育・研究機関，企業，官公庁等において概ね1年以上の実務経験を通する者（入学後も引き続きその身分を有することができる）。※3年課程の看護師学校養成所を卒業し看護師免許を取得した者で，看護職として通算3年以上の実務経験その他の認定条件あり			
試験科目	英語	小論	専門	面接	＊英語辞書1冊持込可
	○＊		○	○	
試験日程	〈試験日〉1/24　〈出願資格審査期間〉12/5～12/6　〈出願期間〉12/20～12/27			
実　績 志願者→合格者	H24：非公表　※平成24年度新設。			
学　費	入学料：282,000円　授業料：535,800円			
独自の奨学金制度	なし			

畿央大学

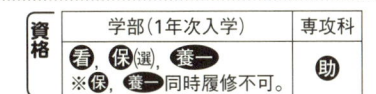

私立 **奈良** 専攻科/修士 資格: 学部(1年次入学) 看・保(選)・養一 ※保・養一同時履修不可。 専攻科 資格: 助

- ■問合せ先 〒635-0832 北葛城郡広陵町馬見中4-2-2
- ☎0745-54-1603(代表)(入学センター)
- ■最寄駅 近鉄五位堂駅

大学院

健康科学研究科健康科学専攻看護学分野(修士課程)

◆ 平成24年度選抜制度・取得できる資格

一般	社会人	個別審査	専門看護師	保健師	助産師
○	○	○	×	×	×

◆ 教育研究領域
〈看護学分野〉看護教育学, 看護生理学, ヒューマンケア学

◆ カリキュラムその他の特徴
看護学に関して, 教育学・生理学の分野からアプローチする。ライブ授業を自宅で受講し, 単位取得可能。

◆ 有職者への対応
長期履修制度あり。平日夜間と土曜昼間, 又は夏季や冬季などの長期休暇中に集中授業設定。

● 入学試験情報(平成24年度)〈H23年4月~H24年3月〉

募集人員	20名(健康科学専攻の4分野合計)			
出願資格	学士	大3	専4	短大・専3(2)等
	○		○	個別審査
社会人	上記出願資格のいずれかに該当し, 2012年4月1日現在満23歳以上で, 入学時において医療・保健・福祉, 教育研究機関, 官公庁, 企業等で2年以上の実務経験のある者。			
試験科目	英語	小論	専門	面接
	○*		○	○
試験日程	〈試験日〉1期:9/23 2期:2/11 〈入学資格審査期間〉1期:8/25まで 2期:1/11まで 〈出願期間〉1期:9/1~9/16 2期:1/16~2/3			*英和辞書1冊持込可。社会人は小論文・面接。
実 績 志願者→合格者	H23:0(8)→0(8) H24:0(2)→0(2) ※看護学分野のみの実績。看護学分野はH23開設。( )は社会人内数。			
学 費	入学手続時納入金:566,000円 初年度納入金:916,000円			
独自の奨学金制度	あり			

専攻科 助産学専攻科

● 入学試験情報(平成24年度)〈H23年4月~H24年3月〉

募集人員	10名(推薦:6名 一般:4名)			
出願資格	学士	専4	看護師免許取得(見込)の女性。入学時に看護師国家試験に合格していること。	
		○		
試験科目	英語	小論	専門	面接
		○	○※	○
	※母性・小児看護 推薦も同じ			
試験日程	〈試験日〉推薦:12/18 一般:2/11 〈出願期間〉推薦:11/28~12/9 一般:1/16~2/3			
実 績	H24:5→5 ※志願者→合格者			
学 費	納付金総額:1,500,000円			
独自の奨学金制度	なし			
〈備考〉2012年4月開設。受胎調節実地指導員申請資格取得可。				

和歌山県立医科大学

公立 **和歌山** 編入※/専攻科/修士 資格: 学部(1年次入学) 看・保(選) 専攻科 資格: 助
※H25より保健看護学部編入中止。

- ■問合せ先 〒641-0011 和歌山市三葛580
- ☎073-446-6700(保健看護学研究科)
- ■最寄駅 JR紀勢本線紀三井寺駅

大学院

保健看護学研究科保健看護学専攻(修士課程)

◆ 平成24年度選抜制度・取得できる資格

一般	社会人	個別審査	専門看護師	保健師	助産師
○	○	○	×	×	×

◆ 教育目標
地域社会での健康文化の発展にリーダーシップを発揮できる専門職, 保健・医療・福祉を総合的にコーディネートできる専門職, 高度な専門的知識・技術を要する専門職を育成する。

◆ 教育研究領域
1. 健康科学領域 〈分野〉健康増進学, 神経機能形態学, 発育・育成学, メンタルヘルス学 (非看護系出身者の入学はこの領域に限られる) 2. 基盤看護領域 〈分野〉基礎看護学, 高齢者看護学, 慢性看護学, 急性看護学 3. 生活・地域保健学領域 〈分野〉母性保健学, 小児保健学, 地域看護学, 在宅ケア看護学, 環境保健学

◆ 有職者への対応
長期履修制度(4年を上限)。夜間講義等時間割上の配慮あり。

● 入学試験情報(平成24年度)〈H23年4月~H24年3月〉

募集人員	12名			
出願資格	学士	大3	専4	短大・専3(2)等
	○	審査	○	個別審査
社会人	上記一般選別の出願資格のいずれかに該当し, 職業経験が2年以上の者で, かつ現在も就業している者。			
試験科目	英語	小論	専門	面接
	○*		○	○
	*辞書1冊持込可 社会人選抜はH24までは専門, 面接のみ。H25より英語を含む			
試験日程	〈試験日〉11/23 〈出願資格審査期間〉10/17~10/19 〈出願期間〉11/7~11/9			
実 績 志願者→合格者	H21:20→17 H22:17→14 H23:14→11 H24:11→11			
学 費	入学料:282,000円 授業料:535,800円 *研究・実習のための費用が別途必要			
独自の奨学金制度	なし			

専攻科 助産学専攻科

● 入学試験情報(平成24年度)〈H23年4月~H24年3月〉

募集人員	10名(推薦4名程度含む)			
出願資格	学士	専4	看護師資格又は国家試験受験資格を有する(見込み)者。	
	○	○		
試験科目	英語	小論	専門	面接
		○	○	○
試験日程	〈試験日〉10/1 〈出願期間〉9/12~9/14			
実 績 志願者→合格者	H21:18→12 H22:29→11 H23:26→12 H24:29→12			
学 費	入学料:253,800円(県内者:169,200円) 授業料:535,800円			
独自の奨学金制度	なし			

鳥取大学

国立 鳥取 ｜編入｜博士前期｜博士後期｜

資格 学部（1年次入学） 看, 保, 助(選)

- ■問合せ先　〒683-8503　米子市西町86
  - ☎編入：0859-38-7100　大学院：0859-38-7106
  - （医学部学務・研究科学生係）
- ■最寄駅　JR山陰本線「米子駅」

編入

医学部保健学科看護学専攻

◆ 平成25年度編入学者が取得できる資格

保健師	助産師	養護教諭一種	※編入後選抜
○	○※	×	

◆ 教育目標

生命の尊重と個人の尊厳を基盤とし看護学の基礎となる専門的知識と技術を修得し，人々の健康に関わる課題に広く取り組むことのできる人材を育成する。

◆ カリキュラムその他の特徴

本学ならではの設置科目としては，「災害・ボランティア」があり，災害医療及び看護に必要な知識・技能を修得できる。

◆ 編入生への対応／単位認定方法・認定単位数

認定済みの授業については希望があれば聴講を認める。専門学校・短大と共通する専門科目は一括認定。語学・一般教養は一括認定。平均認定単位数は90単位以上。

● 編入学試験情報（平成24年度）〈H23年4月〜H24年3月〉

募集人員	10名（3年次）				
出願資格	短大	専門	看護関係学科を修了（見込）で，看護師免許取得者又は看護師国家試験受験資格を有する者。※修業年限3年以上。		
	○※	2年以上			
試験科目	英語	小論	専門	面接	※基礎看護学，成人・老人・精神看護学，小児看護学，母性看護学
	○		○※	○	
試験日程	〈試験日〉9/3　〈出願期間〉8/16〜8/19				
実　績	非公表				
学　費	入学料：282,000円　授業料：535,800円				
独自の奨学金制度	なし				

大学院

医学系研究科保健学専攻（博士前期課程）

◆ 平成24年度選抜制度・取得できる資格

一般	社会人	個別審査	専門看護師	保健師	助産師
○	○	○	×	×	×

◆ 教育目標

少子高齢化社会や，高度化する医療の変遷に対応して，時代のニーズを理解でき，それへの対応ができる医療人の育成。

◆ 教育研究分野（部門）

看護学分野（高齢者・リハビリテーション看護学，成育看護学）

◆ カリキュラムその他の特徴

社会人受け入れのための昼夜開講制等の柔軟なカリキュラムを作成している。

◆ 有職者への対応

昼夜開講制（土・日・夏季冬季休業期間開講）

● 入学試験情報（平成24年度）〈H23年4月〜H24年3月〉

募集人員	14名（医用検査学・社会人・がん専門・コメディカル養成コース2名含む）				
出願資格	学士	大3	専4	短大・専3(2)等	
	○	審査	○	個別審査※	
	※看護師，助産師，保健師いずれかの有資格者，実務経験3年以上有する者。認定看護師の資格を有する者。英検2級以上等具体的審査基準あり。				
試験科目	英語	小論	専門	面接	＊辞書（和英・英和・英英）持込可　※志望分野に関連する口述試験含む（外国人は英語による）
	○＊	○		○※	
試験日程	〈試験日〉1回：8/11　2回：12/10　〈出願資格審査期間〉1回：6/13〜6/17　2回：10/3〜10/7（「大3」「個別審査」）　〈出願期間〉1回：7/14〜7/21　2回：11/17〜11/24				
実　績	非公表				
学　費	入学料：282,000円　授業料：535,800円				
独自の奨学金制度	なし				

島根大学

国立 島根 編入 修士

資格：学部（1年次入学）看, 保, 助(選), 養一(選) ※助, 養一同時履修不可。 修士 専

■問合せ先　〒693-8501　出雲市塩冶町89-1
　　　　　☎0853-20-2087
　　　　　（医学部学務課入試・大学院室）

■最寄駅　JR山陰本線出雲市駅

編入

医学部看護学科

◆ 平成25年度編入学者が取得できる資格

保健師	助産師	養護教諭一種
○	×	×

◆ 教育目標
1) 社会人としての豊かな教養と看護職としての高い倫理観を培う。2) 看護対象者を深く理解し，対象者自身が質の高い生活を送ることができるように支援する能力を育成する。3) 潜在的・顕在的健康問題を理解し，主体的かつ総合的に解決する能力を育成する。4) 看護の実践に求められるコミュニケーション能力を培う。5) 専門的知識と技術を身に付け，生涯にわたって知的向上を目指す能力を育成する。6) 少子・高齢社会に対応した地域看護活動が展開できる能力を育成する。7) 保健・医療・福祉等関連領域への理解を深め，各分野の専門職者と協調できる能力を育成する。8) 広く国際的視野に立ち，最新の科学と情報技術を活用する能力を養う。

◆ カリキュラムその他の特徴
e-ラーニングによる学習支援とwebによる演習，実習自己評価システムにより看護実践能力の発展をポートフォリオとして活用できる。

◆ 編入生への対応／単位認定方法・認定単位数
認定済みの授業についても聴講可。出身校と共通する専門科目は一括認定。出身校での履修科目内容を1科目ずつ確認して認定。平均認定単位数は80～89単位。

● 編入学試験情報（平成24年度〈H23年4月～H24年3月〉）

募集人員	10名（3年次）				
出願資格	短大	専門	左記，修業年限3年の看護系学科を卒業・修了（見込）者。		
	○	3年以上			
試験科目	英語	小論	専門	面接	*辞書持込可
	○*	○	○	○	
試験日程	〈試験日〉8/23　〈出願期間〉7/12～7/19				
実　績 志願者→合格者	H21：19→11　H22：28→11　H23：22→13 H24：26→14				
学　費	入学料：282,000円　　授業料：535,800円				
独自の奨学金制度	なし				

大学院

医学系研究科看護学専攻（修士課程）

◆ 平成24年度選抜制度・取得できる資格

一般	社会人	個別審査	専門看護師	保健師	助産師
○	○	○	老	×	×

◆ 教育目標
豊かな人間性と幅広い視野を基盤として科学的な視点から看護学の学識を教授研究し，卓越した看護実践能力と創造的な研究能力を持つ人材を育成する。

◆ 教育研究コース
看護援助学，看護管理学，母子看護学，成人看護学，地域在宅看護学，高齢者看護学，老人看護CNS

◆ カリキュラムその他の特徴
基礎教育や実務経験を通して培った能力を基盤として，さらに学習を深め，看護専門職としての高い看護実践入力を備え，地域の発展においてリーダーシップを発揮できる実務家，教育・研究職の養成を目指す。

◆ 有職者への対応
長期履修制度。昼夜開講制。

● 入学試験情報（平成24年度〈H23年4月～H24年3月〉）

募集人員	12名（2次は若干名）				
出願資格	学士		大3	専4	短大・専3(2)等
	○			○	個別審査
社会人	一般選抜の出願資格のいずれかに該当し，出願時に看護の実務に就いている者，又は平成24年4月1日現在で，看護師，保健師又は助産師の資格を有し，3年以上の看護実践経験のある者				
試験科目	英語	小論	専門	面接	*一般的な語学用辞書（医学専門辞書及び電子辞書不可）持込可 ※口述試験
	○*	○		○※	
試験日程	〈試験日〉1次：10/12　2次：2/11 〈出願資格審査期間〉1次：8/17まで　2次：12/16まで（個別審査） 〈出願期間〉1次：9/12～9/16　2次：1/5～1/12				
実　績 志願者→合格者	H21：13→13　H22：13→12　H23：14→13 H24：13→13				
学　費	入学料：282,000円　　授業料：535,800円				
独自の奨学金制度	なし				

国立 岡山 編入 博士前期 博士後期

資格：学部(1年次入学) 看, 保(選) / 博士前期 専, 助

岡山大学

■問合せ先 〒700-8558　岡山市北区鹿田町2-5-1
☎086-235-7984
（編入：医学部保健学科担当
　大学院：保健学研究科担当）

■最寄駅　JR山陽本線・宇野線・津山線・吉備線岡山駅

編入

医学部保健学科看護学専攻

◆ 平成25年度編入学者が取得できる資格

保健師	助産師	養護教諭一種
○※	×	×

※平成23年度1年次入学者から選抜制となり、編入生は保健師課程を履修できない場合がある。

◆ 教育目標

あらゆる人々の健康推進（ヘルスプロモーション）を図ることを理念として、人間の主体性を尊重し、科学的判断及び創造的思考に基づいて、専門的看護が実践でき、看護学の発展や国際化に貢献できる人間性豊かな看護者を育成。

◆ カリキュラムその他の特徴

岡山大学病院看護部との連携・協力体制、医学系学部共通科目設置、交流など。

◆ 編入生への対応／単位認定方法・認定単位数

1年次からの入学者との交流に配慮（チーム医療演習など）、認定済みの授業も希望があれば履修可。出身校での履修科目内容を1科目ずつ確認して認定。平均認定単位数は70～79単位。

● 編入学試験情報（平成24年度）〈H23年4月～H24年3月〉

募集人員	10名（3年次）				
出願資格	短大	専門	看護師国家試験合格者又はその受験資格を有する（見込）者。進学課程（2・3年制）修了者、看護大学校出身可。		
	○	2年以上			
試験科目	英語	小論	専門	面接	※専門分野に関連した知識を問うことがある
	○	○※		○	
試験日程	〈試験日〉8/20　〈出願期間〉7/19～7/22				
実　績 志願者→合格者	H21：34→14　H22：57→11　H23：48→14　H24：60→21				
学　費	入学料：282,000円　　授業料：535,800円				
独自の奨学金制度	なし				

大学院

保健学研究科保健学専攻（博士前期課程）

◆ 平成24年度選抜制度・取得できる資格

一般	社会人	個別審査	専門看護師	保健師	助産師
○	○	○	がん※1	×	○※2

※1：平成25年度以降は検討中。※2：平成24年度から学部から大学院に移行。

◆ 教育目標・カリキュラムその他の特徴

ヘルスプロモーションを目標理念に、「全人的ケア」「チーム・ケア」を教育理念に据え、この理念を追求する高度の教育課程を目指し、コメディカル分野の高度専門職や専門性の確立に貢献できる教育・研究者を養成。

◆ 教育研究分野（領域）

看護学分野（看護学共通科目、基礎看護学、成育看護学、臨床応用看護学、コミュニティヘルス看護学）
※特別履修コース（CNSがん看護）あり。平成24年度より、助産学コース設置。

◆ 有職者への対応

長期履修制度あり。夜間・土曜講座設置。

● 入学試験情報（平成24年度）〈H23年4月～H24年3月〉

募集人員	〈看護学分野〉1次：16名　2次：8名（社会人・外国人留学生含む。2次は助産学コース8人程度含む）				
出願資格	学士	大3	専4	短大・専3(2)等	
	○	審査	○	個別審査	
	助産学コースは上記のいずれかに該当し、かつ、看護師免許取得（見込）の女子。				
社会人	一般選抜の出願資格のいずれかに該当し、入学時に医療・保健・福祉施設・企業等で3年以上の実務経験を有し、入学後も引き続き勤務を続ける者。				
試験科目	英語	小論	専門	面接	＊英和辞書持込可　※専門口頭試問含む
	○＊	○		○※	
試験日程	〈試験日〉1次：8/27　2次：12/17　〈出願資格審査期間〉1次：7/5～7/8　2次：10/24～10/27（「大3」「個別審査」）　〈出願期間〉1次：7/25～7/28　2次：11/14～11/17				
実　績 志願者→合格者	H21：〈1次〉3（10）→3（7）　〈2次〉1（6）→1（5）　H22：〈1次〉2（11）→2（9）　〈2次〉0（12）→0（3）　H23：〈1次〉3（15）→3（9）　〈2次〉1（5）→1（4）　H24：〈1次〉8（8）→8（4）　〈2次〉8（2）→8（0）　※（ ）は社会人で外数。				
学　費	入学料：282,000円　　授業料：535,800円				
独自の奨学金制度	なし				

岡山県立大学

公立 岡山 編入 博士前期 博士後期　　資格：学部（1年次入学）看，助(選)

- ■問合せ先　〒719-1197　総社市窪木111
  ☎0866-94-9163
  （事務局教学課）
- ■最寄駅　JR吉備線服部駅

編入

保健福祉学部看護学科

◆ 平成25年度編入学者が取得できる資格

保健師	助産師	養護教諭一種	※未定。
※	×	×	

◆ 教育目標
1. 豊かな教養を身につけ，深い人間理解を基盤としたヒューマンケアリングが実践できる能力を養う。2. 看護職としてのアイデンティティを形成し，専門職業人の持つべき知識・技術・価値観を自ら発展させていくことができる能力を養う。3. 多様な健康レベルの人々を対象に，健康課題を発見し解決できる基礎的能力を養う。4. 保健医療福祉チームにおける看護の役割を認識すると共に他職種及び家族などと協働できる能力を養う。5. 変化する社会や環境・国際化に対応でき，将来さまざまな実践・教育・研究領域におけるスペシャリストとなる人材を育成する。

◆ カリキュラムその他の特徴
ヒューマンケアリング論やチームガバナビリティ演習，看護技術実験演習，国際保健看護論など新しい視点を取り入れた科目も充実させ，看護ケアを発展させる学術研究とともに的確な判断力をともなった高度な看護実践を探求する。

● 編入学試験情報（平成24年度〈H23年4月～H24年3月〉）

募集人員	若干名（3年次）			
出願資格	短大	専門	看護系出身者のみ。	
	○	2年以上		
試験科目	英語	小論	専門	面接
	○		○	○
試験日程	〈試験日〉8/9　〈出願期間〉7/12～7/19			
実績 志願者→合格者	H21：17→6　H22：14→5　H23：25→5　H24：26→6			
学費	入学料：282,000円（県内者：188,000円）　授業料：535,800円			
独自の奨学金制度	なし			

大学院

保健福祉学研究科看護学専攻（博士前期課程）

◆ 平成24年度選抜制度・取得できる資格

一般	社会人	個別審査	専門看護師	保健師	助産師
○	○	○	×	×	×

◆ 教育目標
問題を解決していくための理論や方法の修得。援助技術のエビデンスの検証及び開発。ケア方法やシステムを開発する能力の育成等。

◆ 教育研究領域
基礎看護学講座，成人・精神看護学講座，母性・小児看護学講座，地域・老年看護学講座

◆ カリキュラムその他の特徴
所属する専攻内での講義，演習，セミナー等の学習や研究を通じて専門性を深めるのみならず，看護学，栄養学，保健福祉学3専攻共通の講義，演習や他専攻の科目履修を通して専攻間の交流を図ることにより，幅広い知識と視点から問題解決にあたれるように組まれている。

◆ 有職者への対応
長期履修制度。夜間講座並びに集中講義（土・日を含む）実施。

● 入学試験情報（平成24年度〈H23年4月～H24年3月〉）

募集人員	7名（社会人含む）			
出願資格	学士	大3	専4	短大・専3(2)等
	○	審査	○	個別審査
社会人	上記出願資格のいずれかに該当する者で，入学時に専門的実務に従事しており，入学後も引き続き勤務を続ける者。			
試験科目	英語	小論	専門	面接　*英和辞書持込可 社会人は専門なし
	○*		○	○
試験日程	〈試験日〉8/24　〈出願資格審査期間〉7/22まで（「大3」，「個別審査」）　〈出願期間〉7/29～8/4			
実績 志願者→合格者	H21：11→9　H22：7→7　H23：5→5　H24：5→5　※社会人含む。			
学費	入学料：282,000円（県内者：188,000円）　授業料：535,800円			
独自の奨学金制度	なし			

川崎医療福祉大学

私立 岡山 編入 修士 博士後期

資格
学部（1年次入学）: 看, 保(選), 養一(選)
※保, 養一同時履修不可。
修士: 専, 助

- ■問合せ先 〒701-0193 倉敷市松島288
  ☎086-464-1004（入試課）
- ■最寄駅 JR中庄駅

編入

医療福祉学部保健看護学科

◆ 平成25年度編入学者が取得できる資格

保健師	助産師	養護教諭一種	※平成26年度からは選択選抜制。
○※	×	○	

◆ 教育目標
尊厳あるケアを基礎とし，高度な看護実践力を有する看護師の育成。

◆ カリキュラムその他の特徴
医科大学や附属病院と隣接しており，医療専門職と交流しやすい環境にある。隣接する病院で臨地実習を行うことができる。病院にシュミレーションセンターがある。

◆ 編入生への対応／単位認定方法・認定単位数
他学部や他専攻の授業も希望があれば履修を認める。1年から入学している学生との交流に配慮している。出身校での履修科目内容を1科目ずつ確認して認定。平均認定単位数は70〜79単位。

● 編入学試験情報（平成24年度）〈H23年4月〜H24年3月〉

募集人員	10名（3年次）				
出願資格	短大	専門	看護系のみ。		
	○	2年以上			
試験科目	英語	小論	専門	面接	※筆記試験（小論文又は専門分野における基礎的知識を問うもの）
		○※	○※	○	
試験日程	〈試験日〉9/2　〈出願期間〉8/15〜8/24				
実績 志願者→合格者	H21：19→13　H22：16→10　H23：7→3　H24：10→6				
学費	入学手続時納入金：1,025,000円　初年度納入金：1,750,000円　※別途入学手続時に諸会費30,000円。				
独自の奨学金制度	なし				

大学院

医療福祉学研究科保健看護学専攻（修士課程）

◆ 平成24年度選抜制度・取得できる資格

一般	社会人	個別審査	専門看護師	保健師	助産師
○	○	○	がん	×	○

◆ 教育研究分野
〈保健看護学コース〉 基礎理論分野，保健看護学分野
〈助産学コース〉 助産学研究分野

◆ カリキュラムその他の特徴
修士課程は，保健看護学コース，助産学コース，がん看護学コースのカリキュラムをつくり，養護教諭専修免許状，助産師国家試験受験資格，がん専門看護師の資格を取得できる。

◆ 有職者への対応
土曜日に講座を多く設置している。平成24年度より長期履修学生制度を導入。

● 入学試験情報（平成24年度）〈H23年4月〜H24年3月〉

募集人員	12名（社会人含む。）I期：8名　II期：4名			
出願資格	学士	大3	専4	短大・専3(2)等
	○		○	個別審査
	看護学専攻助産学コース志望者は，女子に限り，更に看護師免許を有している者又は看護師国家試験受験資格を有している者。			
社会人	修士課程出願資格を有する者で，2012年4月1日に満24歳に達しており，各専攻の専門領域に関する2年以上の実務経験を有する（見込）者。			
試験科目	英語	小論	専門	面接 ＊辞書持込可 ※専門分野関連。社会人は専門・口述試験。
	○＊※		○※	口述試験
試験日程	〈試験日〉I期：9/2　II期：2/22　〈出願資格審査期間〉I期：7/22まで　II期：12/22まで（個別審査）　〈出願期間〉I期：8/15〜8/24　II期：2/6〜2/13			
実績 志願者→合格者	H21：7（5）→7（5）　H22：5（9）→5（6）　H23：5（7）→4（7）　H24：13（5）→12（4）　※（ ）は社会人で外数。			
学費	入学手続時納入金：550,000円（700,000円）　初年度納入金：900,000円（1,200,000円）　※（ ）は助産学コース。			
独自の奨学金制度	なし			
〈備考〉	養護教諭専修免許状取得可。			

私立 岡山 編入 修士 博士後期

資格 学部（1年次入学）
看, 保(選), 養一(選), 高
※保, 養一同時履修不可。

吉備国際大学

■問合せ先 〒716-8508 高梁市伊賀町8
☎0120-25-9944
（入試広報室）

■最寄駅 JR備中高梁駅

編入

保健科学部看護学科

◆ 平成25年度編入学者が取得できる資格

保健師	助産師	養護教諭一種	平成26年度からは※1：選択制，※2：従来通り選抜制だが保健師課程と同時履修不可になる。
○※1	×	○※2	

◆ 教育目標
看護に関する専門知識と技術を教授し，人間・生命の尊厳を護る倫理的態度を培い，科学的根拠に基づくケアを実践し，看護の発展に寄与する人材を育成。

◆ カリキュラムその他の特徴
①看護師・保健師・高校教諭・養護教諭の4つのライセンスを取得可能（学部1年次入学生。平成26年度より変更あり）。②豊富な臨床経験と研究業績を持つ教授によるきめ細かな個別指導。③岡山大学病院をはじめとする病院，老人福祉施設，保健所，市町村および学校をフィールドとした少人数制臨地実習。

◆ 編入生への対応／単位認定方法・認定単位数
編入生担当の教員がいる。認定済みの授業についても希望があれば聴講可。出身校での履修科目内容を1科目ずつ確認して認定。平均認定単位数は80～89単位。

● 編入学試験情報（平成24年度）〈H23年4月～H24年3月〉

募集人員	10名（3年次）				
出願資格	短大	専門	看護師免許取得（見込）者のみ。上記で看護系大卒（見込）者，高等看護専修学校卒（見込）者，進学コース（2・3年課程）修了者も可。		
	○	2年以上			
試験科目	英語	小論	専門	面接	
		○	○	○	
試験日程	〈試験日〉1次：1/28　2次：2/18 〈出願期間〉1次：1/10～1/23　2次：1/27～2/10				
実　績 志願者→合格者	H21：8→7　H22：3→3　H23：1→1 H24：0→0				
学　費	入学手続時納入金：1,048,000円 初年度納入金：1,796,000円				
独自の奨学金制度	あり				
〈備考〉	別途指定校編入実施（小・面）。				

大学院

保健科学研究科保健科学専攻看護学コース（修士課程）

◆ 平成24年度選抜制度・取得できる資格

一般	社会人	個別審査	専門看護師	保健師	助産師
○	×	○	×	×	×

◆ 教育目標
保健科学分野における研究者，教育者としての必要な専門知識と技術を養うとともに，保健医療現場で，広い視野に立脚して専門的かつ指導的役割を果たし得る人材を養成。

◆ 教育研究分野
看護コース：基礎看護学・成人看護学・老人看護学・精神看護学・小児看護学・地域看護学・看護教育

◆ カリキュラムその他の特徴
少人数制なので研究分野などに応じて，柔軟なカリキュラム編成が行える。

◆ 有職者への対応
開講日や時間割の調整。

● 入学試験情報（平成24年度）〈H23年4月～H24年3月〉

募集人員	6名（保健科学専攻）				
出願資格	学士	大3	専4	短大・専3(2)等	
	○		○	個別審査※	
	※要事前問合せ。				
試験科目	英語	小論	専門	面接	＊辞書持込可 ※1：英又は小（看護・リハビリから1）※2：提出論文を中心とする
	○＊※1	○※1		○※2	
試験日程	〈試験日〉11月入試：11/26　2月入試：2/18 〈出願期間〉11月入試：11/1～11/17　2月入試：1/27～2/10				
実　績 志願者→合格者	H21：0→0　H22：4→4　H23：0→0 H24：6→6				
学　費	入学手続時納入金：795,000円 初年度納入金：1,450,000円				
独自の奨学金制度	なし				
〈備考〉	成績優秀者を特待生として選考（授業料50万円又は30万円免除）。高校教諭・養護教諭専修免許取得可能。				

国立 広島 編入 博士前期 博士後期

資格
学部（1年次入学）：看, 保(選), 助(選), 養一(選)
※保, 助, 養一 同時履修不可。
博士前期：専

広島大学

■問合せ先　〒734-8553　広島市南区霞1-2-3
　☎082-257-5555
　（医学部学生支援室入試担当）

■最寄駅　JR広島駅・横川駅・西広島駅

編入

医学部保健学科

◆ 平成25年度編入学者が取得できる資格

保健師	助産師	養護教諭一種	※平成24年度学部1年次入学生より保健師課程は選抜制となるため今後の編入生の資格取得については未定
※	※	※	

◆ 教育目標
高度な専門知識と技術を有する専門職の養成を目的としている。

◆ カリキュラムその他の特徴
医療系の学部が同一キャンパスにある。
大学病院を中心に実習を行うことができる。

◆ 編入生への対応／単位認定方法・認定単位数
大学の規定による（詳細は医学部に問い合わせること）。

● 編入学試験情報（平成24年度）〈H23年4月～H24年3月〉

募集人員	10名（3年次）				
出願資格	短大	専門	看護系のみ。		
	○	2年以上			
試験科目	英語	小論	専門	面接	※看護学に関する事項について、基礎学力・論理的思考及び表現力を問う
		○※		○	
試験日程	〈試験日〉1次：8/31　2次：12/8　〈出願期間〉1次：8/5～8/11　2次：11/18～11/25				
実績 志願者→合格者	H21：66→10　H22：35→10　H23：50→11　H24：60→4				
学費	入学料：282,000円　授業料：535,800円				
独自の奨学金制度	なし				

大学院

医歯薬保健学研究科保健学専攻（博士前期課程）

◆ 平成24年度選抜制度・取得できる資格

一般	社会人	個別審査	専門看護師	保健師	助産師
○	○	○	がん 母性 慢性	×	×

◆ 教育目標
保健分野に関する基本的な素養と問題解決能力を養い、保健学という立場から人間を全人的に捉えてQOLの向上を支援できる専門職者の養成。

◆ 教育研究領域（研究室）
看護開発科学講座（健康開発科学、健康情報学、基礎看護開発学、助産・母性看護開発学、小児看護開発学、成人看護開発学、成人健康学、老年・がん看護開発学、精神保健看護開発学、地域・在宅看護開発学、地域・学校看護開発学）
※専門看護師コースあり（がん，母性，慢性疾患）。

◆ 有職者への対応
長期履修学生制度あり。夜間に講座を設置。

● 入学試験情報（平成24年度）〈H23年4月～H24年3月〉

募集人員	34名（専攻合計）				
出願資格	学士	大3	専4	短大・専3(2)等	
	○	審査	○	個別審査	
	専門看護師コースは看護師の免許を有し臨地経験3年以上でそのうち受験する専門分野の経験が1年以上の者。				
社会人	社会人特別選抜：入学時に3年以上の実務経験を有する者　フェニックス特別選抜：入学時に55歳以上の者。				
試験科目	英語	小論	専門	面接	※口述試験。社会人は左記に加え業績調書。フェニックス選抜は小論文と口述試験。
	○		○	○	
試験日程	〈試験日〉9/8, 9　〈出願資格審査期間〉7/8まで（「大3」「個別審査」）　〈出願期間〉8/1～8/8				
実績 志願者→合格者	H21：28（6）→24（3）　H22：33（7）→33（3）　H23：30（13）→27（11）　H24：25（6）→22（4）　※（ ）は社会人で外数。				
学費	入学料：282,000円　授業料：535,800円				
独自の奨学金制度	あり（フェニックス奨学生）				

〈備考〉　上記の他に他分野特別選抜・外国人特別選抜あり。

県立広島大学

公立 / 広島 / 編入 / 専攻科 / 修士

資格：学部（1年次入学）看, 保(選) ／ 専攻科 助

■問合せ先　〒723-0053　三原市学園町1-1
☎0848-60-1126（事務部教学課）

■最寄駅　JR三原駅（南口バス5番乗り場から芸陽バス「頼兼線」に乗車（約15分）「県立広島大学」（終点）下車

編入

保健福祉学部看護学科

◆ 平成25年度編入学者が取得できる資格

保健師	助産師	養護教諭一種	※学部1年次は平成24年度から選択制。
未定※	×	×	

◆ 教育目標
臨床の看護実践に役立つ知識，倫理的な配慮をしながら確実に看護技術を実践する力を持ち，生命への尊厳をもって全人的に人と関わり，自ら進んで看護の役割を果たす看護師，保健師を育成。

◆ カリキュラムその他の特徴
他職種と連携するチームアプローチのあり方とそれぞれの役割を認識する「チーム医療福祉演習」を設定し，また看護学の知識と技術を臨床の場において適用する「臨地実習」を重視して，医療現場での判断力と実践力を養う。

◆ 編入生への対応／単位認定方法・認定単位数
編入生担当の教員がいる。出身校での履修科目内容を1科目ずつ確認して認定。

● 編入学試験情報（平成24年度）〈H23年4月～H24年3月〉

募集人員	5名（3年次）				
出願資格	短大	専門	看護系出身者のみ。		
	○	2年以上			
試験科目	英語	小論	専門	面接	
	○	○	○	○	
試験日程	〈試験日〉8/29　〈出願期間〉8/12～8/18				
実績 志願者→合格者	H21：16→6　H22：13→7　H23：17→6　H24：4→2				
学費	入学料：394,800円（県内者：282,000円）　授業料：535,800円				
独自の奨学金制度	なし				

専攻科　助産学専攻科

● 入学試験情報（平成24年度）〈H23年4月～H24年3月〉

募集人員	15名（一般7名，推薦〈本学枠5名，県内枠3名〉）				
出願資格	学士	専4	看護師資格又は看護師国家試験受験資格（見込含む）のある女性。※推薦の詳細は募集要項等参照		
	○	○			
試験科目	英語	小論	専門	面接	※推薦（本学枠）は専門科目なし
			○※	○	
試験日程	〈試験日〉推薦：8/30　一般：10/28 〈出願期間〉推薦：8/12～8/18　一般：10/3～10/7				
実績 志願者→合格者	H21：19→10　H22：27→10　H23：35→10 H24：41→14				
学費	入学料：236,900円（県内者：169,200円）　授業料：535,800円				
独自の奨学金制度	なし				

大学院

総合学術研究科保健福祉学専攻（修士課程）

◆ 平成24年度選抜制度・取得できる資格

一般	社会人	個別審査	専門看護師	保健師	助産師
○	○	○	×	×	×

◆ 教育目標
保健・医療・福祉分野の技術的，理論的，社会的課題の探究と相互の連携及び総合化を目指す。高度な専門的技量を備えた学識豊かなスペシャリストの養成と研究成果を通して地域に貢献する。

◆ 教育研究分野
地域保健学，実践看護学

◆ カリキュラムその他の特徴
保健・医療・福祉の連携と統合を重視し，多彩な科目を提供。社会人及び短期大学等の卒業生の積極的な受入れ。広島キャンパスでのサテライトキャンパスを開設。

◆ 有職者への対応
長期履修制度あり。昼夜・土曜開講。

● 入学試験情報（平成24年度）〈H23年4月～H24年3月〉

募集人員	20名（専攻計。社会人特別選抜を含む）				
出願資格	学士	大3	専4	短大・専3(2)等	
	○		○	個別審査	
社会人	上記出願資格のいずれかに該当する者で，志望する専門分野に関連する業務の実務経験が平成24年4月1日現在で3年以上（通算可）の者。				
試験科目	英語	小論	専門	面接	＊英和辞書1冊持込可。※社会人特別選抜は英語又は小論文のどちらかを選択
	○＊※	※		○	
試験日程	〈試験日〉8/30 〈出願資格審査期間〉7/19～7/22（個別審査） 〈出願期間〉8/12～8/18				
実績 志願者→合格者	H21：6（20）→6（19）　H22：2（22）→2（21） H23：8（15）→3（15）　H24：3（24）→1（23） ※（ ）は社会人で外数。				
学費	入学料：394,000円（県内者：282,000円） 授業料：535,800円				
独自の奨学金制度	なし				

日本赤十字広島看護大学

私立 広島 編入 修士

資格：学部（1年次入学）看,保(選),助(選) 修士 専

■問合せ先 〒738-0052 廿日市市阿品台東1番2号
☎0829-20-2860（事務局入試課）
■最寄駅 JR阿品駅からバス

編入

看護学部助産師教育課程

◆ 平成25年度編入学者が取得できる資格

保健師	助産師	養護教諭一種
×	○	×

◆ 教育目標
赤十字の理想とする人道の理念にもとづき，生命の尊厳と人類の叡智を基調とした「ヒューマン・ケアリング」の視点に立って，国内外の保健・医療・福祉の分野で幅広く活躍できる人材を育成。

◆ カリキュラムその他の特徴
看護系大学の既卒者が助産師国家試験受験資格を取得できる4年次編入制度。

◆ 編入生への対応／単位認定方法・認定単位数
132単位を超えない範囲で本学において修得したものとして認定。詳細は要問合せ。

● 編入学試験情報（平成24年度）〈H23年4月～H24年3月〉

募集人員	5名（女）（4年次）			
出願資格	短大	専門	学士	学士（看護学）で看護師及び保健師免許を有する者のみ（見込み含む）。
	×	×	○	
試験科目	英語	小論	専門	面接
			○	○
試験日程	〈試験日〉9/6　〈出願期間〉8/18～8/29			
実績 志願者→合格者	H21：8→8　H22：26→15　H23：11→10　H24：15→7			
学費	入学手続時納入金：1,150,000円　初年度納入金：1,900,000円			
独自の奨学金制度	あり			

大学院

看護学研究科看護学専攻（修士課程）

◆ 平成24年度選抜制度・取得できる資格

一般	社会人	個別審査	専門看護師	保健師	助産師
○	○	○	がん 精 小	×	×

◆ 教育目標・カリキュラムその他の特徴
教育・研究者コースでは，看護学における・教育・研究を発展させることができる人材を，専門看護師コースでは，高度な専門知識・技術・実践能力を備えた看護職を育成する。共通基礎科目，共通専門科目，各専攻領域専門科目で構成。

◆ 教育研究領域
教育・研究者コース（基礎看護学，看護管理学，母性看護学，小児看護学，成人看護学，老年看護学，精神看護学，地域看護学）　専門看護師コース（母性看護学，小児看護学*，がん看護学*，精神看護学*，地域看護学，災害看護学）〈*は日本看護系大学協議会承認済，他も申請予定〉
※看護管理学を専攻し一定の要件を満たせば認定看護管理者の認定審査受験資格が得られる。

◆ 有職者への対応
長期履修制度あり。金曜日・土曜日に共通必修科目を開講。

● 入学試験情報（平成24年度）〈H23年4月～H24年3月〉

募集人員	前期：7名　後期：3名			
出願資格	学士	大3	専4	短大・専3(2)等
	○		○	個別審査※
	原則として看護師免許を取得した者又は取得見込みの者。 ※社会人入学となる。下記「社会人」参照。			
社会人	※3年課程の看護師学校養成所（各種学校含む）を卒業して看護師免許を取得し，看護職として3年以上の実務経験を有する者で，研修会の修了・専門資格・論文等の要件を満たした者は，出願資格認定審査を経て出願することができる。			
試験科目	英語	小論	専門	面接
		○		○
試験日程	〈試験日〉前期：11/12　後期：2/14 〈出願資格審査期間〉前期：9/26～10/14　後期：12/7～12/27（「個別審査」「社会人」） 〈出願期間〉前期：10/21～11/4　後期：1/23～2/6			
実績 志願者→合格者	H21：7(5) →7(5)　H22：7(5) →7(5) H23：15(7) →13(6)　H24：8(2) →8(2) ※（ ）は社会人で外数。			
学費	入学手続時：300,000円　初年度：1,600,000円			
独自の奨学金制度	あり			

私立 広島 [編入] [専攻科] [博士前期] [博士後期]　　　資格　学部(1年次入学)：看, 保(選)　専攻科：助

広島国際大学

- ■問合せ先　〒739-2695　東広島市黒瀬学園台555-36
- ☎0823-70-4500(入試センター)
- ■通学先　(呉キャンパス)〒737-0112　呉市広古新開5-1-1
- ■最寄駅　(呉キャンパス)JR新広駅徒歩7分

編入

看護学部看護学科

◆ 平成25年度編入学者が取得できる資格

保健師	助産師	養護教諭一種	
○※1	×※2	×	※1：平成26年度以降は検討中。 ※2：専攻科で取得可。

◆ 教育目標・カリキュラムその他の特徴

科学的根拠と温かな心で看護を実践できる人材を育成。国際看護、ターミナルケア、災害・救急看護等の科目設置。実習設備の充実。

◆ 編入生への対応／単位認定方法・認定単位数

編入生用のプログラムを用意。認定済みの授業の聴講可。共通教育科目は一括認定、専門教育科目は1科目ずつ確認して認定。平均認定単位数は90単位以上。

● 編入学試験情報(平成24年度)〈H23年4月～H24年3月〉

募集人員	10名(3年次)				
出願資格	短大 ○	専門 3年以上	学士 ○	看護系出身で看護師国家試験合格者又はその受験資格を有する(見込)者のみ。	
試験科目	英語	小論	専門	面接 ○※	※「専門関連知識」に関する口頭試問含む。
試験日程	〈試験日〉前期：11/6　後期：3/17 〈出願期間〉前期：10/13～10/28　後期：2/16～3/12				
実　績 志願者→合格者	H21：7→6　H22：7→4　H23：4→3 H24：5→2				
学　費	入学手続時：1,000,000円　初年度：1,750,000円 ※別途入学手続時に諸会費61,000円程度。				
独自の奨学金制度	あり(4年次)				

専攻科　助産学専攻科

● 入学試験情報(平成24年度)〈H23年4月～H24年3月〉

募集人員	10名(秋季、春季合計)				
出願資格	学士 ○	専4 ○		看護師資格取得者又は看護師国家試験受験資格(見込)者。	
試験科目	英語	小論	専門 ○	面接 ○	
試験日程	〈試験日〉秋季：9/17　春季：2/11 〈出願期間〉秋季：8/31～9/9　春季：1/23～2/1				
実　績 志願者→合格者	H23：10→8　H24：21→10 ※H23年度開設。				
学　費	入学時(前期)：1,021,000円　初年度：1,771,000円				
独自の奨学金制度	なし				

大学院

看護学研究科看護学専攻(博士前期課程)

◆ 平成24年度選抜制度・取得できる資格

一般	社会人	個別審査	専門看護師	保健師	助産師
○	○	○	×	×	×

◆ 教育目標

本看護学研究科では、看護学の専門性を高め、QOLの視点から対応できる実践能力、教育指導能力看護研究能力を高め、根拠に基づいた看護学を展開できる高度看護実践者、看護管理者、看護学教育者、看護学研究者を育成する。

◆ 教育研究領域(分野)

看護基礎科学領域、看護実践科学領域(基礎看護学、老人・老年看護学、母子看護学、地域看護学)

◆ カリキュラムその他の特徴

学内の他研究科の授業科目の履修を認めている。

◆ 有職者への対応

土曜日に講座を多く設置。

● 入学試験情報(平成24年度)〈H23年4月～H24年3月〉

募集人員	10名				
出願資格	学士 ○	大3	専4	短大・専3(2)等 個別審査	
社会人	一般選抜のいずれかに該当し、入学時に3年以上の社会人としての経験を有する者。				
試験科目	英語	小論	専門 ○※1	面接 ○※2	※1：専門科目に関する小論文 ※2：「専門知識」等についての口頭試問
試験日程	〈試験日〉秋季：9/17　春季：2/11 〈出願資格審査期間〉出願開始日まで(「個別審査」「社会人」) 〈出願期間〉秋季：8/31～9/9　春季：1/23～2/1 ※社会人入試は秋季のみ。				
実　績 志願者→合格者	H21：7→7　H22：4→4　H23：4→3 H24：1→1 ※学内進学、一般入試、社会人入試合計。				
学　費	入学手続時納入金：800,000円 初年度納入金：1,450,000円 ※別途入学手続時に諸会費21,000円。				
独自の奨学金制度	あり				

広島文化学園大学

私立 広島 ｜編入｜博士前期｜博士後期

資格	学部(1年次入学)	博士前期
	看, 保(選), 養一(選) ※保, 養一同時履修不可。	専

- ■問合せ先　〒737-0004　呉市阿賀南2-10-3
  ☎0823-74-6000（編入:看護学部入試室　大学院:看護学研究科入試室）
- ■最寄駅　JR呉線安芸阿賀駅下車700m

編入

看護学部看護学科

◆ 平成25年度編入学者が取得できる資格

保健師	助産師	養護教諭一種	平成26年度からは ※1:選抜制で全員は履修できなくなる。 ※2:従来通り選抜制だが保健師との同時履修不可。
○※1	×	○※2	

◆ 教育目標
①生命に対する畏敬の念と倫理観に基づいた行動ができる感性豊かな人間の育成。②グローバルな視点をもち，専門知識と実践能力を有する看護専門職者の育成。③生涯学習し続ける態度を有し，地域社会に貢献する看護専門職者の育成。

◆ カリキュラムその他の特徴
認知症看護強化コース，救急看護強化コース，精神保健看護強化コース等設置。

◆ 編入生への対応／単位認定方法・認定単位数
編入担当の教員がいる。ゼミ活動への積極的交流など1年入学の学生との交流に配慮。認定済みの授業聴講可，他学部や他専攻の授業も履修可。平均認定単位数は80～89単位。

● 編入学試験情報（平成24年度〈H23年4月～H24年3月〉）

募集人員	4名（一般2名，推薦2名。3年次）			
出願資格	短大	専門	看護師の免許取得者及び看護師国家試験受験資格を有する者のみ。左記は看護系で，看護系以外の大学・短大卒（見込）者，進学課程（2・3年制）修了者も。	
	○	2年以上		
試験科目	英語	小論	専門	面接
		○		○
試験日程	〈試験日〉9/17 〈出願期間〉9/6～9/13			
実　績 志願者→合格者	H21：4→3　H22：3→2　H23：1→1 H24：1→1			
学　費	入学手続時納入金：970,000円 初年度納入金：1,670,000円 ※他に自治会費等あり。			
独自の奨学金制度	あり			

大学院

看護学研究科看護学専攻（博士前期課程）

◆ 平成24年度選抜制度・取得できる資格

一般	社会人	個別審査	専門看護師	保健師	助産師
○	○	○	○圏 圏※	×	×

※平成25年度より在宅看護設置予定。

◆ 教育目標
研究と実践の相互関係的発展を促進させ，実践科学としての看護学の発展に貢献できる自立した臨床指向型研究者と教育者の育成。

◆ 教育研究領域
共通科目，専門科目（看護教育学領域，臨床看護学領域，広域看護学領域）

◆ カリキュラムその他の特徴
老人看護，急性専門看護師課程2コース設置。博士課程前期・後期の設置における高齢者看護学領域・成人看護学領域の充実と学部教育・大学院における一貫性。

◆ 有職者への対応
長期履修制度。夜間講座設置。土曜日に多く講座を設置。

● 入学試験情報（平成24年度〈H23年4月～H24年3月〉）

募集人員	10名（社会人含む）			
出願資格	学士	大3	専4	短大・専3(2)等
	○	審査	○	個別審査※
	※看護師又は保健師・助産師の有資格者で具体的要件あり。			
社会人	一般選抜の出願資格のいずれかに該当する者で平成24年4月1日現在25歳以上の者。			
試験科目	英語	小論	専門	面接
	○*		○	○
	*辞書及び無音の電子辞書持込可　社会人は専門・面接			
試験日程	〈試験日〉1次：9/17　2次：12/10　3次：2/11 〈出願資格審査期間〉出願前に要連絡（個別審査） 〈出願期間〉1次：9/6～9/13　2次：11/28～12/6　3次：1/30～2/7			
実　績 志願者→合格者	H21：4→4　H22：2→2　H23：2→2 H24：4→4			
学　費	入学手続時：718,000円　初年度：1,166,000円			
独自の奨学金制度	なし			

〈備考〉　平成24年度から博士後期課程新設・社会人入試実施。

福山平成大学

私立 広島 専攻科/修士 資格：学部（1年次入学）看, 保(選), 高, 養一 専攻科 助

- ■問合せ先 〒720-0001 福山市御幸町上岩成正戸117-1
- ☎084-972-5001（入試事務室）
- ■最寄駅 JR福塩線神辺駅または万能倉駅

大学院

看護学研究科看護学専攻（修士課程）

◆ 平成24年度選抜制度・取得できる資格

一般	社会人	個別審査	専門看護師	保健師	助産師
○	×	○	×	×	×

◆ 教育目標

人間の尊厳とアドボカシー（advocacy）の志向に根ざし、看護活動の広範化・多様化に応じて、高いレベルの実践能力と倫理観を備え、根拠に基づいた看護を展開でき、研究成果を看護の現場に還元することを目指しつつ、看護専門職の育成に関する諸問題を考察できる研究的な視点をもった優れた看護教育・管理者および地域看護職者を育成する。

◆ 教育研究領域

看護教育・管理学領域、地域健康看護学領域

◆ カリキュラムその他の特徴

看護実践における優れた教育者・管理者育成、地域健康看護学を基盤にした専門的な看護実践のできる人材育成のためのカリキュラム編成。

◆ 有職者への対応

長期履修制度あり。夕方及び土曜日にも授業設置。

● 入学試験情報（平成24年度〈H23年4月～H24年3月〉）

募集人員	A日程：4名　B日程：1名			
出願資格	学士	大3	専4	短大・専3(2)等
	○	審査	○	個別審査
社会人	保健師、助産師又は看護師の資格取得（見込）者のみ			
試験科目	英語	小論	専門	面接	英語と専門は総合問題
	○		○	○※	※口述試験
試験日程	〈試験日〉A日程：10/8　B日程：1/30 〈出願資格審査期間〉出願前までに要審査（「大3」「個別審査」） 〈出願期間〉A日程：8/25～9/9　B日程：1/5～1/13			
実　績	非公表			
学　費	入学手続時：665,000円　初年度：1,115,000円			
独自の奨学金制度	あり			

専攻科 助産学専攻科

● 入学試験情報（平成24年度〈H23年4月～H24年3月〉）

募集人員	10名（一般入学試験・推薦入学試験各5名程度）			
出願資格	学士	専4	看護師資格を有する女性、又は出願時において看護師免許取得見込みの女性。	
	○	○		
試験科目	英語	小論	専門	面接	※1：推薦のみ　※2：一般のみ 本学からの受験者は面接のみ
		○※1	○※2	○	
試験日程	〈試験日〉推薦：10/8　一般：1/30　〈出願期間〉推薦：9/22～10/4　一般：1/16～1/26			
実　績	非公表			
学　費	入学手続時：865,000円　年合計：1,515,000円			
独自の奨学金制度	なし			

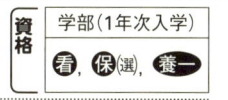

宇部フロンティア大学

私立 山口 編入 資格：学部（1年次入学）看, 保(選), 養一

- ■問合せ先 〒755-0805 宇部市文京台2-1-1
- ☎0120-38-0507　0836-38-0511（入試広報課）
- ■最寄駅 JR山陽本線宇部駅からバス

編入

人間健康学部看護学科

◆ 平成25年度編入学者が取得できる資格

保健師	助産師	養護教諭一種	※編入制度のあり方も含め検討中
※	×	※	

◆ 教育目標

建学の精神や教育理念を理解し、人間と健康について深く考究しつつ、健康科学の看護・保健の専門分野に関する基本的知識と技術を学修した専門職（看護師・保健師）の育成。

◆ カリキュラムその他の特徴

人間看護学の創造・地域密着型の教育・臨地実習教育の充実・学際的教育環境・フロンティア精神の育成。

● 編入学試験情報（平成24年度〈H23年4月～H24年3月〉）

募集人員	I期：3名　II期：2名			
出願資格	短大	専門	看護系で看護師免許取得（見込）者。	
	○	2年以上		
試験科目	英語	小論	専門	面接
		○		○
試験日程	〈試験日〉I期：10/22　II期：1/21 〈出願期間〉I期：10/3～10/14　II期：1/5～1/13			
実　績 志願者→合格者	非公表			
学　費	1次手続時：250,000円　2次手続時：773,790円 9月30日まで：750,000円　初年度納入金：1,773,790円			
独自の奨学金制度	あり（社会人対象）			

山口大学

国立 山口 編入 博士前期 博士後期

資格：学部（1年次入学）看, 保, 助(選) ／ 博士前期 専

- ■問合せ先　〒755-8505　宇部市南小串1-1-1
  ☎編入：0836-22-2134　大学院：0836-22-2058
  （編入：医学部学務課保健学科入試担当係　大学院：医学部学務課大学院教務係）
- ■最寄駅　新幹線・山陽本線「新山口駅」または山陽本線「宇部駅」で宇部線に乗り換え「宇部新川駅」下車

編入

医学部保健学科看護学専攻

◆ 平成25年度編入学者が取得できる資格

保健師	助産師	養護教諭一種	※コースに選抜されれば可能。
○	※	×	

◆ 教育目標
1. 保健・医療の変化に対応できる，2. 保健・医療チームの一員として活躍できる，3. 保健・医療の学問体系の確立に貢献できる，4. 保健・医療の国際化に対応できる，5. 地域保健及び地域医療の向上に貢献できる，以上の人材の育成。

◆ 編入生への対応／単位認定方法・認定単位数
編入生用のプログラム（履修の手引）を用意している。認定済みの授業についても希望があれば聴講を認める。専門科目，語学・一般教養は一括認定。出身校での履修科目内容を1科目ずつ確認して認定。平均認定単位数は60～69単位。

● 編入学試験情報（平成24年度）〈H23年4月～H24年3月〉

募集人員	10名（3年次）				
出願資格	短大	専門	看護師国家試験合格者又はその受験資格取得（見込）者。進学課程（2・3年制）修了者で正看護師資格取得者，看護大出身者も可。		
	○	2年以上			
試験科目	英語	小論	専門	面接	※看護全般に係る基礎知識
	○	○	○※	○	
試験日程	〈試験日〉1次：9/14　2次：1/19　〈出願期間〉1次：8/17～8/23　2次：12/13～12/15				
実績 志願者→合格者	H21：18→8　H22：28→2　H23：7→1　H24：12→0				
学費	入学料：282,000円　授業料：535,800円				
独自の奨学金制度	あり				

大学院

医学系研究科保健学専攻看護学領域（博士前期課程）

◆ 平成24年度選抜制度・取得できる資格

一般	社会人	個別審査	専門看護師	保健師	助産師
○	○	○	がん 急	×	×

◆ 教育目標
人を身体的，心理的，社会的に統合された存在として捉え，人々の成長・発達，健康の維持・増進，病からの回復，QOLの向上，安らかな死等への看護活動の科学的な根拠を明らかにし，方法論の開発や理論構築を導き，看護学の発展に寄与できる教育・研究を推進する。

◆ 教育研究分野
基礎・地域看護学分野，臨床看護学分野（クリティカルケア看護学・成人看護学・慢性期・母性看護学・小児看護学・遺伝看護学・老年看護学）
※急性・重症患者看護専門看護師コース（クリティカルケア看護分野の専門看護師教育課程に認定されている），がん看護専門看護師コース設置。

◆ 有職者への対応
長期履修学生制度あり。

● 入学試験情報（平成24年度）〈H23年4月～H24年3月〉

募集人員	12名（保健学専攻計。一般選抜，社会人特別選抜含む）			
出願資格	学士	大3	専4	短大・専3(2)等
	○	審査	○	個別審査※
	※H24.3末までに22歳に達した者で要2年以上の実務研究。			
社会人	入学時に2年以上医療，保健，福祉施設，教育研究機関，官公庁，企業等に勤務している研究者，教育者又は技術者。			
試験科目	英語	小論	専門	面接
		○*※1		○※2
	＊辞書持込可。※1：英文で出題　※2：研究計画書及び専門科目に関する口頭試問含む。社会人は小（英文で出題），面（研究計画書に関する口頭試問含む）			
試験日程	〈試験日〉9/15　〈出願資格審査期間〉6/20～6/24（「大3」「個別審査」）〈出願期間〉8/3～8/9			
実績 志願者→合格者	H21：0（8）→0（7）　H22：2（4）→2（4）　H23：5（3）→5（3）　H24：3（8）→2（7）　※（ ）は社会人で外数。			
学費	入学料：282,000円　授業料：535,800円			
独自の奨学金制度	なし			

山口県立大学

公立 山口 編入 別科 博士前期 博士後期

資格 学部(1年次入学) / 別科 / 修士
看, 保(選), 養一(選) 助 家庭科教員

- ■問合せ先 〒753-8502 山口市桜畠3-2-1
  ☎083-928-5637（学生支援部教務入試グループ）
- ■最寄駅 新幹線又は山陽本線新山口駅で山口線の益田駅または宮野駅行に乗り換え宮野駅下車

編入

看護栄養学部看護学科

◆ 平成25年度編入学者が取得できる資格

保健師	助産師	養護教諭一種
○※*	×	○*

※平成24年度1年次入学者は選抜制となるが編入生は全員履修可。
*取得に3年かかる場合がある。

◆ 教育目標
地域で暮らす人々の健康を支える視点を持った看護師の育成。

◆ カリキュラムその他の特徴
国際看護に力を入れている。各領域別に実習室を設置。

◆ 編入生への対応・単位認定方法・認定単位数
編入生担当教員（チューター）がいる。認定済みの授業，他学部・他専攻の授業についても聴講・履修を認めている。単位は一括認定科目を決め，それ以上は出身校の履歴を確認。平均認定単位数は60〜69単位（2年課程），80〜89単位（3年課程）。

● 編入学試験情報（平成24年度）〈H23年4月〜H24年3月〉

募集人員	10名（3年次）			
出願資格	短大	専門	看護系のみ。進学課程（2・3年制）修了者も受験可。	
	○	2年以上		
試験科目	英語	小論	専門	面接
		○	○	○
試験日程	〈試験日〉9/24 〈出願期間〉9/1〜9/9			
実績 志願者→合格者	H21：40→16　H22：24→14　H23：26→10 H24：22→12			
学費	入学料：282,000円（県内者：141,000円） 授業料：535,800円			
独自の奨学金制度	なし			

別科 助産専攻

● 入学試験情報（平成24年度）〈H23年4月〜H24年3月〉

募集人員	10名（一般：6名　特別：4名（社会人推薦及び学内進学者推薦））			
出願資格	大学入学資格を有する者で看護師免許を有する者，または入学時において看護師免許取得見込みの女子。※特別選抜の出願資格は募集要項参照。			
試験科目	英語	小論	専門	面接
		○	○※	○
	※専門科目は一般選抜者のみ			
試験日程	〈試験日〉1/21　〈出願期間〉1/4〜1/11			
実績 志願者→合格者	H24：26→11 ※H24年度より実施。			
学費	入学料：169,200円（県内生：84,600円） 授業料：535,800円			
独自の奨学金制度	なし			

大学院

健康福祉学研究科健康福祉学専攻（博士前期課程）

◆ 平成24年度選抜制度・取得できる資格

一般	社会人	個別審査	専門看護師	保健師	助産師
○	○	○	×	×	×

※家庭科教員（中学校又は高等学校教諭専修免許状〈家庭〉取得可。

◆ 教育目標
本研究科では，社会福祉，看護及び栄養の各領域の教授陣による教育・研究を通じて，実戦の現場で各領域を連携しながら指導できる人材の養成に加えて，将来，大学・専門学校における教育・研究，企業等における研究の分野で活躍できる人材の養成を目指す。

◆ 教育研究分野
健康運動学特論，社会福祉学特論，地域福祉学特論，食品科学特論，生命と生活の質特論，ターミナルケア特論，社会政策・社会保障特論，臨床看護学特論，病態栄養学特論，精神保健福祉学特論，社会学特論，臨床栄養学特論，発達医学特論，栄養生化学特論，健康情報学特論，地域看護学特論，発達心理学特論，健康福祉ケア特論，生命と生活の質特論，公衆栄養学特論，調理学特論

◆ カリキュラムその他の特徴
社会福祉・看護・栄養の3領域を統合し，健康福祉という観点から課題解明に取り組めるようカリキュラムを構成。

◆ 有職者への対応
長期履修制度あり。

● 入学試験情報（平成24年度）〈H23年4月〜H24年3月〉

募集人員	10名（専攻全体）			
出願資格	学士	大3	専4	短大・専3(2)等
	○	審査	○	個別審査
社会人	上記学士・個別に該当する者で，入学時に2年以上の勤務経験を有する者又は大学卒業後2年以上経過する者。			
試験科目	英語	小論	専門	面接
	○*			○
	*英和辞書持込可。社会人は英語又は専門に関わる小論文と研究計画書及びこれに関する面接。			
試験日程	〈試験日〉12/3 〈出願資格審査期間〉9/26〜9/30（「大3」「個別審査」） 〈出願期間〉11/7〜11/18			
実績 志願者→合格者	H21：14→12　H22：16→12　H23：13→12 H24：9→8			
学費	入学料：282,000円　授業料：535,800円			
独自の奨学金制度	なし			
〈備考〉	平成24年度は追加募集実施。〈試験日〉3/3 〈出願期間〉2/6〜2/17 〈資格審査期間〉1/10〜1/13			

徳島大学

国立 徳島 編入 博士前期 博士後期

資格：学部（1年次入学）看, 保, 養一 / 博士前期 助, 専

- ■問合せ先 〒770-8503 徳島市蔵本町3-18-15
  ☎088-633-9009
  （医歯薬事務部学務課第二教務係）
- ■最寄駅 JR徳島線蔵本駅

編入

医学部保健学科

◆ 平成25年度編入学者が取得できる資格

保健師	助産師	養護教諭一種	※平成24年度より修士課程に移行。
○	×※	○	

◆ 教育目標

人間性，科学性，国際性を基盤に高度化専門化する医療を支え，保健・医療・福祉において多様化するニーズに対応できる人材を育てる。

◆ カリキュラムその他の特徴

国際看護活動論，災害看護といった科目を置いている。学内の他のキャンパスとの遠隔授業設備がある。

◆ 編入生への対応／単位認定方法・認定単位数

認定済みの授業・他学部や他専攻の授業も履修を認める。出身校での履修科目内容を1科目ずつ確認して認定。平均60～69単位。

● 編入学試験情報（平成24年度〈H23年4月～H24年3月〉）

募集人員	10名（3年次）			
出願資格	短大	専門	学士	看護系のみ。進学課程（2年制・3年制）修了者も出願可。
	○	2年以上	○	
試験科目	英語	小論	専門	面接
	○	○	○	○
試験日程	〈試験日〉9/23 〈出願期間〉8/22～8/26			
実 績 志願者→合格者	H21：28→10　H22：32→11　H23：19→10 H24：32→12			
学 費	入学料：282,000円　授業料：535,800円			
独自の奨学金制度	なし			

大学院

保健科学教育部保健学専攻看護学領域（博士前期課程）

◆ 平成24年度選抜制度・取得できる資格

一般	社会人	個別審査	専門看護師	保健師	助産師
○	○	○	○ がん	×	○

◆ 教育目標

医療機関での高度な専門看護の実践者や地域の人々の健康支援者，教育・研究者を育成。看護学と看護ケアの質の向上のために実践的・実証的教育研究の開発を通して地域社会に貢献することを目指す。

◆ 教育研究分野（専門）

基盤形成支援看護学（看護技術学・看護教育学・看護管理学），健康生活支援看護学（回復支援看護学，ストレス緩和ケア看護学，地域看護学，子どもと家族の支援看護学，学校保健学），保健医療学（こころの保健学，臨床腫瘍保健学），ウィメンズヘルス・助産学（女性支援看護学，助産学，生殖・更年期保健学）
※平成24年度入学者より助産師国家試験受験資格取得可。
専門看護師教育課程（がん専門看護師）あり。

◆ 有職者への対応

長期履修制度，夜間に講座を設置。

● 入学試験情報（平成24年度〈H23年4月～H24年3月〉）

募集人員	19名（専攻合計，社会人含む）			
出願資格	学士	大3	専4	短大・専3(2)等
	○	審査	○	個別審査
社会人	上記出願資格のいずれかに該当する者で，看護師，助産師又は保健師の免許証を有し，医療・保健・福祉施設，教育研究機関，官公庁，企業等において3年以上の実務経験を有する者			
試験科目	英語	小論	専門	面接 ＊英和辞書持込可
	○＊		○	○
試験日程	〈試験日〉9/3 〈出願資格審査期間〉7/7～7/12（「大3」「個別審査」） 〈出願期間〉8/19～8/25			
実 績 志願者→合格者	H21：6（13）→5（9）　　H22：3（13）→3（10） H23：3（6）→2（4）　　H24：31（6）→30（6） ※（ ）は社会人で外数。			
学 費	入学料：282,000円　授業料：535,800円			
独自の奨学金制度	なし			

私立 徳島 編入

資格｜学部（1年次入学）
看, 保(選), 助(選), 養一(選), 高(選)
※看以外は同時履修不可。

四国大学

■問合せ先　〒771-1192　徳島市応神町古川
　☎フリーダイヤル0120-65-9906
　（入試広報課）
■最寄駅　JR徳島駅からバス

編入

看護学部看護学科

◆ 平成25年度編入学者が取得できる資格

保健師	助産師	養護教諭一種	※1：平成26年度から選抜制。
○※1	○※2	○※2	※2：選抜制。

◆ 教育目標

建学の精神である「全人的自立」の実現をめざす教育指導により，1．社会で役立つ専門分野の知識と技術を習得するとともに，人格の陶冶を図る。2．教えられる知識を受け入れるだけでなく，自ら考え探求する人を育成。3．立派な社会人として自立できる人を育成。

◆ カリキュラムその他の特徴

確かな教育に基づいた実践能力とともに，思いやりや豊かな人間性を備えた「やさしくて賢い」看護職の育成を目指す。

◆ 編入生への対応／単位認定方法・認定単位数

編入後，認定単位及び免許・資格取得等についてオリエンテーションを実施。認定単位は80単位上限。

● 編入学試験情報（平成24年度〈H23年4月～H24年3月〉）

募集人員	5名（3年次）			
出願資格	短大	専門	大2以上	看護系出身のみ。※1：所定の単位を修得（見込）者。※2：看護師国家試験受験資格取得（見込）者。
	○※1	2年以上	○※2	
試験科目	英語	小論	専門	面接	※「看護学」の基礎知識
			○※	○	
試験日程	〈試験日〉Ⅰ期：7/16　Ⅱ期：11/19　Ⅲ期：2/18　〈出願期間〉Ⅰ期：6/13～7/7　Ⅱ期：10/21～11/11　Ⅲ期：1/16～2/10　※Ⅱ期・Ⅲ期募集は欠員があった場合のみ。
実　績 志願者→合格者	H23：3→3　H24：4→4　※平成23年度より編入実施。
学　費	入学手続時納入金　641,000円　初年度納入金　1,282,000円　※別途入学金140,000円，臨地実習費等。
独自の奨学金制度	なし

公立 香川 専攻科 修士

資格｜学部（1年次入学）｜専攻科｜修士
看, 保｜助｜

香川県立保健医療大学

■問合せ先　〒761-0123　高松市牟礼町原281-1
　☎087-870-1212（事務局教務・学生担当）
■最寄駅　JR高徳線志度駅／ことでん志度線原駅

大学院

保健医療学研究科保健医療学専攻看護学分野（修士課程）

◆ 平成24年度選抜制度・取得できる資格

一般	社会人	個別審査	専門看護師	保健師	助産師
○	○	○	×	×	×

◆ 教育目標

高度先進医療を担うことができる質の高い看護実践能力を持ち，地域の保健医療活動に貢献するとともに，看護実践，看護学教育，看護学研究の開拓ができる高度専門職業人を養成する。

◆ 教育研究分野

健康生活支援看護学領域（地域精神看護学，地域看護学，成人老年看護学），次世代育成看護学（育成支援看護学，女性健康看護学，助産実践学）

◆ カリキュラムその他の特徴

看護学及び臨床検査学の2分野からなる研究科として専攻共通科目を置き共に学ぶことによる相乗効果を高めるカリキュラムとなっている。将来的には専門看護師教育課程の設置を目指している。

◆ 有職者への対応

夜間，土曜日その他特定の時間・時期に授業を開講している。長期履修制度あり。

● 入学試験情報（平成24年度〈H23年4月～H24年3月〉）

募集人員	8名（専攻全体。社会人含む）			
出願資格	学士	大3	専4	短大・専3(2)等
	○	審査	○	個別審査
社会人	上記の出願資格のいずれかに該当し，看護師，保健師又は助産師の免許を有する者で通算3年以上の実務経験を有する（見込）者
試験科目	英語	小論	専門	面接	＊辞書1冊持込可
	○＊		○	○	
試験日程	〈試験日〉10/1　〈出願資格審査期間〉8/15～8/22（「大3」「個別審査」）　〈出願期間〉9/14～9/21
実　績 志願者→合格者	H21：10→9　H22：14→11　H23：9→9　H24：8→8
学　費	入学料：366,600円（県内者：197,400円）　授業料：535,800円
独自の奨学金制度	なし

専攻科 助産学専攻科

● 入学試験情報（平成24年度〈H23年4月～H24年3月〉）

募集人員	10名（うち，県内優先枠5名）		
出願資格	学士	専4	看護師資格を有する者又は看護師国家試験受験資格（取得見込み含む）のある女性。
	○	○	
試験科目	英語	小論	専門	面接
	○	○	○	○
試験日程	〈試験日〉3/2　〈出願期間〉2/8～2/21
実　績 志願者→合格者	H24：11→9　※H24設置。
学　費	入学料：219,900円（県内者：118,400円）　授業料：535,800円
独自の奨学金制度	なし

国立 香川 編入 修士

資格 学部（1年次入学）
看, 保(選), 養一

香川大学

■問合せ先 〒761-0793 香川県木田郡三木町池戸1750-1
☎087-891-2074
（医学部学務室大学院・入学試験係）

■最寄駅 ことでん「高松筑港」駅（JR「高松」駅から徒歩3分）から長尾線に乗車し「高田」駅下車

編入

医学部看護学科

◆ 平成25年度編入学者が取得できる資格

保健師	助産師	養護教諭一種	※平成26年度より選択制となり全員は履修できず，養護教諭一種との同時履修はできなくなる。
○※	×	○	

◆ 教育目標
1. 看護の対象である人間としての権利と自由を尊重し，思考力，判断力，行動力を高めることができる能力を養う。
2. 看護の問題を総合的に判断し，解決できる基本的な知識及び看護実践能力を養う。
3. 生涯を通じて自己啓発し，看護を批判的に分析し，建設的・創造的に発展させることができる基礎的能力を養う。
4. 看護活動を通して教育，研究，管理を担い，及び国際貢献ができる能力を養う。

◆ カリキュラムその他の特徴
隣接する附属病院で充実した実習ができ，看護実践能力を高めることができる。

◆ 編入生への対応／単位認定方法・認定単位数
編入生担当の教員・事務職員を置き，認定済みの授業・他学部・他専攻の授業の履修を認めている。出身校での履修科目を一科目ずつ確認。平均認定単位数は80～90単位。

● 編入学試験情報（平成24年度）〈H23年4月～H24年3月〉

募集人員	10名（3年次）				
出願資格	短大	専門	看護系のみ。進学課程は3年制短期大学のみ受験可。		
	○	3年以上			
試験科目	英語	小論	専門	面接	※看護の専門的知識を問う論述問題
	○	○※		○	
試験日程	〈試験日〉9/23 〈出願資格審査期間〉不明な点の問い合わせ7/29まで 〈出願期間〉8/22～9/1				
実　績 志願者→合格者	H21：46→13　H22：31→12　H23：28→13 H24：25→13				
学　費	入学料：282,000円　　授業料：535,800円				
独自の奨学金制度	あり				

大学院

医学系研究科看護学専攻（修士課程）

◆ 平成24年度選抜制度・取得できる資格

一般	社会人	個別審査	専門看護師	保健師	助産師
○	○	○	×	×	×

◆ 教育目標
生命と人間の尊重を基盤とし，保健・医療，福祉及び社会の諸変化に柔軟に対応できるとともに，QOLを指向した創造的，意識的な問題解決をなし得る科学的技術と知識を有する人材を育成し，看護学の発展と人々の健康に寄与する。

◆ 教育研究分野（領域）
基礎看護学分野（基礎看護学，看護医科学），臨床看護学分野（成人看護学，小児看護学，母性看護学，老年・精神看護学），地域看護学分野（地域看護学）

◆ カリキュラムその他の特徴
看護学に関する高度な専門的知識と技術の修得を目指し，高度職業実践者及び看護教育・研究者を育成する。

◆ 有職者への対応
有職者が離職することなく修学することが可能。

● 入学試験情報（平成24年度）〈H23年4月～H24年3月〉

募集人員	16名（社会人特別選抜若干名を含む）				
出願資格	学士	大3	専4	短大・専3(2)等	
	○	審査	○	個別審査※	
	※卒業後，看護学関係の教育，研究・医療機関で一定期間実務に従事した者。				
社会人	上記出願資格のいずれかを有し，かつ次のいずれかに該当する者。①出願時に看護の実務に就いている者。②平成24年4月1日現在，看護師，助産師，保健師又は養護教諭の資格を有し，3年以上の実務経験を有する者。				
試験科目	英語	小論	専門	面接	＊英和辞典持込可 ※筆記又は口頭試問 社会人は左記に加え研究計画書の審査
	○＊		○※	○	
試験日程	〈試験日〉8/25 〈出願資格審査期間〉7/1まで（「大3」「個別審査」） 〈出願期間〉7/25～7/29				
実　績 志願者→合格者	H21：3(6)→3(6)　H22：4(6)→4(4)　H23：17(14)→17(14) H24：3(11)→2(9)　※（ ）は社会人で外数。				
学　費	入学料：282,000円　　授業料：535,800円				
独自の奨学金制度	なし				

国立 愛媛 編入 修士

資格：学部（1年次入学） 看, 保(選), 養一(選)

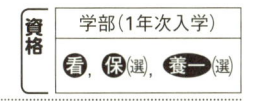

愛媛大学

- 問合せ先 〒791-0265　愛媛県東温市志津川
  ☎編入：089-960-5175　大学院：089-960-5868
  （編入：医学部入試係　大学院：医学部学務課）
- 最寄駅　伊予鉄道郊外電車「大手町駅」（JR「松山駅」から徒歩5分）から，横川原行き乗車「愛大医学部南口駅」下車，伊予鉄道郊外電車「松山市駅」から横河原行き乗車「愛大医学部南口駅」下車

編入

医学部看護学科

◆ 平成25年度編入学者が取得できる資格

保健師	助産師	養護教諭一種	※平成26年度編入より選択制。
○※	×	×	

◆ 教育目標
・豊かな人間性と幅広い教養を備え，深い認識を備え，生涯にわたり学習し続ける看護師の育成
・エビデンスを重視し，自ら考え判断・応用できる能力やアサーション能力の養成

◆ カリキュラムその他の特徴
1. 人間理解を深めるための教育。4年次にはチーム医療を考える医学科との合同授業を実施。
2. 臨地実習のための大学病院が隣接。総合大学のため学習機会が豊富。
3. 看護技術学習ガイドラインを独自に作成。看護の教員が解剖学や生理学を教授，エビデンスを看護に活かせる。

◆ 編入生への対応／単位認定方法・認定単位数
編入生担当の教職員を置き，新入生合同合宿研修，編入生用実習プログラムなどを用意している。出身校での履修科目内容を確認して認定。平均認定単位数は80～89単位。

● 編入学試験情報（平成24年度）〈H23年4月～H24年3月〉

募集人員	10名（3年次）				
出願資格	短大	専門	看護師の免許を有する者及び平成24年度取得見込みの者。		
	○	2年以上			
試験科目	英語	小論	専門	面接	※総合問題
	○	○	○※	○	
試験日程	〈試験日〉9/3　〈出願期間〉8/1～8/8				
実績 志願者→合格者	H21：16→16　H22：26→13 H23：22→18　H24：45→10				
学費	入学料：282,000円　授業料：535,800円				
独自の奨学金制度	なし				

大学院

医学系研究科看護学専攻（修士課程）

◆ 平成24年度選抜制度・取得できる資格

一般	社会人	個別審査	専門看護師	保健師	助産師
○	○	○	×	×	×

◆ 教育目標
①看護学教育者の育成
②看護学研究者の育成
③高度臨床看護者の育成

◆ 教育研究領域
健康科学・基礎看護学，臨床看護学，地域・老人看護学

◆ カリキュラムその他の特徴
①高齢化社会に対応した教育
②地域看護・地域保健の支援
③社会人の修学のための教育方法の特例の実施

◆ 有職者への対応
夜間講座設置。土曜日に講座を多く設置。

● 入学試験情報（平成24年度）〈H23年4月～H24年3月〉

募集人員	16名（社会人特別選抜及び推薦入学特別選抜含む）				
出願資格	学士	大3	専4	短大・専3(2)等	
	○	審査	○	個別審査	
社会人	上記資格のいずれかに該当し，入学時に2年以上の勤務経験を有する者。				
試験科目	英語	小論	専門	面接	※口述試験
	○	○		○※	社会人・推薦は小・口述
試験日程	〈試験日〉9/10 〈出願資格審査期間〉8/1～8/8（「大3」「個別審査」） 〈出願期間〉8/15～8/23				
実績 志願者→合格者	H21：1（15）→1（13）　H22：0（15）→0（14） H23：0（5）→0（5）　H24：0（9）→0（9） ※（ ）は社会人で外数。推薦除く。				
学費	入学料：282,000円　授業料：535,800円				
独自の奨学金制度	なし				

高知大学

国立 高知 編入 修士

資格 学部(1年次入学) 修士
看, 保(選) 助

■問合せ先 〒783-8505　高知県南国市岡豊町小蓮
☎088-880-2295
（医学部入試担当）

■最寄駅　JR高知駅,後免駅

編入

医学部看護学科

◆ 平成25年度編入学者が取得できる資格

保健師	助産師	養護教諭一種	※1:平成26年度編入生より選択制。※2:大学院に移行。
○※1	×※2	○	

◆ 教育目標

時代の要請に応えるべく、豊かな人間性と高い倫理観に裏付けられた感性や看護実践力、問題解決能力などを育み人々の生活の質（QOL）向上のために援助し、看護の発展に貢献しうる看護専門職の育成を目指す。

◆ カリキュラムその他の特徴

看護の基本概念である「人間」「健康」「看護活動」を主軸にして、対象論領域、環境論領域、看護活動領域、総合看護領域の4本の柱を基に構成、初年次科目、教養科目、基礎科目、専門科目に区分されており、共通教育科目と専門科目が系統的に修得できるように構成している。

◆ 編入生への対応／単位認定方法・認定単位数

個々の履修状況に応じて既修得単位の認定を行い、不足分を2年間で修得するよう個別に履修計画を作成。

● 編入学試験情報（平成24年度）〈H23年4月～H24年3月〉

募集人員	10名（3年次）				
出願資格	短大	専門	看護系のみ。		
	○	2年以上			
試験科目	英語	小論	専門	面接	左記以外に総合問題（英文読解含む）
				○	
試験日程	〈試験日〉1次:9/10　2次:12/10 〈出願期間〉1次:8/8～8/11　2次:11/16～11/18				
実　績 志願者→合格者	H21：19→14　H22：32→15　H23：20→12 H24：27→16				
学　費	入学料：282,000円　　授業料：535,800円				
独自の奨学金制度	なし				

大学院

総合人間自然科学研究科看護学専攻（修士課程）

◆ 平成24年度選抜制度・取得できる資格

一般	社会人	個別審査	専門看護師	保健師	助産師
○	○	○	×	×	○

◆ 教育目標

高知大学の教育理念に鑑み「現場主義」を重視し、社会の一員として求められるソーシャルスキルを基盤とした、課題解決能力を身につけた人間力豊かな人材を育成する。さらに、医療の場を含む日常生活の場で人間にとって最も重要な健康の増進を目指しつつ、生活者の視点で包括的な支援を行う高度で専門的な知識・技能を身につけた論理的・創造的な看護の実践者・看護学教育者・看護管理者の育成を目指す。

◆ 教育研究分野（課程）

看護教育・管理学、母子看護学（母子看護学・実践助産学）、成人・老人看護学

◆ カリキュラムその他の特徴

履修方法に、1．主専攻科目のみ履修する方法、2．主専攻科目と準専攻科目を併せて履修する方法があり、さらに1または2に加え他専攻の科目を履修する副専攻プログラムがある。

◆ 有職者への対応

長期履修制度。夜間講座設置。

● 入学試験情報（平成24年度）〈H23年4月～H24年3月〉

募集人員	12名（社会人特別選抜含む）			
出願資格	学士	大3	専4	短大・専3(2)等
	○	審査	○	個別審査
社会人	上記出願資格のいずれかに該当する者で、3年以上の実務経験のある者か出願時において看護の実務に就いている者。母子看護学分野・実践助産学課程への出願は不可。			
試験科目	英語	小論	専門	口述試験　*英和辞書持込可
	○*		○	○
試験日程	〈試験日〉1次:8/26　2次:2/9 〈出願資格審査期間〉1次:720まで　2次:12/27まで（「大3」「個別審査」） 〈出願期間〉1次:8/8～8/11　2次:1/4～1/6			
実　績 志願者→合格者	H21：13→13　H22：11→11　H23：22→18 H24：14→13			
学　費	入学料：282,000円　　授業料：535,800円			
独自の奨学金制度	なし			

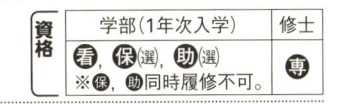

高知県立大学

[公立 高知 修士] [資格 学部(1年次入学) 修士 看,保(選),助(選) 専 ※保,助同時履修不可。]

- ■問合せ先 〒781-8515 高知市池2751-1
  ☎088-847-8580(学生課大学院担当)
- ■最寄駅 JR高知駅よりバス

大学院

看護学研究科看護学専攻(修士課程)

◆ 平成24年度選抜制度・取得できる資格

一般	社会人	個別審査	専門看護師	保健師	助産師
○	×	○	がん,精,老,小,慢,在,地,家	×	×

◆ 教育目標

社会の健康に対する課題に積極的にチャレンジし,看護実践のみならず,研究・教育や政策の場でも活躍し,現状を変革することのできる高度な看護専門職者の育成。

◆ 教育研究領域

家族看護学,精神看護学,地域看護学,在宅看護学,老人看護学,がん看護学,小児看護学,慢性看護学,クリティカルケア看護学,看護管理学,臨床看護学*,地域保健学*
※*印は有職者が離職することなく修学可。

◆ カリキュラムその他の特徴

専門看護師(CNS)の育成や,看護学の発展に寄与する研究者の育成を目的としたプログラムを設置している。

◆ 有職者への対応

土・日・祝日に講座を多く設置。社会人向けプログラムを用意(臨床看護学,地域保健学)。

● 入学試験情報(平成24年度)〈H23年4月~H24年3月〉

募集人員	15名(3年次) ※定員に達しない場合二次募集を実施。			
出願資格	学士	大3	専4	短大・専3(2)等
	○	審査		個別審査
社会人	上記出願資格のいずれかに該当する者で,〈臨床看護学〉5年以上の看護実務経験を有する者〈地域保健学〉5年以上の保健師,助産師,看護師,養護教諭のいずれかの免許を用いた実務経験を有する者。			
試験科目	英語	小論	専門	面接	*辞書持込可
	○*	○	○	○	
試験日程	〈試験日〉9/17, 18 〈出願資格審査期間〉7/19~7/29(「大3」「個別審査」)〈出願期間〉8/5~8/19			
実績 志願者→合格者	H21:23→16 H22:18→16 H23:17→15 H24:19→18			
学費	入学料:282,000円(県内者:141,000円)授業料:535,800円			
独自の奨学金制度	あり			

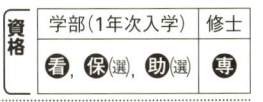

九州大学

[国立 福岡 修士 博士後期] [資格 学部(1年次入学) 修士 看,保(選),助(選) 専]

- ■問合せ先 〒812-8582 福岡市東区馬出3-1-1
  ☎092-642-6680(医系学部等学務課)
- ■最寄駅 JR「博多駅」→地下鉄空港線「中洲川橋駅」→貝塚方面へ乗換→地下鉄箱崎線→「馬出九大病院前駅」下車,JR「博多駅」→JR吉塚駅

大学院

医学系学府保健学専攻看護学分野(修士課程)

◆ 平成24年度選抜制度・取得できる資格

一般	社会人	個別審査	専門看護師	保健師	助産師
○	×※	○	がん	×	×

※H22から社会人区分を廃止し,入試区分を一本化。

◆ 教育研究領域

基礎看護,看護教育・看護管理,成人看護,老年看護,小児看護,母性看護,地域看護

◆ カリキュラムその他の特徴・教育目標

保健学における創造性豊かな優れた研究・開発能力を有する教育者・研究者の養成及び研究マインドをもった実践的指導者や組織リーダーを養成。具体的には,豊かな人間性を備えた人材,高度化する医療に対応できる人材,全人的チーム医療に対応する人材,高齢社会の医療に対応する人材,医療の情報化に対応する人材,教育・研究者へと発展可能な人材,国際医療の場で活躍できる人材の育成。

◆ 有職者への対応

長期履修学生制度あり。一部の講義でWeb学習システム,電子メール,IT教材等の活用や開講時間の工夫あり。

● 入学試験情報(平成24年度)〈H23年4月~H24年3月〉

募集人員	20名(保健学専攻3分野計)			
出願資格	学士	大3	専4	短大・専3(2)等
	○	個別審査	○	個別審査
試験科目	英語	小論	専門	面接	※小論文 *英語辞書1冊持込可
	○*		○	○	
試験日程	〈試験日〉8/26 〈出願資格審査期間〉7/19まで(個別審査)〈出願期間〉7/29~8/3			
実績 志願者→合格者	H21:2(8)→2(6) H22:9→8 H23:12→8 H24:12→9 ※( )は社会人で外数。H22以降は社会人含む。			
学費	入学料:282,000円 授業料:535,800円			
独自の奨学金制度	なし			
〈備考〉	がん看護専門看護師教育課程に対応する科目等,詳細は要問合せ。			

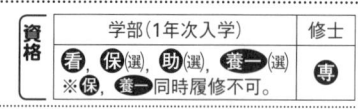

福岡県立大学

公立 福岡 修士

資格:
学部(1年次入学): 看, 保(選), 助(選), 養一(選) ※保, 養一同時履修不可。
修士: 専

■問合せ先　〒825-8585　田川市伊田4395
　☎0947-42-2118（学務部）
■最寄駅　JR田川伊田駅

大学院

看護学研究科看護学専攻（修士課程）

◆ 平成24年度選抜制度・取得できる資格

一般	社会人	個別審査	専門看護師	保健師	助産師
○	×	○	がん 精	×	×※

※平成27年度より学部から大学院に移行の予定。

◆ 教育目標
地域の保健・医療・福祉分野の施策展開を推進できる，高度な職業人としての看護職者および研究者・教育者を育成する。

◆ 教育研究領域（分野）
基盤看護学（看護教育学・基礎看護学・看護心理学・実験看護学），ヘルスプロモーション看護学（思春期ヘルスプロモーション・地域看護学・在宅看護学・食学学），臨床看護学（助産学・成人看護学・老年看護学・小児看護学，精神看護学，代替・補完看護学）
※成人看護学分野にがん専門看護師コース，精神看護学分野に精神看護専門看護師コースがある。

◆ カリキュラムその他の特徴
基盤看護学領域，ヘルスプロモーション看護学領域，臨床看護学領域の3つの専門領域から成り立っている。この3つの専門領域には研究コースがあるほか，臨床看護学領域には専門看護師コースがある。

◆ 有職者への対応
長期履修制度あり。

● 入学試験情報（平成24年度）〈H23年4月～H24年3月〉

募集人員	12名			
出願資格	学士	大3	専4	短大・専3(2)等
	○			個別審査
	専門看護師コースは上記の出願資格に加え看護師・保健師・助産師いずれかの免許取得後，実務経験が5年以上で，うち，志望する専門看護分野（がん看護，精神看護）での実務経験が3年以上あること。			
試験科目	英語	小論	専門	面接
	○*	○	○	○※
	*辞書持込可。※研究コースは口頭試問。			
試験日程	〈試験日〉秋季：10/15　春季：2/4 〈出願資格審査期間〉秋季：8/26迄　春季：1/4迄（個別審査） 〈出願期間〉秋季：9/26～10/3　春季：1/13～1/23			
実　績 志願者→合格者	H21：12→9　H22：18→5　H23：9→7 H24：15→14			
学　費	入学料：520,000円（県内者：282,000円） 授業料：535,800円			
独自の奨学金制度	なし			

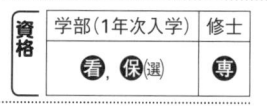

久留米大学

私立 福岡 修士

資格:
学部(1年次入学): 看, 保(選)
修士: 専

■問合せ先　〒830-0011　久留米市旭町67
　☎0942-31-7528
　（医学研究科入学試験係）
■最寄駅　JR久留米駅または西鉄久留米駅

大学院

医学研究科医科学専攻臨床看護学群（修士課程）

◆ 平成24年度選抜制度・取得できる資格

一般	社会人	個別審査	専門看護師	保健師	助産師
○	○	○	がん 感 老	×	×

◆ 教育目標
医学以外の学問的背景をもち，医学・医療に貢献することを目指す人材を対象に，各専攻分野の研究能力及び高度専門性が求められる職業を担うための卓越した能力，教養，人間性を備えた人材を育成することを目的とする。

◆ 教育研究領域
アカデミックコース（臨床基礎看護，がん看護，地域看護，母子健康生活，老年看護など）
スペシャリストコース（がん看護専門看護師教育課程，感染看護専門看護師教育課程，老人看護専門看護師教育課程）

◆ カリキュラムその他の特徴
感染制御看護師〔インフェクション・コントロール・ナース：ICN〕養成プログラム。

◆ 有職者への対応
昼夜開講制。長期履修学生制度あり。

● 入学試験情報（平成24年度）〈H23年4月～H24年3月〉

募集人員	25名（社会人特別選抜含む　研究科全体）			
出願資格	学士	大3	専4	短大・専3(2)等
	○	審査※	○	個別審査
	※本研究科が定める単位を優秀な成績で修得した者。			
社会人	上記出願資格のいずれかに該当する者で，入学時に2年以上，企業，教育研究機関にて職務経験を有する者で，入学後も引き続き勤務する者。			
試験科目	英語	小論	専門	面接
	○*	○		○
	*辞書持込可			
試験日程	〈試験日〉前期：10/18　後期：2/21 〈出願資格審査期間〉前期：8/22～8/26　後期：12/12～12/16（「大3」「個別審査」） 〈出願期間〉前期：9/20～9/30　後期：1/16～1/27			
実　績 志願者→合格者	H21：5（16）→5（16）　H22：4（27）→4（25） H23：2（8）→2（7）　H24：10（12）→9（10） ※上記は研究科全体。（　）は社会人で外数。			
学　費	入学手続時納入金570,000円（450,000円） 初年度納入金900,000円（780,000円） ※（　）は本学卒業生。			
独自の奨学金制度	あり			

聖マリア学院大学

私立 福岡 専攻科※ 修士 資格 看, 保(選), 助(開設準備中), 専
※H25年4月開設予定。
学部(1年次入学) / 専攻科 / 修士

- ■問合せ先 〒830-8558　久留米市津福本町422
  ☎0120-35-7271(入試事務室:入試専用フリーダイヤル)
  0942-35-7271(代表)
- ■最寄駅　西鉄天神大牟田線試験場前駅

大学院

看護学研究科看護学専攻(修士課程)

◆ 平成24年度選抜制度・取得できる資格

一般	社会人	個別審査	専門看護師	保健師	助産師
○	○	○	母 慢	×	×

◆ 教育目標
豊かな人間性と深い教養を具え、高度の看護知識と技術に基づく科学的な看護実践能力を身につけ、広く人間社会の健康に寄与できる篤実有能な人材。人間の尊厳を基盤とした生命倫理の教育。国際性・学際性の重視・実践力の重視。ロイ理論を含めた看護理論の基盤形成と展開。

◆ 教育研究領域(コース)
療養支援慢性看護学(修士論文コース、慢性専門看護師コース)、MCH(周産期・母子)看護学(修士論文コース、母性専門看護師コース)、統合看護学(修士論文コース〔ヒューマンイノベーション看護学分野、看護政策・管理・教育システム(国際比較)分野、国際看護学分野〕)

◆ カリキュラムその他の特徴
教育課程は、基盤教育科目、専門教育科目で構成され、専門教育は修士論文作成を主とする論文コースと専門看護師(CNS)コースに大別され、専門領域は3領域、修士論文の研究分野は5分野を設定。

◆ 有職者への対応
長期履修制度。

● 入学試験情報(平成24年度)〈H23年4月～H24年3月〉

募集人員	12名(社会人特別選抜含む)			
出願資格	学士	大3	専4	短大・専3(2)等
	○	○	○	個別審査
社会人	上記出願資格のいずれかに該当する者で、看護師免許取得後、看護職として3年以上の職務経験を有する者。			
試験科目	英語	小論	専門	面接
	○*	○	○※	○
	*辞書持込可　※志望する領域の科目を選択			
試験日程	〈試験日〉秋期:10/15　春期:2/25　〈出願資格審査期間〉秋期:9/1～9/22　春期:1/16～2/3(個別審査)　〈出願期間〉秋期:9/20～10/7　春期:2/7～2/17			
実績　志願者→合格者	H22:8(4)→8(3)　H23:8(0)→8(0)　H24:2(4)→2(4)　※H22年度より実施。( )は社会人で外数。			
学費	入学時納入金:775,000円　初年度納入金1,300,000円			
独自の奨学金制度	なし			

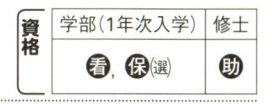

日本赤十字九州国際看護大学

私立 福岡 修士 資格 看, 保(選), 助
学部(1年次入学) / 修士

- ■問合せ先 〒811-4157　宗像市アスティ1-1
  ☎0940-35-7008(事務局学務課)
- ■最寄駅　JR鹿児島本線赤間駅からバス

大学院

看護学研究科看護学専攻(修士課程)

◆ 平成24年度選抜制度・取得できる資格

一般	社会人	個別審査	専門看護師	保健師	助産師
○	○	○	×	×	×

◆ 教育目標
赤十字の人道の理念を基調に、多様な健康ニーズを学際的に研究し、国内外の保健・医療・福祉に関連した社会的ニーズに対応する理論と技術を創出・実践する看護分野の専門家を育成する。

◆ 教育研究コース(専攻領域)
保健(国際開発と健康、世界の健康危機、ヘルスプロモーション)、看護(加齢と看護、メンタルヘルス)、助産(助産実践力開発・助産教育)

◆ カリキュラムその他の特徴
専攻領域以外の授業科目をも選択できるように配慮し、各専攻領域に設定されている授業科目を関連づけて学修できるようにした。

◆ 有職者への対応
長期履修制度。夜間に講座を設置。土曜日に講座を多く設置。

● 入学試験情報(平成24年度)〈H23年4月～H24年3月〉

募集人員	10名(社会人選抜含む)			
出願資格	学士	大3	専4	短大・専3(2)等
	○			個別審査
社会人	上記出願資格のいずれかに該当する者で、3年以上の看護師・保健師・助産師の実践経験または、国際的活動の実践経験を有する者。助産実践力開発を選択する者は、3年以上の助産師経験を有すること。			
試験科目	英語	小論	専門	面接
	○*	○	○※	○
	*辞書使用可(大学にて準備)　※社会人選抜は免除(助産教育領域除く)			
試験日程	〈試験日〉前期:10/22　後期:1/21　〈出願資格審査期間〉前期:8/22～9/2　後期:11/21～12/2(個別審査)　〈出願期間〉前期:9/20～9/30　後期:12/15～12/28			
実績　志願者→合格者	H21:〈保健〉4(0)→3(0)〈看護〉0(0)→0(0)〈助産〉0(0)→0(0)　H22:〈保健〉0(0)→0(0)〈看護〉3(0)→3(0)〈助産〉5(1)→5(1)　H23:〈保健〉0(1)→0(1)〈看護〉0(2)→0(2)〈助産〉1(1)→1(1)　H24:〈保健〉4(4)→3(3)〈看護〉1(1)→1(1)〈助産〉3(1)→3(1)　※( )は社会人で外数。			
学費	初年度納入金:1,300,000円(入学金300,000円〈入学手続時〉、授業料前期・後期各400,000円、維持運営費前期・後期各100,000円　※前期は3/16まで、後期は10/31まで。別途助産教育領域で実験実習費前期・後期各100,000円			
独自の奨学金制度	あり			

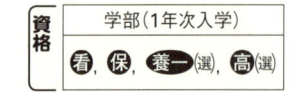

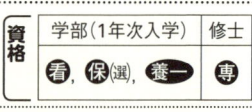

福岡大学

私立 福岡 修士
資格：学部(1年次入学) 看, 保, 養(選), 高(選)

■問合せ先　〒814-0180　福岡市城南区七隈7-45-1
　☎092-801-1011（医学部看護学科事務室）
■最寄駅　地下鉄七隈線福大前駅

大学院

医学研究科看護学専攻（修士課程）

◆ 平成24年度選抜制度・取得できる資格

一般	社会人	個別審査	専門看護師	保健師	助産師
○	○	○	×	×	×

◆ 教育目標
看護学において，高度な専門的知識探究力を持ち，責務が拡大する保健・医療チームで広く活躍できる高度専門職業人の養成を行う。

◆ 教育研究領域
母子健康支援論領域，成人療養支援論領域，地域／精神健康支援論領域，看護教育・看護マネジメント論領域

◆ カリキュラムその他の特徴
専門科目のうちから1つの演習を選定し，その学生の専門領域とする。専門領域の特別研究担当者を指導教員とし，授業科目の選択，学位論文作成等の指導を受ける。

◆ 有職者への対応
長期履修制度あり。教育上特別の必要があると認められる場合には，夜間その他特定の時間又は時期において授業又は研究指導を行う等。

● 入学試験情報（平成24年度）〈H23年4月～H24年3月〉

募集人員	6名			
出願資格	学士	大3	専4	短大・専3(2)等
	○	審査	○	個別審査
社会人	保健師，助産師，看護師いずれかの資格を取得し，入学時において看護職（養護教諭含む）としての実務経験が通算3年以上。			
試験科目	英語	小論	専門	面接
	○*		○	○※
	＊辞書持込可。左記は一般。社会人は「英語又は小論文」・専門・面接。※口頭試問			
試験日程	〈試験日〉秋季：9/4　春季：2/19　〈出願資格審査期間〉秋季：7/19～7/22　春季：12/12～12/15（「大3」「個別審査」）　〈出願期間〉秋季：8/19～8/25　春季：1/16～1/24			
実績 志願者→合格者	H23：0（5）→0（5）　H24：1（7）→1（7）　※H23年度より実施。（ ）は社会人で外数。			
学費	入学手続時納入金：578,600円　初年度納入金：858,600円			
独自の奨学金制度	あり（返還義務がある〈無利子〉貸与型）			
〈備考〉	科目履修制度，研究生，研究員制度あり。			

九州看護福祉大学

私立 熊本 修士
資格：学部(1年次入学) 看, 保(選), 養一, 専

■問合せ先　〒865-0062　熊本県玉名市富尾888
　☎0968-75-1850（入試センター室直通）
■最寄駅　JR鹿児島本線玉名駅からバス8分,九州新幹線新玉名駅からバス8分

大学院

看護福祉学研究科看護学専攻（修士課程）

◆ 平成24年度選抜制度・取得できる資格

一般	社会人	個別審査	専門看護師	保健師	助産師
○	×	○	がん※	×	×

※がん看護学領域上級実践コースのみ。

◆ 教育目標
科学的根拠を基盤に，国際的な視野を持ちながら地域社会に貢献し，質の高い看護サービスを提供できる実践家や研究者を育成。

◆ 教育研究分野（領域）
基礎看護学（基礎看護学・看護病態機能学），臨床看護学（成人看護学・小児看護学・がん看護学〈修士論文コース・上級実践コース〉）・老年看護学（老年看護学）・地域看護学（地域看護学・国際保健学）

◆ カリキュラムその他の特徴
九州がんプロフェッショナル養成プラン（文部科学省大学改革推進事業）に参画：臨床看護分野看護学領域上級実践コースにて「がん看護専門看護師（CNS）」の養成を目指す。

◆ 有職者への対応
長期履修制度あり。夜間その他の特定の時間または時期において授業や研究指導を行える。土曜日に多く開講。

● 入学試験情報（平成24年度）〈H23年4月～H24年3月〉

募集人員	12名			
出願資格	学士	大3	専4	短大・専3(2)等
	○	審査	○	個別審査※
	※看護師，保健師，精神保健福祉士等の免許を有し，平成24年3月31日現在満22歳以上の者。			
試験科目	英語	小論	専門	面接
	○*		○	○
	＊辞書持込可　※合否には研究計画書・提出書類も重視			
試験日程	〈試験日〉第1回：10/10　第2回：3/4　〈出願資格審査期間〉第1回：9/5～9/15　第2回：2/6～2/16（「大3」「個別審査」）　〈出願期間〉第1回：9/20～10/4　第2回：2/15～2/28			
実績 志願者→合格者	H21：10→10　H22：6→6　H23：8→8　H24：9→9			
学費	初年度納入金：1,000,000円（1学期60万，2学期40万）　※がん看護学領域上級実践コースは別途実習費8万円程度）			
独自の奨学金制度	なし			

国立 佐賀 編入 修士

資格	学部(1年次入学)	修士
	看, 保(選), 助(選) ※保,助同時履修不可。	専 (予定)

佐賀大学

■問合せ先　〒849-8501　佐賀市鍋島5-1-1
　　　　　☎0952-34-3130
　　　　　（医学部学生サービス課入試担当）

■最寄駅　JR佐賀駅からバス

編入

医学部看護学科

◆ 平成25年度編入学者が取得できる資格

保健師	助産師	養護教諭一種
○	×	×

◆ 教育目標
(1) 看護職者にふさわしい豊かな感性を備え，人を尊重する態度を身につける。
(2) 的確な看護実践ができるように知識と技術を修得する。
(3) 看護の多様な問題に対処できるように，自ら考え解決する習慣を身につける。
(4) 社会に対する幅広い視野をもち，地域における保健医療福祉の活動に貢献できる基本的能力を養う。

◆ カリキュラムその他の特徴
看護師教育課程に加え，保健師や助産師への道を開くための教育課程が4年間のカリキュラムの中で一貫して行われる。病院等の施設や地域で行う臨地実習をカリキュラムの核とし，1年次から4年次まで段階的に編成。自己学習・自己評価の実践を習慣づけている。チューター（指導教員）制度を採用。

◆ 編入生への対応／単位認定方法・認定単位数
短大・専門学校と共通する教養教育科目は一括認定，他は1科目ずつ確認して認定。平均認定単位数は100単位以上。

● 編入学試験情報（平成24年度）〈H23年4月～H24年3月〉

募集人員	10名（3年次）（H24　2次募集あり）			
出願資格	短大	専門	看護系のみ。	
	○	2年以上		
試験科目	総合問題I	総合問題II	面接	※看護専門基礎分野及び看護専門分野の基礎的知識に加え，思考力，判断力等を問う
	英語	※	○	
試験日程	〈試験日〉1次：7/6　2次：12/14　〈出願期間〉1次：5/23～5/30　2次：10/24～28			
実　績 志願者→合格者	H21：16→13　H22：21→10　H23：20→10 H24：13→6			
学　費	入学料：282,000円　　授業料：535,800円			
独自の奨学金制度	あり			

大学院

医学系研究科看護学専攻（修士課程）

◆ 平成24年度選抜制度・取得できる資格

一般	社会人	個別審査	専門看護師	保健師	助産師
○	○		慢※	×	×

※平成24年7月に専門看護師養成課程「慢性看護」申請予定。

◆ カリキュラムその他の特徴・教育目標
社会の要請に応え看護の各分野において活躍できる，優れた研究・教育及び高度な看護実践能力を有する看護専門職者を育成する「研究・教育者コース」，「専門看護師コース」を設定。

◆ 指導教員専門分野
看護基礎科学，成人・老年看護学，母子看護学，地域・国際看護学
※研究・教育者コースと専門看護師コースがある。

◆ 有職者への対応
指導教員と相談のうえ，授業及び研究指導を夜間や特定の時間又は時期に受けることができる。一部講義については，eラーニングや講義DVDによる受講も可能。長期履修制度あり。

● 入学試験情報（平成24年度）〈H23年4月～H24年3月〉

募集人員	16名（「社会人特別入試」含む）（2回募集あり）			
出願資格	学士	大3	専4	短大・専3(2)等
	○	審査	○	個別審査
	社会人	上記の出願資格のいずれかに該当する者で，官公庁，教育機関，病院，企業等の現業に従事し社会人として3か年以上の実務経験を有する者。		
試験科目	英語	小論	専門	面接
	○*	○		○※
	*辞書持込可　※口述試験 社会人特別入試は，小論文，口述試験及び志望理由書等の結果を総合して判定。			
試験日程	〈試験日〉1次：10/22　2次：2/13　3次：3/22 〈出願資格審査期間〉1次：9/12まで　2次：12/20まで　3次：2/24まで（「大3」「個別審査」） 〈出願期間〉1次：9/20～9/30　2次：1/10～1/17　3次：3/12～3/16			
実　績 志願者→合格者	H21：4（13）→4（13）　H22：1（10）→1（10） H23：3（15）→3（14）　H24：5月に公表 ※（　）は社会人で外数。			
学　費	入学料：282,000円　　授業料：535,800円			
独自の奨学金制度	なし			

長崎大学

国立 長崎 編入 修士　資格：学部（1年次入学）修士　看, 保(選) 助

■問合せ先　〒852-8520　長崎市坂本1-7-1
☎095-819-7909
（医学部保健学科学務係）
■最寄駅　JR長崎駅・浦上駅

■問合せ先　〒852-8520　長崎市坂本1-12-4
☎095-819-7009
（医歯薬学総合研究科学務課大学院係）
■最寄駅　JR長崎駅・浦上駅

編入

医学部保健学科看護学専攻

◆ 平成25年度編入学者が取得できる資格

保健師	助産師	養護教諭一種
○※1	○※2	×

※1：平成26年度編入学生より選択制となる予定。※2：平成25年度編入生まで取得可，2名以内。

◆ 教育目標
1. 豊かな教養と高い倫理観を身につけた心豊かな人間性を養う。2. 高度の専門知識と技能を身につけ，自主性と創造性に富む柔軟な思考力を養う。3. チームの一員として，地域医療に貢献できる能力を養う。4. 生涯を通して，科学的探求の態度を継続できる能力を養う。5. 専門性の確立を目指し，他領域の人々と連携できる学際的能力を養う。6. 医療専門職者として幅広い社会活動や国際医療活動ができる能力を養う。

◆ カリキュラムその他の特徴
医学部医学科との共修科目や保健学科3専攻の共修科目を通してチーム医療の大切さも学ぶ。

◆ 編入生への対応／単位認定方法・認定単位数
看護学専攻教務委員会にて単位認定作業を行い，保健学教員会議にて承認を得る。平均認定単位数は60単位（上限63単位）。

● 編入学試験情報（平成24年度〈H23年4月〜H24年3月〉）

募集人員	10名（3年次）				
出願資格	短大	専門	看護関係学科卒・修了（見込）者。		
	○	2年以上			
試験科目	英語	小論	専門	面接	*英和・和英辞書1冊持込可。※グループ面接
	○*	○	○	○※	
試験日程	〈試験日〉8/26　〈出願期間〉7/11〜7/22				
実績 志願者→合格者	H21：22→10　H22：31→13　H23：27→13　H24：17→10　※H22は学科計。				
学費	入学料：282,000円　授業料：535,800円				
独自の奨学金制度	なし				

大学院

医歯薬学総合研究科保健学専攻（修士課程）

◆ 平成24年度選抜制度・取得できる資格

一般	社会人	個別審査	専門看護師	保健師	助産師
○	○※	○	がん	×	○*

※助産師コース除く。＊平成24年度より助産師養成コースを開設。

◆ 教育目標
保健学専攻分野に関する高度の専門的知識及び能力を修得させるとともに，専攻分野に関連する分野の基礎的素養を涵養し，保健学の高度専門職業人の育成を行う。

◆ 教育研究分野
健康推進看護学分野（遺伝看護・遺伝カウンセリングコース・がん看護専門看護師養成コース，放射線看護専門看護師養成コースを設置），リプロダクティブヘルス・国際看護学分野（助産師養成コースを設置）

◆ カリキュラムその他の特徴
病院実習は主として長崎大学病院で行っている。

◆ 有職者への対応
社会人入試実施。夜間開講で対応。

● 入学試験情報（平成24年度〈H23年4月〜H24年3月〉）

募集人員	助産師養成コース8名　上記以外の看護学講座4名程度（社会人含む）　※入学定員に満たない場合は追加合格あり				
出願資格	学士	大3	専4	短大・専3(2)等	
	○	審査	○	個別審査※	
	※助産師養成コースは入学時に看護師免許を有する者。				
社会人	上記の出願資格に該当し，医療・保健・福祉施設，教育機関，官公庁又は企業において3年以上の専門的な実務経験を有する者。助産師コース除く。				
試験科目	英語	小論	専門	面接	*英和辞書1冊持込可　※専門的知識を問う
	○*	○		○※	
試験日程	〈試験日〉9/16（助産師コース2/13）　〈出願資格審査期間〉8/2までに書類提出。面接を行う場合は通知　〈出願期間〉8/22〜8/26（助産師コース1/23〜1/27）				
実績	非公開				
学費	入学料：282,000円　授業料：535,000円				
独自の奨学金制度	あり				

公立 長崎 編入 修士

資格 学部(1年次入学) 看, 養一

長崎県立大学

■問合せ先 〒851-2195 西彼杵郡長与町まなび野1-1-1
☎095-813-5065
(シーボルト校 学生部学生支援課学生グループ)

■最寄駅 JR長崎本線長与駅下車,または長崎バスで商業入口,県営バスで女の都小学校下下車

編入

看護栄養学部看護学科

◆ 平成25年度編入学者が取得できる資格

保健師	助産師	養護教諭一種	※ただし最低でも3年かかる。
○	×	○※	

◆ 教育目標
生命の尊厳と人権の尊重を基本とし,生活する人々の健康問題の解決と生活の質の向上に向けて保健・医療・福祉を統合した看護ができる看護職,国際的視野をもち,専門職として看護の発展に自律的・創造的に貢献できる看護職を育成。

◆ カリキュラムその他の特徴
基礎・成人看護実習室,地域・老人看護実習室,母性・小児看護実習室を備えている。

◆ 編入生への対応/単位認定方法・認定単位数
出身校での履修科目内容を1科目ずつ確認して認定。平均認定単位数は70~79単位。

● 編入学試験情報(平成24年度)〈H23年4月~H24年3月〉

募集人員	10名 (3年次)				
出願資格	短大	専門	平成24年度4月1日現在,看護師国家試験受験資格又は看護師免許を有すること。進学課程(2・3年制)修了(見込)者も可。		
	○	2年以上			
試験科目	英語	小論	専門	面接	左記以外に総合問題(英文読解力,国語表現力,論理的思考力を問う記述試験)
				○	
試験日程	〈試験日〉9/16 〈出願期間〉8/15~8/26				
実 績 志願者→合格者	H21:15→7 H22:22→9 H23:15→6 H24:8→3				
学 費	入学料:353,000円 (県内生:176,500円) 授業料:535,800円				
独自の奨学金制度	なし				

〈備考〉 平成25年度学生募集で編入募集終了。

大学院

人間健康科学研究科看護学専攻(修士課程)

◆ 平成24年度選抜制度・取得できる資格

一般	社会人	個別審査	専門看護師	保健師	助産師
○	○	○	×	×※	×

※平成26年4月より設置予定。

◆ 教育目標
少子高齢社会への対応を含め,保健医療分野におけるリーダーシップのとれる看護職者をひとりでも多く育成し,地域医療,広くは国民の健康増進に貢献する。

◆ 教育研究分野
看護管理学,母子看護学,成人・高齢者看護学,地域看護学,障害福祉ケア

◆ カリキュラムその他の特徴
4年制大学の卒業生のみを主対象とせず,社会での経験を積んだ人材の中からも大学卒業と同等の能力のある看護職にも道を開き,勤務を続けながら履修できるように開講時間やカリキュラム編成等に配慮している。

◆ 有職者への対応
長期履修制度あり。夜間に講座を設置している。

● 入学試験情報(平成24年度)〈H23年4月~H24年3月〉

募集人員	1次:8名 2次:若干名(社会人特別選抜含む)				
出願資格	学士	大3	専4	短大・専3(2)等	
	○	審査	○	個別審査	
社会人	上記出願資格のいずれかに該当する者で,3年以上の看護師,保健師又は助産師のいずれかの資格を有する者。				
試験科目	英語	小論	専門	面接	*辞書持込可
	○*		○	○	
試験日程	〈試験日〉1次:1/21 2次:3/10 〈認定申請期間〉1次:11/28~12/22 2次:2/20~2/24(「大3」「個別審査」) 〈出願期間〉1次:12/19~1/6 2次:2/27~3/2				
実 績 志願者→合格者	H21:1 (3) →1 (2) H22:1 (10) →1 (7) H23:0 (4) →0 (3) H24:1 (3) →1 (2) ※( )は社会人で外数。				
学 費	入学料:353,000円 (県内生:176,500円) 授業料:535,800円				
独自の奨学金制度	なし				

国立 熊本 編入 博士前期 博士後期

資格 学部(1年次入学) 修士
看, 保(選)*, 助(選)*, 高* 専
※*印は1つを選択。

熊本大学

■問合せ先 〒860-8555 熊本市中央区黒髪2-40-1
☎096-342-2146
(熊本大学学生支援部入試ユニット)

■最寄駅 JR鹿児島本線熊本駅からバス

編 入

医学部保健学科看護学専攻

◆ 平成25年度編入学者が取得できる資格

保健師	助産師	養護教諭一種	※1:平成26度編入学生より選択制。 ※2:選択制。平成26年度編入生より同時履修不可。
○※1	○※2	×	

◆ 教育目標
生命や人間の尊厳に基づく心豊かな教養そして高度な専門知識・技術を備え,チーム医療のスタッフとして活動し,広く社会に貢献できる資質の高い医療者・研究者・教育者を育成する。

◆ カリキュラムその他の特徴
保健学科各専攻(看護学,放射線技術科学,検査技術科学)共通で保健医療系基礎科目,各専攻別に専門科目を学ぶとともに臨地実習,チーム医療実習リサーチトレーニングなどを行う。

● 編入学試験情報(平成24年度)〈H23年4月~H24年3月〉

募集人員	10名(3年次)			
出願資格	短大	専門	看護系のみ。	
	○	2年以上		
試験科目	英語	小論	専門	面接
	○	○		○
試験日程	〈試験日〉8/26 〈出願期間〉7/15~7/21			
実 績 志願者→合格者	H21:48→18 H22:36→15 H23:32→7 H24:21→10 ※保健学科合計。			
学 費	入学料:282,000円 授業料:535,800円			
独自の奨学金制度	なし			

大学院

保健学教育部保健学専攻看護学分野
(博士前期課程)

◆ 平成24年度選抜制度・取得できる資格

一般	社会人	個別審査	専門看護師	保健師	助産師
○	×	○	○(精)	×	×

※「在宅看護専門看護師」養成課程準備中。

◆ 教育目標
医療機関での高度な専門看護の実践的指導者や教育・研究者を育成。

◆ 教育研究領域
精神看護学,看護教育学,母子・女性健康科学,成人看護学,在宅看護学

◆ カリキュラムその他の特徴
精神看護専門看護師の資格や高等学校教諭専修免許状(看護)の取得を希望する学生には,必要な授業科目を用意している。

◆ 有職者への対応
夜間その他特定の時間又は時期に開講する授業や集中講義を設けている。長期履修制度あり。

● 入学試験情報(平成24年度)〈H23年4月~H24年3月〉

募集人員	16名(保健学専攻他分野含む)			
出願資格	学士	大3	専4	短大・専3(2)等
	○	審査	○	個別審査
試験科目	英語	小論	専門	面接
			○※1	○※2
	*辞書持込可 ※1:英語含む ※2:口述試験			
試験日程	〈試験日〉9/3 〈出願資格審査期間〉6/24~6/30(「大3」「個別審査」) 〈出願期間〉7/22~7/28			
実 績 志願者→合格者	H21:9→9 H22:17→11 H23:22→13 H24:10→9			
学 費	入学料:282,000円 授業料:535,800円			
独自の奨学金制度	なし			

〈備考〉 高等学校教諭一種免許状(看護)を有する者は,履修方法によっては高等学校教諭専修免許状取得可能。

国立 大分 編入 修士

資格	学部(1年次入学)	修士
	看, 保	専

大分大学

■問合せ先 〒870-1192 大分市大字旦野原700
　☎編入 097-554-7471　大学院 097-554-6701
　（編入:学生支援部入試課入試企画グループ　大学院:学生支援部入試課）

■最寄駅　JR豊肥本線「大分大学前駅」

編入

医学部看護学科

◆ 平成25年度編入学者が取得できる資格

保健師	助産師	養護教諭一種
○	×	×

◆ 教育目標
人々が心身ともに健康な生活を営めるよう，適切な看護を行うことができる専門的知識と技術の習得を促し，看護学の発展と地域住民の保健・医療・福祉の向上，ひいては国際社会への貢献ができるよう，豊かな人間性を備えた人材を養成。

◆ カリキュラムその他の特徴
附属病院での臨地実習。指導教員（チューター）制度による支援。

◆ 編入生への対応／単位認定方法・認定単位数
出身校での履修科目内容を1科目ずつ確認して認定。一括認定で59単位。

● 編入学試験情報（平成24年度）〈H23年4月～H24年3月〉

募集人員	10名（3年次）				
出願資格	短大	専門	大2以上		看護系のみ。※看護系で，所定の単位取得（見込）者。
	○	2年以上	○※		
試験科目	英語	小論	専門	面接	※総合問題（専門に関する基礎知識，問題解決能力，及び総合能力を問う）
	○		○※	○	
試験日程	〈試験日〉8/23　〈出願期間〉7/25～7/29				
実　績 志願者→合格者	H21：20→10　H22：21→11　H23：17→12 H24：19→11				
学　費	入学料：282,000円　　授業料：535,800円				
独自の奨学金制度	なし				

大学院

医学系研究科看護学専攻（修士課程）

◆ 平成24年度選抜制度・取得できる資格

一般	社会人	個別審査	専門看護師	保健師	助産師
○	×	×	がん	×	×

◆ 教育目標
社会や保健・医療・福祉の変化を見据え，看護の質向上を実現できる実践力を養い，看護実践・看護管理・看護教育の場でリーダーシップを発揮できる高度専門職業人の養成を目指す。

◆ 教育研究領域
・「看護実践コース」「看護管理・教育コース」の2コース制
・学べる分野：基礎・成人・老人・精神・小児・母性・在宅・地域・家族看護学，看護管理，看護教育等
・専門看護師「がん看護」教育課程を設置

◆ 有職者への対応
昼夜開講制・長期履修制度を導入し働きながらの就学を支援。

● 入学試験情報（平成24年度）〈H23年4月～H24年3月〉

募集人員	10名（社会人含む）				
出願資格	学士	大3	専4	短大・専3(2)等	
	○	審査	○	個別審査※	
	※22歳以上で看護師・保健師・助産師の資格を持ち，5年以上の実務経験がある，研究会・学会発表又は研究報告等の経験がある，その他の認定基準あり。				
試験科目	英語	小論	専門	面接	※看護学及び医療・保健・福祉に関する問題
		○※		○	
試験日程	〈試験日〉1次：8/2　2次：10/20　3次：3/6 〈出願資格審査期間〉1次：7/1～7/5　2次：8/23～8/26　3次：1/23～1/24（「大3」「個別審査」） 〈出願期間〉1次：7/19～7/22　2次：9/27～9/30　3次：2/20～2/23				
実　績 志願者→合格者	H21：11→9　H22：6→5　H23：10→7 H24：6→6 ※実績に社会人含む。				
学　費	入学料：282,000円　　授業料：535,800円				
独自の奨学金制度	なし				

〈備考〉　養護教諭一種免許状及び高等学校教諭一種免許状「看護」を所持する本専攻入学者に対して，本専攻を修了することにより，それぞれ養護教諭専修免許状及び高等学校教諭専修免許状「看護」を取得する資格が与えられる。

大分県立看護科学大学

公立 大分 編入※ 博士前期 博士後期 資格
※H25より看護学部編入中止。
学部(1年次入学) 博士前期
看 保, 助

- ■問合せ先 〒870-1201 大分市廻栖野2944-9
  ☎097-586-4303(教務学生グループ)
- ■最寄駅 JR大分駅から大分バス大分駅前より富士見ヶ丘行きで看護大学前または富士見が丘南下車

大学院

看護学研究科看護学専攻(博士課程前期)

◆ 平成24年度選抜制度・取得できる資格

一般	社会人	個別審査	専門看護師	保健師	助産師
○	×	○	×	○※1	○※2

※1:広域看護学コース ※2:助産学コース

◆ 教育目標

看護学の教育者・研究者および高度な知識と広い見識をもって社会に貢献できる看護の専門職を育成する。

◆ 教育研究領域(コース)

研究者養成,実践者養成(NP,広域看護学,助産学,管理)

◆ カリキュラムその他の特徴

全国に先がけてNP(ナースプラクティショナーの略,大学院修士課程で教育を受けた高度な実践を行う看護職)養成コースを設置。

◆ 有職者への対応

夜間に講座を設置している。長期履修制度あり。

● 入学試験情報(平成24年度)〈H23年4月～H24年3月〉

募集人員	研究者養成3名,実践者養成22名(NP5,広域看護学5,助産学10,管理2)				
出願資格	学士	大3	専4	短大・専3(2)等	
	○		○	個別審査※	
	「実践者養成」のうち「NPコース」,「広域看護コース」,「助産学コース」では,上記出願資格のほか看護師の免許を有する者,「管理コース」では上記出願資格のほか看護師,保健師,助産師のいずれかの免許を有する者(見込含む)。ただし,「NPコース」は,看護師,保健師,助産師としての実務経験が原則として入学時に通算5年以上ある者。※医療関係職種の国家試験に合格し,免許取得見込みで入学時に通算3年以上(NPコースは原則5年以上)実務経験がある者(見込含む)。				
試験科目	英語	小論	専門	面接	左記以外に総合問題。※実践者養成のみ。助産学コースは別途基礎看護技術の実技試験あり。
			○※	○	
試験日程	〈試験日〉8/27 〈出願資格審査期間〉7/11～7/27(個別審査) 〈出願期間〉8/1～8/8				
実　績 志願者→合格者	H21:19→22　H22:22→17　H23:16→9 H24:24→15				
学　費	入学料:332,000円(県内者:232,000円) 授業料:535,800円				
独自の奨学金制度	あり				

宮崎県立看護大学

公立 宮崎 博士前期 博士後期 資格
学部(1年次入学)
看, 保(選), 助(選)
※保,助同時履修不可。

- ■問合せ先 〒880-0929 宮崎市まなび野3-5-1
  ☎0985-59-7705
  (事務局総務課教務学生担当)
- ■最寄駅 JR宮崎駅からバス県立看護大学下車

大学院

看護学研究科看護学専攻(博士前期課程)

◆ 平成24年度選抜制度・取得できる資格

一般	社会人	個別審査	専門看護師	保健師	助産師
○	○	○	×	×	×

◆ 教育目標・カリキュラムその他の特徴

地域に根ざした看護の開発を活性化し,より良い看護をめざすために,看護学の深まりとひろがりを追求しつつ人々の保健支援に有用な活動を展開し得る看護専門職者を育成。

◆ 教育研究分野(領域)

基礎看護学(理論看護学,看護技術学,看護学教育方法論,感染看護学),応用看護学(精神自律支援論,精神回復促進ケア論,在宅ケア論,コミュニティケア論,女性の健康支援論,思春期ケア論,育児期ケア論,慢性看護論,クリティカル看護論,患者・家族自助支援論)

◆ 有職者への対応

長期履修制度,夜間その他の特定の時間又は時期において授業や研究指導を行う

● 入学試験情報(平成24年度)〈H23年4月～H24年3月〉

募集人員	12名(社会人含む)				
出願資格	学士	大3	専4	短大・専3(2)等	
	○	審査	○	個別審査※	
	※看護師,保健師又は助産師の資格を有する5年以上の実務経験者で発表論文がある事等具体的認定基準あり。				
社会人	上記出願資格のいずれかに該当する者で,看護師,保健師又は助産師の免許を有し,5年以上の実務経験を有する者。				
試験科目	英語	小論	専門	面接	*辞書1冊持込可。面接は口述試験。社会人は英・口述試験。
	○*	○	○	○	
試験日程	〈試験日〉10/22 〈出願資格審査期間〉9/12～9/16(個別審査) 〈出願期間〉10/11～10/14				
実　績 志願者→合格者	H21:6→5　H22:7→5　H23:7→7 H24:7→7 ※実績に社会人含む。				
学　費	入学料:332,000円(県内者:232,000円) 授業料:535,800円				
独自の奨学金制度	なし				

資格	学部(1年次入学)	修士
	看, 保(選)	専, 助※ ※H26より大学院に移行

宮崎大学

国立 宮崎 編入 修士

■問合せ先 〒889-1692 宮崎市清武町木原5200
☎0985-85-8970
(医学部学生支援課入試係)

■最寄駅 JR日豊本線清武駅からバス

編入

医学部看護学科

◆ 平成25年度編入学者が取得できる資格

保健師	助産師	養護教諭一種	※1:平成24年度(編入生は平成26年度)より選抜制となり履修できない場合がある。※2:平成26年度より大学院に移行。
○※1	○※2	×	

◆ 教育目標
社会と地域の保健医療に貢献でき,豊かな人間性を有した人材を育成する。

◆ カリキュラムその他の特徴
医学科・附属病院との連携を通じ,チーム医療への理解を深め,実践を通した教育により専門性の育成を目指している。

◆ 編入生への対応/単位認定方法・認定単位数
出身校での履修科目の内容を1科目ずつ確認して認定。

● 編入学試験情報(平成24年度)〈H23年4月~H24年3月〉

募集人員	10名(3年次。入学手続者が募集人員に満たない場合追加合格あり)			
出願資格	短大 ○	専門 3年以上	看護系3年以上のみ。進学課程修了者(3年以上)受験可。	
試験科目	英語 ○	小論 ○	専門 ○	面接 ○
試験日程	〈試験日〉9/9 〈出願期間〉8/17~8/22			
実績 志願者→合格者	H21:25→10 H22:28→10 H23:17→13 H24:17→12			
学費	入学料:282,000円 授業料:535,800円			
独自の奨学金制度	なし			

大学院

医科学看護学研究科看護学専攻(修士課程)

◆ 平成24年度選抜制度・取得できる資格

一般	社会人	個別審査	専門看護師	保健師	助産師
○	○	○	がん	×	※

※平成26年度より。

◆ 教育目標・カリキュラム上の特徴
高度な問題解決能力や実践成果の検証方法の探究を志す人材を育成する。

◆ 教育研究分野(領域)
基礎看護学(システム看護学,地域精神看護学),実践看護学(ストレス対処看護学,母子健康看護学),専門看護コース(がん看護)

◆ 有職者への対応
昼夜開講制,長期履修学生制度あり。

● 入学試験情報(平成24年度)〈H23年4月~H24年3月〉

募集人員	10名(募集人員に満たない場合2次・3次実施。H24:3次あり)			
出願資格	学士 ○	大3 審査	専4 ○	短大・専3(2)等 個別審査※
	※認定基準①勤務経験3年以上でリーダー的役割②研究活動業績あり③研究テーマを持ち意欲的に学ぶ姿勢			
社会人	上記の出願資格のいずれかに該当し,看護師・保健師又は助産師の免許を有し,3年以上の看護関係業務の実務経験を有する者。			
試験科目	英語	小論	専門 ○	面接 ○	社会人及び専門看護師コース受験者は要推薦書
試験日程	〈試験日〉1次:9/14 2次:1/25 3次:3/2 〈出願資格審査期間〉1次:8/16まで 2次:12/20まで 3次:2/7まで 〈出願期間〉1次:7/27~7/29 2次:12/14~12/16 3次:2/1~2/3			
実績 志願者→合格者	H21:12→9 H22:9→9 H23:9→8 H24:10→10			
学費	入学料:282,000円 授業料:535,800円			
独自の奨学金制度	なし			

鹿児島大学

国立 鹿児島 編入 博士前期 博士後期

資格 学部(1年次入学) 看, 保(選)

■問合せ先 〒890-8544　鹿児島市桜ケ丘8-35-1
☎編入:099-275-6721(医歯学総合研究科等学務課医学教務係)
☎大学院:099-275-5120(医歯学総合研究科等学務課大学院係)

■最寄駅　JR指宿枕崎線宇宿駅または市電谷山線脇田電停下車後徒歩またはシャトルバス

編入

医学部保健学科

◆ 平成25年度編入学者が取得できる資格

保健師	助産師	養護教諭一種
○※1	○※2	×

※1:平成26年度から選抜制となり編入生は履修できない場合がある。※2:平成26年度より院に移行予定で取得できなくなる。

◆ 教育目標

人々の健康と福祉の向上に貢献できる看護の専門職者の育成を目的とする。そのために，生命尊厳と人権尊重を基盤とした豊かな人間性と高い倫理観を形成し，社会の変化と人々の多様なニーズに応じて，主体的に看護を実践し発展させていくことのできる能力を備えた人材を育てる。更に，学際的思考に基づく活動能力の獲得に努め，歴史的思考に基づき，国際的視野に立ち，将来の看護学の発展に寄与できる人材を育成する。

◆ カリキュラムその他の特徴

離島保健活動論，離島地域看護学実習を設置。大学病院と隣接しており，臨床の現場と間近に接することができる。

◆ 編入生への対応／単位認定方法・認定単位数

出身校での履修科目を1科目ずつ確認して認定。平均70～79単位。

● 編入学試験情報(平成24年度)〈H23年4月～H24年3月〉

募集人員	10名（3年次）				
出願資格	短大	専門	学士	看護系のみ。短大は3年課程。専修学校は3・4年課程（全日制）。進学課程（2年・3年制）修了者・看護大学校出身者も出願可。	
	○	3年以上	○		
試験科目	英語	小論	専門	面接	
	○	○	○	○	
試験日程	〈試験日〉8/19　〈出願期間〉7/4～7/8				
実績 志願者→合格者	H21:31→10　H22:24→10　H23:21→10　H24:26→10				
学費	入学料:282,000円　　授業料:535,800円				
独自の奨学金制度	なし				

大学院

保健学研究科保健学専攻（博士前期課程）

◆ 平成24年度選抜制度・取得できる資格

一般	社会人	個別審査	専門看護師	保健師	助産師
○	○	○	×	×	×※

※平成26年度より助産師養成コース設置予定。

◆ 教育目標

高度な専門知識・技術をもつ専門職者，国際保健医療活動を推進できる人材，学生の能力開発に効果的な教育や独自の研究のできる人材，保健医療施設の管理者，指導者，離島保健医療活動の充実，向上に貢献できる人材の育成。

◆ 教育研究領域

〈看護学領域〉基礎看護・地域看護学分野，臨床看護学分野
・履修できる内容：基礎看護，成人看護，老人看護，精神看護，小児看護，母性看護，地域看護，看護管理，国際看護
※平成24年度より放射線看護専門コースを設置。

◆ 有職者への対応

昼夜開講制・長期履修学生制度

● 入学試験情報(平成24年度)〈H23年4月～H24年3月〉

募集人員	1次:12名　2次:若干名（放射線看護専門コースは2名）　3次:若干名　4次:若干名　※社会人・外国人留学生特別選抜含む。				
出願資格	学士	大3	専4	短大・専3(2)等	
	○	審査	○	個別審査	
社会人	上記出願資格のいずれかに該当する者で，入学時において医療・保健・福祉施設，教育研究機関，官公庁，企業等において3年以上専門的な実務経験を有する者。				
試験科目	英語	小論	専門	面接	＊英和・和英・医学専門英語辞典持込可　※社会人は英語・小論文・面接
	○＊	○	○	○	
試験日程	〈試験日〉1次:9/22　2次:1/25　3次:3/6　4次:3/28　〈出願資格審査期間〉1次:6/20～6/23　2次:11/21～11/25（放射線看護は12/1～12/8）　3次:1/25～1/30　4次:3/1～3/2（「大3」「個別審査」）　〈出願期間〉1次:7/25～8/4　2次:12/20～12/26　3次:2/14～2/17　4次:3/9～3/13				
実績 志願者→合格者	H21:0 (10) →0 (10)　H22:1 (9) →1 (6)　H23:4 (8) →4 (8)　H24:0 (9) →0 (9)　※( )は社会人で外数。				
学費	入学料:282,000円　　授業料:535,800円				
独自の奨学金制度	なし				

沖縄県

琉球大学

国立／沖縄 博士前期・博士後期
資格：学部(1年次入学) 看, 保(選), 助(選), 養一 ／博士前期 専
※保, 助同時履修不可。

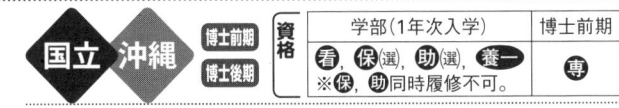

- ■問合せ先 〒903-0215 中頭郡西原町字上原207
  ☎098-895-1032・1053（医学部事務部入試担当）
- ■最寄駅 那覇空港から市内線でバスターミナル下車，バス(97)で「琉球大附属病院前」下車

大学院

保健学研究科保健学専攻（博士前期課程）

◆ 平成24年度選抜制度・取得できる資格

一般	社会人	個別審査	専門看護師	保健師	助産師
○	○	○	がん 地	×	×

◆ 教育目標
広い視野に立って精深な学識を授け，心身ともに豊かな健康・長寿に資する高度な研究能力を有する保健学分野の研究者及び指導者を養成する。

◆ 教育研究領域
人間健康開発学，国際島嶼保健学
※専門看護師（がん看護・地域看護）取得の教育課程科目設置。

◆ カリキュラムその他の特徴
沖縄の島嶼性・海洋性・亜熱帯環境並びに歴史・文化的特性を基盤とした保健学研究を推進するとともに，南に開かれた研究科としてAPACPH（Asia-Pacific Academic Consortium for Public Health）の会員校となり，アジア太平洋諸国との学術交流を図っている。

◆ 有職者への対応
夜間に講座を設置している。長期履修制度あり。

● 入学試験情報（平成24年度）〈H23年4月～H24年3月〉

募集人員	10名（社会人含む）（募集人員に満たない場合2次募集あり）			
出願資格	学士	大3	専4	短大・専3(2)等
	○	審査	○	個別審査※
	※医療系及び関連出身者。			
社会人	上記出願資格のいずれかに該当する者で，大学卒業後入学までに1年以上の職歴を有する者			

試験科目	英語	小論	専門	面接	*英和・和英辞書持込可
	○*		○	○	

試験日程	〈試験日〉1次：10/3　2次：2/27 〈出願資格審査期間〉1次：7/19～7/25　2次：12/1～12/7「大3」「個別審査」 〈出願期間〉1次：9/1～9/8　2次：2/1～2/8
実　　績 志願者→合格者	H21：20→11　H22：18→12　H23：14→12 H24：13→9
学　費	入学料：282,000円　授業料：535,800円
独自の奨学金制度	なし

〈備考〉養護教諭一種免許を取得した者は養護教諭専修免許取得可能。

沖縄県立看護大学

公立／沖縄 別科・博士前期・博士後期
資格：学部(1年次入学) 看, 保, 助(選) ／別科 助 ／博士前期 専

- ■問合せ先 〒902-0076 那覇市与儀1-24-1
  ☎098-833-8800（事務局学務課入試担当）
- ■最寄駅 那覇バスターミナルよりバス与儀十字路，または県立看護大学前で下車

大学院

保健看護学研究科（博士前期課程）

◆ 平成24年度選抜制度・取得できる資格

一般	社会人	個別審査	専門看護師	保健師	助産師
○	×	○	がん 精 老 慢	×	×

◆ 教育目標・カリキュラムその他の特徴
広い視野に立って保健看護の立場から高度なケアの実践や教育のできる専門的能力を養う，または学識を深めることによって研究能力を養う。教育研究分野として3分野を設定し，その他にコア科目を設けて，コアカリキュラムとしている。

◆ 教育研究分野（領域）
文化間保健看護（保健看護管理，地域保健看護），生涯発達保健看護（母子保健看護，成人・老年保健看護），先端保健看護（新領域保健看護，島しょ保健看護）

◆ 有職者への対応
夜間講座設置，土曜に講座を多く設置で働きながら修学可。

● 入学試験情報（平成24年度）〈H23年4月～H24年3月〉

募集人員	1次：6名，2次：若干名			
出願資格	学士	大3	専4	短大・専3(2)等
	○		○	個別審査

試験科目	英語	小論	専門	面接	*辞書持込可
	○*		○	○	

試験日程	〈試験日〉1次：9/10　2次：2/7　〈出願資格審査期間〉1次：8/5まで　2次：12/16まで（個別審査）　〈出願期間〉1次：8/12～8/26　2次：1/10～1/20
実　　績 志願者→合格者	H21：25→12　H22：16→12　H23：11→8 H24：14→8
学　費	入学料：512,000円（県内者：282,000円）　授業料：535,800円
独自の奨学金制度	なし

別科　別科助産専攻

● 入学試験情報（平成24年度）〈H23年4月～H24年3月〉

募集人員	20名（一般選抜10名〈県内優先枠5名〉　推薦選抜5名　社会人特別選抜5名）
出願資格	選抜区分（推薦選抜，社会人特別選抜及び一般選抜）により，出願資格が異なるため，詳細は要項等参照。

試験科目	英語	小論	専門	面接	※社会人特別選抜のみ
		○※	○	○	

試験日程	〈試験日〉推薦・社会人：11/19　一般：2/7　〈出願期間〉推薦・社会人：11/1～11/10　一般：1/16～1/25
実　　績 志願者→合格者	H21：59→20　H22：53→22　H23：87→21 H24：77→20
学　費	入学料：512,000円（県内者：282,000円）　授業料：535,800円
独自の奨学金制度	なし

沖縄県 編入・大学院 公立

公立 沖縄 編入 修士

資格 学部(1年次入学)
看, 保(選), 養一

名桜大学

■問合せ先 〒905-8585 名護市字為又1220-1
☎0980-51-1056
(教務部入試課)

■最寄駅 名護バスターミナルからタクシーもしくはスクールバス(運行時間要確認)

編入

人間健康学部看護学科

◆ 平成25年度編入学者が取得できる資格

保健師	助産師	養護教諭一種	※平成26年度からは選択制。
○※	×	○(予定)	

◆ 教育目標
自己・他者・地域との対話による自己教育力の育成,地域及び国際社会に貢献する看護専門職の育成。

◆ カリキュラムその他の特徴
日本初の参画型看護教育課程導入。

◆ 編入生への対応/単位認定方法・認定単位数
本学入学前の既修得単位(科目)と本学カリキュラムとの照合により78単位を上限として認定。

● 編入学試験情報(平成24年度)〈H23年4月～H24年3月〉

募集人員	5名(3年次)		
出願資格	短大	専門	看護師の国家試験受験資格取得(見込)者のみ
	○	2年以上	
試験科目	英語	小論	専門	面接
		○		○
試験日程	〈試験日〉9/10 〈出願資格審査期間〉8/8～8/12(希望者のみ) 〈出願期間〉8/22～8/26
実績 志願者→合格者	H21:9→6 H22:12→5 H23:6→5 H24:11→5
学費	入学料:250,000円(地域内:125,000円) 授業料:535,800円
独自の奨学金制度	あり

大学院

看護学研究科看護学専攻(修士課程)

◆ 平成24年度選抜制度・取得できる資格

一般	社会人	個別審査	専門看護師	保健師	助産師
○	○	○	×	×	×

◆ 教育専門分野
基礎看護学,看護学教育,地域在宅看護学,高齢者リハビリテーション看護学,母性看護学,小児看護学,精神看護学

◆ カリキュラムその他の特徴
3つの構成で体系的な教育課程を編成。①研究方法の開発を広い視野で追及するために有効となる基盤科目を設定 ②看護実践の質の向上に直結した研究の効果的展開を目指した基本科目を設定 ③研究方法や研究デザイン,研究計画等,研究に必要な基礎を修得する演習科目(専門演習),研究指導及び修士論文に直結する研究指導を行う研究科目(特別研究)を配置

◆ 有職者への対応
長期履修制度あり。昼夜開講制。施設の夜間利用可。

● 入学試験情報(平成24年度)〈H23年4月～H24年3月〉

募集人員	6名(社会人含む)			
出願資格		学士	大3	専4	短大・専3(2)等
		○※1		○	個別審査※2
	※1:看護系以外の学士は看護師,保健師,助産師のいずれかの免許を有する者。 ※2:実務経験5年以上。
	社会人	上記出願資格のいずれかに該当する者で,看護職として実務経験が3年以上の者。
試験科目	英語	小論	専門	面接	*辞書1冊持込可 別途共通科目試験(看護全般の基礎)あり
	○*		○	○	
試験日程	〈試験日〉9/10 〈出願資格認定期間〉7/25まで(個別審査) 〈出願期間〉8/22～8/31
実績 志願者→合格者	H23:7→6 H24:7→6
学費	入学料:250,000円(地域内:125,000円) 授業料:535,800円
独自の奨学金制度	あり

専攻科・別科データ

ここには，看護系の大学編入や大学院入試を行わない，専攻科・別科のみの募集を行う大学をまとめて収録しました。大学編入及び大学院入試を行う大学で，専攻科・別科の募集を行っているところについては，それぞれの大学ページに専攻科・別科の募集についても収録してあります。

公立 愛媛 愛媛県立医療技術大学

- ■問合せ先　〒791-2101　伊予郡砥部町高尾田543
- ☎089-958-2111（教務学生グループ）
- ■最寄駅　伊予鉄道松山市駅からバス

専攻科　助産学専攻科

● 入学試験情報（平成24年度）〈H23年4月～H24年3月〉

募集人員	10名（一般：5名　推薦：本学枠3名，県内枠2名）				
出願資格	学士 ○	専4 ○	看護師免許を有するか看護師国家試験受験資格を有する（見込含む）女子。※推薦入試は募集要項等参照。		
試験科目	英語	小論	専門 ○※	面接 ○	※推薦入試本学枠は専門科目なし。書類審査あり。
試験日程	〈試験日〉推薦本学枠：11/20　推薦県内枠・一般：12/10　〈出願期間〉推薦本学枠：11/2～11/9　推薦県内枠・一般：11/25～12/1				
実　績 志願者→合格者	H24：16→10　※H24年4月開設。				
学　費	入学料：253,800円（県内居住者：169,200円）　授業料年額：535,800円				
独自の奨学金制度	なし				
〈備考〉	受胎調節実地指導員申請資格も取得可。				

私立 岐阜 岐阜医療科学大学

- ■問合せ先　〒501-3892　関市市平賀字長峰795-1
- ☎0575-22-9401（代表）　0120-23-4186
- ■最寄駅　長良川鉄道関富岡駅または関口駅

専攻科　助産学専攻科

● 入学試験情報（平成24年度）〈H23年4月～H24年3月〉

募集人員	20名（推薦：特別推薦8名，公募推薦5名　一般：A日程4名，B日程2名　社会人特別：1名）				
出願資格	学士 ○	専4 ○	看護師免許取得者，看護師国家試験受験資格取得者（見込含む）。推薦は専願者。		
試験科目	英語	小論 ○※1	専門 ○※2	面接 ○	※1：推薦と一般B日程のみ ※2：一般A日程のみ
試験日程	〈試験日〉特別推薦：9/10　公募推薦：11/14　一般A日程：12/11　B日程：3/5　社会人特別：12/11　〈出願期間〉特別推薦：7/25～9/2　公募推薦：11/1～11/7　一般A日程：11/28～12/5　B日程：2/13～2/27　社会人特別：11/28～12/5				
実　績 志願者→合格者	H21：17→15　H22：21→20　H23：26→23　H24：HPで公表				
学　費	入学金：200,000円　授業料等合計：1,520,000円				
独自の奨学金制度	なし				
〈備考〉	受胎調節実地指導員申請資格も取得可。				

私立 福岡 西南女学院大学

- ■問合せ先　〒803-0835　北九州市小倉北区井堀1-3-5
- ☎093-583-5123（入試課）
- ■最寄駅　JR小倉駅・南小倉駅・戸畑駅からバス

別科　助産別科

● 入学試験情報（平成24年度）〈H23年4月～H24年3月〉

募集人員	20名（一般：10名　推薦：10名〈社会人枠若干名含む〉）				
出願資格	一般：学校教育法第90条に規定する大学入学資格を有する者で，看護師免許を有する女子または取得見込みの女子。※推薦入試は募集要項等参照。				
試験科目	英語	小論 ○※1	専門 ○※2	面接 ○	※1：推薦のみ ※2：一般のみ
試験日程	〈試験日〉推薦：12/10　一般：1/7　〈出願期間〉推薦：11/21～12/2　一般：12/12～1/4				
実　績 志願者→合格者	H21：88→26　H22：69→22　H23：64→21　H24：38→21				
学　費	入学手続時：270,000円（入学金）　授業料等合計：1,530,000円				
独自の奨学金制度	なし				
〈備考〉	受胎調節実地指導員申請資格も取得可。				

私立 徳島 徳島文理大学

- ■問合せ先　〒770-8514　徳島市山城町西浜傍示180（徳島キャンパス）
- ☎088-602-8700（学務入試グループ）
- ■最寄駅　JR徳島駅よりスクールバス

専攻科　助産学専攻科

● 入学試験情報（平成24年度）〈H23年4月～H24年3月〉

募集人員	10名				
出願資格	学士 ○	専4 ○	看護師免許取得者，看護師国家試験受験資格（見込含む。ただし入学時に看護師国家試験に合格していること）のある女子。		
試験科目	英語	小論 ○	専門 ○	面接 ○	
試験日程	〈試験日〉Ⅰ期：12/11　Ⅱ期：1/22　〈出願期間〉Ⅰ期：11/18～12/2　Ⅱ期：1/6～1/13				
実　績 志願者→合格者	H21：2→1　H22：6→5　H23：1→1　H24：11→10				
学　費	入学金：200,000円　授業料等合計：1,300,000円				
独自の奨学金制度	なし				
〈備考〉	受胎調節実地指導員申請資格も取得可。				

私立 熊本 熊本保健科学大学

- ■問合せ先　〒861-5598　熊本市北区和泉町325
- ☎096-275-2111（助産別科）
- ■最寄駅　JR鹿児島本線西里駅

別科　助産別科

● 入学試験情報（平成24年度）〈H23年4月～H24年3月〉

募集人員	20名（一般：10名　推薦：10名〈社会人・一般・本学〉）				
出願資格	一般：学校教育法第90条に規定する大学入学資格を有する者で看護師免許を有する女子または取得見込みの女子。※推薦入試は募集要項等参照。				
試験科目	英語 ○	小論 ○	専門	面接 ○※	※面接は推薦入試のみ
試験日程	〈試験日〉推薦：12/3　一般：1/7　〈出願期間〉推薦：11/15～11/25　一般：12/14～12/26				
実　績	非公表				
学　費	入学手続時（前期）：811,250円（入学金含む）　年間合計：1,411,250円				
独自の奨学金制度	なし				
〈備考〉	受胎調節実地指導員申請資格も取得可。				

編　集　学校法人　中央ゼミナール
監　修　宮岡久子（獨協医科大学大学院　看護学研究科・特任教授）

学校法人　中央ゼミナール

46年前に設置の大学転部科から始まり，大学編入，大学院入試，社会人入試の受験指導を長年に渡り行っている。看護系の受験生については，医療系英語，医療系小論文，看護学講座に加え，過去問題などの情報提供，志望理由書や研究計画書個別添削指導，模擬面接など，46年間のノウハウで徹底的に合格をサポート。通信コースや個別指導コースの設置など，学生から社会人まで，一人ひとりの要望に応える。

【中央ゼミナール連絡先】
〒166-8542　東京都杉並区高円寺南4-45-10
tel　03-3316-9595　fax　03-3314-7587
http://www.chuo-seminar.ac.jp
e-mail　sus01@chuo-seminar.ac.jp

看護師と看護学生の
資格・進学　キャリアアップガイド
～保健師・助産師・認定看護師・専門看護師／編入・大学院進学～

ISBN978-4-86053-116-4　C2037

2012年6月15日　初版第1刷発行

編　集　中央ゼミナール
監　修　宮岡久子
発行者　佐藤民人
発行所　オクムラ書店

〒101-0061　東京都千代田区三崎町2-12-7
電話　東京03(3263)9994
振替　東京00180-5-149404

製版・印刷　シナノ